CB019712

PERGUNTAS E RESPOSTAS EM NUTRIÇÃO

Promoção e Prevenção em Saúde

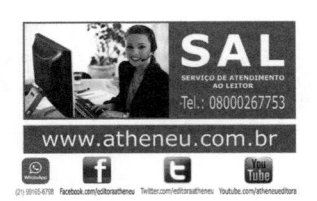

PERGUNTAS E RESPOSTAS EM NUTRIÇÃO

Promoção e Prevenção em Saúde

Ana Lydia Sawaya
Maria Paula de Albuquerque
Pollyanna Patriota

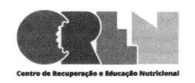

Centro de Recuperação e Educação Nutricional

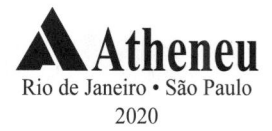

Rio de Janeiro • São Paulo
2020

EDITORA ATHENEU

São Paulo —	*Rua Avanhandava, 126 - 8º andar* *Tel.: (11)2858-8750* *E-mail: atheneu@atheneu.com.br*
Rio de Janeiro —	*Rua Bambina, 74* *Tel.: (21)3094-1295* *E-mail: atheneu@atheneu.com.br*

CAPA: Equipe Atheneu
PRODUÇÃO EDITORIAL: MWS Design

CIP-BRASIL. CATALOGAÇÃO NA PUBLICAÇÃO
SINDICATO NACIONAL DOS EDITORES DE LIVROS, RJ

P517

Perguntas e respostas em nutrição : promoção e prevenção em saúde / editoras Ana Lydia Sawaya, Maria Paula de Albuquerque, Pollyanna Fernandes Patriota ; colaboração Adolfo Pereira de Mendonça ...[et al.]. - 1. ed. - Rio de Janeiro : Atheneu, 2020.

Inclui índice
ISBN 978-65-5586-002-3

1. Nutrição. 2. Hábitos alimentares. 3. Promoção à saúde. I. Sawaya, Ana Lydia.
II. Albuquerque, Maria Paula de. III. Patriota, Pollyanna Fernandes. IV. Mendonça, Adolfo Pereira.

20-64319	CDD: 613.2
	CDU: 613.2

Leandra Felix da Cruz Candido – Bibliotecária – CRB-7/6135
11/05/2020   14/05/2020

SAWAYA, A. L.; ALBUQUERQUE, M. P.; PATRIOTA, P. F.
Perguntas e Respostas em Nutrição – Promoção e Prevenção em Saúde

Editoras

■ **Ana Lydia Sawaya**

Professora Titular da Universidade Federal de São Paulo – Unifesp. Bióloga Graduada pela Universidade de São Paulo – USP. Mestrado em Fisiologia e Doutorado em Nutrição pela University of Cambridge, Inglaterra. Pós-doutorado e Cientista Visitante no Massachusetts Institute of Technology – MIT e na TUFTS University, Estados Unidos. Membro do Comitê de Gestão e do Comitê Científico do Centro de Recuperação e Educação Nutricional – CREN e do Grupo Nutrição e Pobreza do Instituto de Estudos Avançados – IEA – da USP.

■ **Maria Paula de Albuquerque**

Graduada em Medicina na Escola Paulista de Medicina da Universidade Federal de São Paulo – EPM-Unifesp. Residência em Nutrologia e Metabologia Pediátrica pela EPM-Unifesp. Título/Área de Atuação em Nutrologia Pediátrica pela Associação Brasileira de Nutrologia – Sociedade Brasileira de Pediatria – ABRAN-SBP. Doutorado em Ciências pelo Departamento de Endocrinologia Clinica da EPM-Unifesp. Membro do Departamento de Fisiologia da EPM-Unifesp. Gerente Geral da Clínica do Centro de Recuperação e Educação Nutricional – CREN. Membro do Grupo de Pesquisa "Nutrição e Pobreza" do Instituto de Estudos Avançados da Universidade de São Paulo – IEA-USP.

■ **Pollyanna Fernandes Patriota**

Nutricionista graduada pela Universidade Federal de Alagoas – Ufal. Mestre em Saúde Materno-Infantil pelo Instituto Materno Infantil Professor Fernando Figueira – IMIP. Doutora em Nutrição pela Universidade Federal de São Paulo – Unifesp. Professora Adjunta da Universidade Federal do Triângulo Mineiro – UFTM.

Colaboradores

■ Adolfo Pereira de Mendonça

Graduado em Nutrição pela Universidade São Judas Tadeu – USJT. Especialização em Saúde Pública com Ênfase na Estratégia de Saúde da Família pela Universidade São Camilo. Técnico em Nutrição pela ETEC Carlos de Campos. Integrante Suplente da Comissão do Plano Municipal pela Primeira Infância – PMSP. Nutricionista do Centro de Recuperação e Educação Nutricional – CREN.

■ Adriana Bottoni

Médica. Especialista em Medicina Intensiva e em Nutrologia. Área de Atuação em Nutrição Parenteral e Enteral e em Administração em Saúde. MBA em Economia e Gestão em Saúde pela Universidade Federal de São Paulo – Unifesp. Curso de Especialização em Administração para Médicos pela Escola de Administração de Empresas de São Paulo da Fundação Getulio Vargas – EAESP-FGV. Mestre em Bioética pelo Centro Universitário São Camilo. Doutora em Bioética pelo Centro Universitário São Camilo. Diretora Técnica do AME Idoso Oeste – OSS/SPDM. Diretora da Funzionali – Equipe de Nutrologia.

■ Amanda Beatriz Almeida Severo

Graduada em Nutrição pela Universidade Federal de São Paulo – Unifesp. Especialista em Nutrição pelo Programa de Residência Multiprofissional em Urgência e Emergência da Unifesp. Nutricionista na Equipe de Capacitação no Centro de Recuperação e Educação Nutricional – CREN.

■ Ana Carolina Viegas

Graduada em Medicina pela Universidade Federal de Minas Gerais – UFMG. Residência Médica em Pediatria pelo Hospital Municipal José Lucas Filho. Mestranda em Nefrologia pela Universidade Federal de São Paulo – Unifesp. Médica Pediatra no Ambulatório do Centro de Recuperação e Educação Nutricional – CREN.

Andrea Bottoni

Médico. Especialista em Nutrologia, em Nutrição Parenteral e Enteral e em Medicina do Esporte. Área de Atuação em Nutrologia Pediátrica, em Nutrição Parenteral e Enteral Pediátrica e em Administração em Saúde. Mestre em Nutrição pela Universidade Federal de São Paulo – Unifesp. Doutor em Ciências pela Unifesp. MBA Executivo em Gestão de Saúde pelo Instituto de Ensino e Pesquisa – Insper. MBA em Gestão Universitária pelo Centro Universitário São Camilo. Docente da Universidade de Mogi das Cruzes – UMC. Diretor da Funzionali – Equipe de Nutrologia.

Camila Saraiva do Prado

Nutricionista pela Universidade São Judas Tadeu – USJT. Especialização em Nutrição Clínica pelo GANEP – Nutrição Humana. Pós-graduação em Nutrição Funcional pela VP Centro de Nutrição Funcional. Nutricionista da Equipe de Capacitação do Centro de Recuperação e Educação Nutricional – CREN.

Carlos Enrique Ramos Urrea

Nutricionista-dietista pela Universidad de Los Andes (ULA) – Venezuela. Diploma em Farmacologia Clínica pela ULA – Venezuela. Especialista Assistencial, Nutrição Clínica pela ULA – Venezuela. Especialista Universitário, Nutrição Clínica pela ULA – Venezuela. Cursando: Especialidade em Nutrição Aplicada ao Exercício Físico na Universidade de São Paulo – USP. Cursando: Fisiologia do Exercício Aplicada à Clínica na Universidade Federal de São Paulo – Unifesp. Cursando: Doutorado em Nutrição – Unifesp.

Erika Miyuki Yariwake

Especialista *lato sensu* na Modalidade Residência Multiprofissional em Saúde no Programa Saúde da Criança e Adolescente. Nutricionista do Ambulatório do Centro de Recuperação e Educação Nutricional – CREN.

Fabiola Suano

Pediatra com Área de Atuação em Nutrologia Pediátrica. Professora Adjunta do Departamento de Pediatria da Escola Paulista de Medicina da Universidade Federal de São Paulo – EPM-Unifesp. Professora Auxiliar do Departamento de Pediatria da Faculdade de Medicina do ABC – FMABC.

■ Juliana Dellare Calia

Nutricionista do Centro de Reabilitação e Educação Nutricional – CREN. Especialista em Nutrição em Saúde Pública e em Desnutrição e Pobreza pela Universidade Federal de São Paulo – Unifesp.

■ Paola Micheloni Elvira Ibelli

Bacharelado em Nutrição pela Faculdade de Saúde Pública da Universidade de São Paulo – FSP-USP. Nutricionista no Centro de Recuperação e Educação Nutricional – CREN.

■ Renata Cristina Pires

Graduada em Nutrição pela Faculdade de Saúde Pública da Universidade de São Paulo – FSP-USP. Especialista em Fitoterapia pela FSP-USP. Especialista em Fitoterapia pelo Centro de Ensino Superior de Homeopatia – IBEHE. Pós-graduada com aprimoramento em "Recuperação Nutricional: Uma Abordagem Interdisciplinar" pela Universidade Federal de São Paulo – Unifesp. Nutricionista na Equipe de Capacitação no Centro de Recuperação e Educação Nutricional – CREN.

■ Sergio dos Anjos Garnes

Médico Nutrólogo pela Associação Brasileira de Nutrologia – ABRAN. Especialista em Nutrição Parenteral e Enteral pela Sociedade Brasileira de Nutrição Parenteral e Enteral – BRASPEN/SBNPE. Coordenador Clínico da Equipe Multiprofissional de Terapia Nutricional (EMTN) do Hospital Alemão Oswaldo Cruz, Unidade Paulista/SP. Diretor Médico da Equipe Funzionali – SP.

■ Viviane Bellucci Pires de Almeida

Graduada em Nutrição pela Pontifícia Universidade Católica de Campinas – PUC-Campinas. Especialista em Nutrição, Saúde e Qualidade de Vida pela Universidade Estadual de Campinas – Unicamp. Mestre em Nutrição pela Universidade Federal de São Paulo – Unifesp. Doutoranda no Programa de Fisiologia da Nutrição da Unifesp.

Agradecimentos

Aos alunos de graduação, residentes e profissionais de saúde, que se colocaram em relação e estiveram abertos ao dialogo e a troca de saberes.

A toda a equipe do CREN, que tem como vocação o acolhimento e oportuniza o diálogo.

Prefácio

Esta obra é o fruto mais recente de alguns dos muitos encontros felizes e profícuos que o Centro de Recuperação e Educação Nutricional – CREN promoveu ao longo dos seus 26 anos.

O CREN é uma organização da sociedade civil, que trabalha, desde 1993, com o cuidado de crianças e adolescentes com má nutrição (subnutrição e obesidade) e seus familiares. Desde a sua fundação, desenvolve metodologia de trabalho, que se baseia em três pilares fundamentais (Figura 1), que caminham juntos, em colaboração mútua, e se traduzem em uma atuação interdisciplinar que chamamos: "Educar, cuidar e nutrir para a vida".

O CREN realiza sua intervenção em três âmbitos: Assistência/Atendimento, Pesquisa/Ensino e Formação profissional

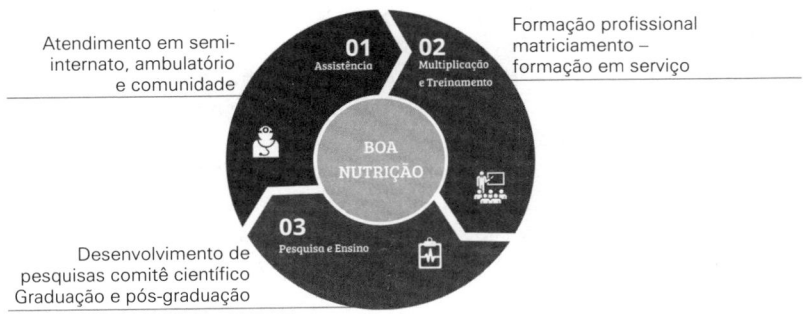

Figura 1 – Modelo de atuação do Centro de Recuperação e Educação Nutricional (CREN).

A assistência/atendimento podem ser realizados a) diretamente na comunidade, por meio de visitas domiciliares e censos antropométricos, onde acontece a busca ativa de crianças com subnutrição e obesidade; b) em ambulatório multiprofissional, com atendimento com nutricionistas, pediatras, assistentes sociais, psicólogos e profissionais de educação física para crianças e jovens de 0 a 19 anos; c) e em semi-internato, para os casos mais graves de má nutrição, em crianças com menos de 5 anos de idade, sobretudo as com subnutrição. Nesse último tipo de atendimento, as crianças recebem cinco refeições balanceadas e oficinas de educação alimentar e nutricional, cuidados com a saúde (controle de infecções e suplementação de micronutrientes), além de atividades educativas, de acordo com a faixa etária.

O CREN desenvolve, ainda, atividades de ensino na área de nutrição, saúde, psicologia e educação, por meio de estágios curriculares, residência e cursos de graduação, sendo conveniado à Unifesp, e com parcerias estabelecidas com universidades públicas e privadas. Sua estreita ligação com o mundo universitário permitiu, desde a sua fundação, ser um campo muito rico de pesquisas científicas e formação de alunos de graduação e pós-graduação em nível de especialização, mestrado e doutorado. Esse encontro com alunos acontece em atividades práticas e teóricas, nos serviços de semi-internato, ambulatório e atividades comunitárias.

E, por fim, realiza atividades de formação para profissionais de saúde, educação e assistência, que estão na atenção primária no Sistema Único de Saúde. Cumprindo seu papel social de atuação na educação continuada em saúde, inserindo-se diretamente no nível assistencial, portanto, em contato direto com os usuários de saúde.

Em 2018, o CREN ampliou sua ação na divulgação de sua metodologia, formando quase quatro mil profissionais de saúde, no município de São Paulo, com o projeto "Cuidar de quem cuida, foco na nutrição nos primeiros mil dias". Agentes comunitários de saúde, enfermeiros, técnicos de enfermagem, nutricionistas, médicos, farmacêuticos e profissionais de educação física participaram de 16 horas de encontros conceituais e 12 horas de atividades práticas, como matriciamento, discussão de casos e atendimentos compartilhados.

Nessas conversas e trocas de saberes, observamos que algumas perguntas ou dúvidas se repetiram ao longo desses muitos encontros e, não raro, alunos e profissionais de saúde, nos traziam questões pessoais e familiares no universo da nutrição e da alimentação.

A publicação *Perguntas e Respostas em Nutrição – Promoção e Prevenção em Saúde* nasce do desejo de compartilhar os aprendizados desses encontros. Em um tom prático e com uma linguagem próxima, a equipe do CREN contou com a participação de nutrólogos e nutricionistas convidados. Parceiros que comungam da concepção de pessoa e família que o CREN tem.

Perguntas e Respostas em Nutrição – Promoção e Prevenção em Saúde busca, ainda, reforçar a ideia de que a construção do saber em saúde, mais do que nunca, envolve diversos atores sociais. Nesse sentido, as perguntas aqui descritas emergem desse encontro profícuo do especialista com o profissional da atenção básica, em particular, os agentes comunitários. Com relação aos aspectos da escrita desta obra, resolvemos organizá-lo de modo que alcançasse o público de estudantes de graduação e profissionais, que atuam na atenção básica em saúde, os quais costumam ser responsáveis não apenas pela formação de grupos de educação nutricional, oficinas de nutrição, assim como se deparam com questões sobre alimentação, nos atendimentos ambulatoriais ou visitas domiciliares e que esta publicação pretende servir de apoio.

Maria Paula de Albuquerque
Ana Lydia Sawaya

Apresentação

Para manutenção da saúde e prevenção de doenças, está bem estabelecida a importância de se manter hábitos dietéticos saudáveis, prática de atividades físicas e abstenção de tabagismo e alcoolismo, desde a mais tenra infância. No entanto, esses conceitos, fáceis de serem aqui escritos, revelam-se difíceis de serem aplicados na prática diária pelas mais variadas camadas sociais e por motivos distintos.

A população do Brasil sofre, muitas vezes desde o nascimento, de insegurança alimentar, que pode se transbordar em desnutrição por excesso e em perda com o desenvolvimento de morbidades a elas associadas. O agente comunitário, profissional da atenção básica da saúde, é aquele que, por vezes, é o primeiro a tomar contato com essa realidade.

Uma das maneiras para modificar esse panorama é educar, explicar, enfim comunicar a importância fundamental da nutrição saudável. Isso somente pode ser obtido por meio do ensino de conhecimentos atualizados, que descortinam a importância da nutrição na promoção e prevenção da saúde. Para isso, torna-se necessário dispor de meios educacionais adequados, concisos, práticos e, sobretudo, claros na mensagem que se propõem a transmitir.

Por isso, tenho a grande satisfação e honra de apresentar mais uma obra do Centro de Recuperação e Educação Nutricional – CREN – a primeira edição do livro *Perguntas e Respostas em Nutrição – Promoção e Prevenção em Saúde* que logra, de maneira direta, responder às perguntas mais comuns nessa área da saúde.

Organizada com o costumeiro e especial esmero pelas professoras Ana Lydia Sawaya, Maria Paula de Albuquerque e Pollyanna Fernandes Patriota, as sessões e capítulos retratam, de modo evidente, a preocupação sempre presente no CREN com os cuidados nutricionais da criança, do adolescente e do adulto. A obra é impressa primorosamente pela Editora Atheneu.

Vamos encontrar 15 capítulos, divididos em quatro sessões que contemplam inicialmente os primeiros mil dias de vida, seguem abordando os desvios nutricionais primários na infância e adolescência, para cobrir os tópicos de obesidade, dislipidemias e doenças crônicas não transmissíveis no adulto e finalizam com os cuidados da alimentação em condições especiais. Cada um dos capítulos é escrito por autores, nutricionistas e nutrólogos, com larga experiência na área, e de sólida formação profissional e acadêmica, oriundos de prestigiosas universidades e centros de especialização.

Os diferentes capítulos estão escritos de forma agradável, e proporcionam leitura prazerosa e de fácil compreensão, com ênfase na aplicabilidade clínica, de maneira personalizada e assertiva.

Recomendamos a leitura deste livro e parabenizamos as editoras Doutoras Sawaya, De Albuquerque e Patriota e seus colaboradores pelo modo simplificado em abordar tema de tamanha complexidade.

Temos a convicção que estudantes de graduação interessados em nutrição, mas também profissionais que militam na área, muito se beneficiarão com a leitura desta importante obra. Boa leitura e bom aprendizado!

Dan L. Waitzberg
Professor-associado do Departamento de Gastroenterologia da Faculdade de Medicina da Universidade de São Paulo. Coordenador do Laboratório de Nutrição e Cirurgia Metabólica do Aparelho Digestivo (LIM 35) da Faculdade de Medicina da Universidade de São Paulo. Diretor do GANEP – Nutrição Humana.

Sumário

1

Primeiros Mil Dias

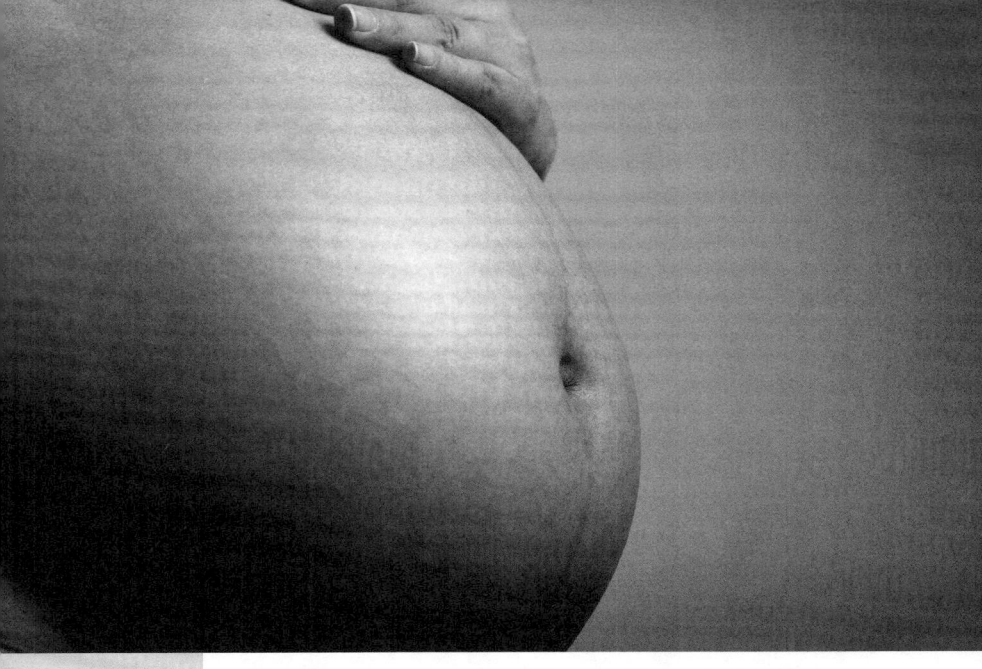

1.1 Pré-concepção, Gestação e Parto

■ Maria Paula de Albuquerque
■ Paola Micheloni Elvira Ibelli

1 Quando um casal planeja uma gestação, necessita de alguma orientação nutricional?

No Brasil, em 2016, segundo a Fiocruz, mais da metade das gestações não foi planejada, indicando falhas nas práticas de planejamento familiar dos serviços de saúde. No entanto, se um casal deseja aumentar sua família, **sabe-se da importância do estado nutricional pré--concepcional desse casal para a saúde do futuro bebê.** Gestantes previamente desnutridas (baixo peso e/ou baixa estatura) têm maior risco de terem filhos com baixo peso ao nascer (< 2.500 gramas) e apresentarem restrição do crescimento intraútero[1].

Situações de excesso de peso são igualmente maléficas para a dupla mãe/bebê. A presença de obesidade na mulher, em idade reprodutiva, está associada à hipertensão arterial, alterações e função renal, diabetes tipo 2 e infertilidade. E eleva o risco de complicações na gestação e de obesidade infantil[2]. Portanto, a adequação do estado nutricional prévio ao momento da concepção é de grande importância para a saúde futura do bebê[1,2].

Já os mecanismos de como o estado nutricional paterno podem afetar o desenvolvimento da prole ainda não estão totalmente claros. A epigenética, que é qualquer modificação transmissível e reversível na expressão de um gene sem alteração estrutural na sequência do DNA, é a principal ferramenta para a transmissão de fenótipos paternos à prole. Hipóteses recentes consideram que alguns padrões alimentares paternos residem nos espermatozoides, carregando informações epigenéticas. Embora o papel da influência da nutrição paterna na prole possa ser claramente identificada em estudos experimentais, em humano esses dados carecem de maior investigação[2,3].

Todo indivíduo, em fase reprodutiva, deve ser informado de que as suas escolhas alimentares podem afetar a saúde de seus futuros filhos, de modo muito importante. Todo adulto em fase reprodutiva deve ser orientado quanto aos hábitos de vida e alimentação saudáveis, a fim de, propiciar condições orgânicas e familiares que favoreçam uma gestação sem intercorrências, reduzindo o risco de doenças a curto e longo prazo para a geração futura.

No período pré-gestacional, os estoques corporais de nutrientes importantes, como ácido fólico, vitamina B12, B6, D, A, ferro, zinco, iodo, e ácidos graxos ômega 3, devem ser acompanhados, sempre com a orientação de uma alimentação variada, colorida e à base de alimentos *in natura* ou minimamente processados[4].

Especial atenção deve ser dada ao ácido fólico, nutriente fundamental para a produção de células sanguíneas, o desenvolvimento da placenta e rápido crescimento dos tecidos fetais. Sua deficiência tem sérias implicações na fase inicial do desenvolvimento do sistema nervoso fetal, podendo levar a malformações, como a espinha bífida, meningomielocele e anencefalia, conhecidos como Anomalias do Tubo Neural (ATN). Portanto, recomenda-se que entre dois e três meses, antes da concepção, se inicie a suplementação com folato, entre 400 µg a 1 mg para mulheres com dieta rica em ácido fólico, ou 5 mg para mulheres com riscos associados (genótipos associados ou história familiar de DTN, diabetes *mellitus* insulinodependente, obesidade, doenças disabsortivas, dieta irregular, baixa aderência ao uso de medicações e uso de bebidas alcoólicas, tabaco e outras drogas ilícitas)[4].

Referências bibliográficas

1. Black RE et al. Maternal and child undernutrition and overweight in low-income and middle-income countries. Lancet 2013; 382: 427-51.
2. Poston L, Caleyachetty R, Cnattingius S et al. Preconceptional and maternal obesity: epidemiology and health consequences. Lancet Diabetes Endocrinol 2016; 4:1025-36.
3. Ornellas F, Carapeto PV, Mandarim-de-Lacerda CA et al. Pais obesos levam a metabolismo alterado e obesidade em seus filhos na idade adulta: revisão de estudos experimentais e humanos J. Pediatr. (Rio J.) 2017;(93):93.
4. Associação Brasileira de Nutrologia (ABRAN). Recomendações nutricionais durante o período pré-gestacional: os benefícios da nutrição adequada. Guia Nutrológico da Gestação e Lactação. 2016: 01-23.

| 2 | **A mulher grávida deve comer por dois, mesmo quando estiver obesa? O uso de vitaminas é necessário quando a gestante tem alimentação saudável?** |

Alimentação da gestante obesa

É comum ouvirmos no dia a dia, amigos e familiares recomendando que a gestante se alimente em maior quantidade e que "coma por dois". **No entanto, essa recomendação está longe de ser nutricionalmente adequada.** É necessário, a princípio, avaliar o estado nutricional da gestante, por meio de uma avaliação antropométrica (com, no mínimo, a aferição de peso e estatura para o cálculo do índice de massa corporal – IMC), para um planejamento de ganho de peso durante a gestação, evitando assim perda ou ganho de peso excessivos.

Na Tabela 1.1.1., podem ser observadas as metas de ganho de peso de acordo com o estado nutricional pré-gestacional.

Tabela 1.1.1 – Ganho de peso recomendado de acordo com o IMC materno pré-gestacional

Estado nutricional antes da gestação	IMC (kg/m^2)	Ganho de peso durante a gestação (kg)	Ganho de peso por semana no 2° e 3° trimestre (kg)
Baixo peso	<18,5	12,5-18	0,5
Peso adequado	18,5-24,9	11-16	0,4
Sobrepeso	25,0-29,9	7-11,5	0,3
Obesidade	≥30,0	5-9	0,2

Fonte: Institute of Medicine (IOM-2009)[8].

As necessidades energéticas, no primeiro trimestre gestacional, de uma mulher com o peso adequado, são equivalentes às do período pré-gestacional, e no segundo e terceiro trimestre as necessidades aumentam em 340-360 kcal/dia e 452 kcal/dia, respectivamente. Tal acréscimo nas necessidades energéticas pode ser facilmente suprido por um lanche entre as refeições com castanhas ou frutas, como, por exemplo, abacate. A gestante deve receber os nutrientes por meio da sua alimentação, tanto em qualidade, quanto em quantidade. **O Ministério da Saúde (MS) indica Dez Passos para alimentação adequada e saudável na gestação[1]:**

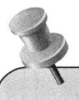

1. Faça pelo menos três refeições (café da manhã, almoço e jantar) e duas refeições menores por dia, evitando ficar muitas horas sem comer;
2. Faça as refeições em horários semelhantes e, sempre que possível, acompanhada de familiares ou amigos. Evite "beliscar" nos intervalos e coma devagar, desfrutando o que você está comendo;
3. Alimentos mais naturais de origem vegetal devem ser a maior parte de sua alimentação (feijões, cereais, legumes, verduras, frutas, castanhas, leites, carnes e ovos);
4. Ao consumir carnes, retire a pele e a gordura aparente e busque sempre alternar carnes vermelhas, sempre que possível, com pescados, aves, ovos, feijões ou legumes;
5. Utilize óleos, gorduras e açúcares em pequenas quantidades ao temperar e cozinhar alimentos. Evite frituras e adicionar açúcar a bebidas. Retire o saleiro da mesa. Fique atenta aos rótulos dos alimentos e prefira aqueles livres de gorduras trans;
6. Coma todos os dias legumes, verduras e frutas da época. Ricos em várias vitaminas, minerais e fibras, possuem quantidade pequena de calorias, contribuindo para a prevenção da obesidade e de doenças crônicas;
7. Alimentos industrializados, como vegetais e peixes enlatados, extrato de tomate, frutas em calda ou cristalizadas, queijos e pães feitos com farinha e fermento, devem ser consumidos com moderação;
8. Evite refrigerantes e sucos artificiais, macarrão instantâneo, chocolates, doces, biscoitos recheados e outras guloseimas em seu dia a dia;

9. Para evitar a anemia (falta de ferro no sangue), consuma diariamente alimentos ricos em ferro, principalmente carnes, miúdos, feijão, lentilha, grão-de-bico, soja, folhas verde-escuras, grãos integrais, castanhas e outros. Com esses alimentos, consuma frutas que sejam fontes de vitamina C, como acerola, goiaba, laranja, caju, limão e outras;

10. Todos esses cuidados ajudarão você a manter a saúde e o ganho de peso dentro de limites saudáveis. Pratique alguma atividade física e evite as bebidas alcoólicas e o fumo.

Suplementação vitamínica na gestação

Algumas vitaminas e sais minerais devem ser suplementadas, mesmo que a alimentação da gestante esteja adequada, devido a impossibilidade de atingir a recomendação apenas por meio de uma dieta habitual.

Essas vitaminas e minerais são o ácido fólico e ferro (sulfato ferroso), cujas necessidades estão aumentadas em 50%, sendo necessário suplementação medicamentosa de ferro elementar (40 mg/dia), até o 3º mês pós-parto e de ácido fólico (400 µg) até o final gestação[2].

As necessidades de vitamina A e zinco também aumentam nesse período, mas podem ser supridas por meio de alimentação adequada e diversificada, à base de alimentos mais naturais, com inclusão de leite e derivados, uma porção de carne, peixe ou ovos, frutas, verduras e legumes, arroz e feijão, o típico prato brasileiro. A suplementação desses micronutrientes só é recomendada em contextos específicos de deficiência, geralmente após investigação clínica e laboratorial[3]. Não existem evidências para a recomendação rotineira do uso de suplemento de múltiplos micronutrientes, como por exemplo, as vitaminas E, C, D e B6 (piridoxina) para melhorar os resultados maternos e perinatais[3].

Referências bibliográficas

1. Brasil. Ministério da Saúde. Caderneta da Gestante. 4ª edição. Brasília: Ministério da Saúde, 2016. [Acesso em 18 fev 2019] Disponível em: https://www.mds.gov.br/webarquivos/arquivo/crianca_feliz/Treinamento_Multiplicadores_Coordenadores/Caderneta-Gest-Internet(1).pdf
2. Brasil. Ministério da Saúde. Secretaria de Atenção à Saúde. Departamento de Atenção Básica. Programa Nacional de Suplementação de Ferro: manual de condutas gerais/Ministério da Saúde. Secretaria de Atenção à Saúde. Departamento de Atenção Básica. Brasília: Ministério da Saúde, 2013.

3. OMS – Organização Mundial de Saúde. Recomendações da OMS sobre cuidados pré-natais para uma experiência positiva na gravidez. Geneva (GE); 2016 [acesso em 18 fev 2019]. Disponível em: https://apps.who.int/iris/bitstream/handle/10665/250800/WHO-RHR-16.12-por.pdf;jsessionid=1F6ECC85E938D66380F347CE08D26F38?sequence=2.

> **3** **Qual é a quantidade máxima de café que uma gestante pode tomar? Pode-se usar adoçantes artificiais? Existem outras bebidas ou alimentos com alguma restrição de consumo?**

Café durante a gestação

O café consumido pela gestante atravessa a placenta e as concentrações séricas de cafeína do feto são muito semelhantes à da mãe e seus efeitos adversos são dose-dependentes. A cafeína em excesso aumenta a produção de catecolaminas, com consequente vasoconstrição uteroplacentária, elevando o risco de aborto espontâneo e recém-nascidos com baixo peso ao nascer[1].

Dessa maneira, **deve-se ter cautela com o consumo de café, limitando-se a uma xícara por dia, ou 100-150 mg cafeína/dia**, lembrando que, a cafeína pode estar presente em chás, chocolates e outras bebidas ou produtos[1], conforme ilustra a Tabela 1.1.2.

Tabela 1.1.2 – Concentração de cafeína por bebida/alimento

Bebida/alimento	Volume/peso	Concentração de cafeína
Café expresso	60 mL	45 mg
Café forte	60 mL	35 mg
Café fraco	60 mL	19 mg
Café instantâneo	60 mL	30 mg
Chá preto	150 mL	40 mg
Chocolate escuro	30 g	70 mg
Coca-cola	200 mL	19 mg
Coca-cola *light*	200 mL	26 mg
Energéticos	250 mL	80 mg
Guaraná	200 mL	10 mg
Icea Tea	20 mL	21 mg

Fonte: Revista Viva Saúde, nº62, p. 38-41. 2008.

Adoçantes durante a gestação

Com relação ao uso de adoçantes, deve ser evitado na gestação, sendo o seu uso associado à ocorrência de macrossomia (recém-nascidos grandes para a idade gestacional), à obesidade infantil e à alteração da microbiota, resultando em aumento na absorção intestinal de glicose e estimulação de receptores de gosto doce[2].

Em função dos riscos citados antes, **o consumo de adoçantes durante a gestação deve ser evitado, sendo reservado apenas para gestantes com diabetes conforme as Diretrizes da Sociedade Brasileira de Diabetes**, observando a orientação de consumo máximo recomendado[3].

Limites diários recomendados pela OMS e aceitos pela Agência Nacional de Vigilância Sanitária (ANVISA) de adoçantes para gestantes com diabetes *mellitus* gestacional:
 – Sacarina: 2,5 mg/kg de peso corporal;
 – Ciclamato: 11 mg/kg de peso;
 – Aspartame: 40 mg/kg de peso;
 – Acessulfame-K: 15 mg/kg de peso;
 – Esteviosídeo: 5,5 mg/kg de peso;
 – Sucralose: 15 mg/kg de peso (C).

Evitar consumo de bebidas alcoólicas

O álcool é uma substância teratogênica que, ao atravessar a placenta, pode causar danos ao cérebro e a outros órgãos do embrião e do feto em desenvolvimento. O consumo de bebidas alcoólicas durante a gravidez é amplamente reconhecido como um fator de risco para resultados indesejados como óbito fetal, aborto espontâneo, prematuridade, retardo do crescimento intrauterino e baixo peso ao nascer. Porém, um dos efeitos adversos mais incapacitantes é a Síndrome Alcoólica Fetal (SAF), em que a criança apresenta comprometimento neuropsiquiátrico e malformações do sistema nervoso central[4].

Portanto, o consumo de bebidas alcoólicas também é contraindicado, mesmo em pequenas doses. Segundo a Organização Mundial de Saúde, não há comprovação de nenhum nível seguro de consumo dessa substância durante a gestação.

Referências bibliográficas
1. Greenwood DC, Thatcher NJ, Ye J, Garrard L, Keogh G, King LG, Cade JE. Caffeine intake during pregnancy and adverse birth outcomes: a systematic review and dose-response meta-analysis. Eur J Epidemiol. 2014; 29(10):725-734.
2. Gillman MW, Rifas-Shiman SL, Fernandez-Barres S, et al. Beverage Intake During Pregnancy and Childhood Adiposity. Pediatrics. 2017; 140(2):e20170031.
3. Diretrizes da Sociedade Brasileira de Diabetes 2017-2018. Organização José Egídio Paulo de Oliveira, Renan Magalhães Montenegro Junior, Sérgio Vencio. – São Paulo: Editora Clannad, 2017.

4. Popova S., Lange S., Probst C., Gmel G., Rehm J. Estimation of national, regional, and global prevalence of alcohol use during pregnancy and fetal alcohol syndrome: A systematic review and meta-analysis. Lancet Glob. Health. 2017;5.

4 Na vigência de diabetes gestacional utilizamos dietas de baixo índice glicêmico? As gestantes vegetarianas necessitam de suplementação vitamínica diferenciada?

Diabetes gestacional

O diabetes *mellitus* gestacional (DMG) é diagnosticado por meio de glicemia de jejum, entre 92 e 125 mg/dL, ou teste oral de tolerância à glicose, com 75 g (TOTG) maior ou igual a 180 mg/dL, na primeira hora ou entre 153 e 199 mg/dL na segunda hora. Se os valores encontrados forem superiores, o diagnóstico deve ser de diabetes *mellitus* (DM) diagnosticado na gestação[1].

A assistência pré-natal, nesses casos, deve priorizar a educação em saúde e a promoção de cuidados importantes, com a finalidade de evitar complicações metabólicas e desfechos desfavoráveis. O controle glicêmico associado à dieta e à prática de atividade física são fundamentais nesse processo. Deve-se atentar ao consumo de carboidratos na dieta, cujo valor energético total deve ser entre 40% e 55% de carboidratos, 15% e 20% de proteínas e 30% e 40% de gorduras. No entanto, não só a quantidade é importante, mas a também, a qualidade dos alimentos. **Deve-se dar preferência ao consumo de alimentos que contenham carboidratos com baixo índice glicêmico** (Tabela 1.1.3) e apresentem lenta digestão, não causando grandes variações nos níveis glicêmicos, entre eles, verduras, leguminosas (feijão, grão-de-bico, lentilha), algumas frutas (maçã, abacate, ameixa, goiaba) e arroz integral[2]. Já os carboidratos de alto índice glicêmico devem ser evitados, pois, rapidamente são absorvidos pelo organismo e elevam abruptamente a glicemia, como, por exemplo, o pão branco, doces, macarrão e arroz branco.

> A dieta com baixo índice glicêmico no DMG diminui a necessidade de indicar o uso de insulina e provoca a melhor ganho de peso ao nascer[2].

O consumo de alimentos com baixo índice glicêmico pode ser coadjuvante e possibilitar melhores escolhas alimentares. Uma dieta equilibrada, à base de alimentos *in natura,* com restrição de açúcares refinados de rápida absorção e com alimentos ricos em fibras, diminui a velocidade de absorção da glicose e aumenta o tempo para o esvaziamento gástrico. Esse tipo de alimentação gera, portanto, melhor controle glicêmico (Tabela 1.1.3) (Segue o link para acessar a tabela de alimentos e seus índices glicêmicos: https://www.rasbran.com.br/rasbran/article/viewFile/127/107).

Tabela 1.1.3 – Valores para classificação dos alimentos de acordo com o índice glicêmico (IG) e a carga glicêmica (CG)

Classificação	IG do alimento (%)	CG do alimento (g)	CG diária (g)
Baixo	≤ 55	≤ 10	< 80
Médio	56 a 69	11 a 19	–
Alto	≥ 70	≥ 20	>120

Fonte: Adaptada RASBRAN, 2012.

Se a glicemia permanecer elevada após duas semanas de adequação dietética (jejum ≥ 95 mg/dL e uma hora pós-prandial ≥ 140 mg/dL ou duas horas pós-prandiais ≥ 120 mg/dL) deve-se ponderar tratamento farmacológico.

Gestantes vegetarianas

As gestantes vegetarianas, além de ferro e ácido fólico, necessitam de suplementação de vitamina B12 (cobalamina), com 5 mcg/dia durante toda a gestação. Esse micronutriente é encontrado exclusivamente em alimentos de origem animal, especialmente em fígado, carnes brancas, laticínios e ovos e está envolvido na síntese de DNA. Sua deficiência pode ocasionar anemia megaloblástica, retardo da mielinização no sistema nervoso e parto prematuro. A adequação do consumo de cálcio e proteínas também precisa ser monitorada[3].

Referências bibliográficas

1. Organização Pan-Americana da Saúde (OPAS). Ministério da Saúde. Federação Brasileira das Associações de Ginecologia e Obstetrícia. Sociedade Brasileira de Diabetes. Rastreamento e diagnóstico de diabetes mellitus gestacional no Brasil. Brasília (DF); 2017.

2. Diretrizes da Sociedade Brasileira de Diabetes 2017-2018 / Organização José Egídio Paulo de Oliveira, Renan Magalhães Montenegro Junior, Sérgio Vencio. -- São Paulo: Editora Clannad, 2017.

3. Filho Tedde G, Araujo AFG, Souza LC, Hanna MD, Lustosa CR, Melo ACB, Santana MO, Gagliardi EMM, Haubert NJBGB. Revisão Bibliográfica: Dieta Vegetariana Durante a Gestação Associada à Deficiência de Vitamina B12 no Recém-Nascido. International Journal of Nutrology. 2018.

5 Como reduzir o desconforto gastrointestinal, obstipação intestinal, enjoos matinais e pirose (azia) frequentes na gestação? Como orientar as gestantes que relatam "desejos" de ingerir substâncias não alimentares (como, por exemplo, argila ou tijolo)?

Desconforto gastrointestinal

A queixa de desconforto gastrointestinal é bastante comum entre as gestantes, pelo menos em alguma fase da gestação.

No primeiro trimestre de gestação é frequente a gestante sentir-se nauseada e apresentar vômitos, que são preferencialmente matutinos. Esse quadro, geralmente benigno, deve-se a alterações hormonais, como a elevação dos níveis da gonadotrofina coriônica humana (pico de produção entre a 9ª e a 12ª semana de gestação) e da progesterona, hormônios responsáveis por manter a gravidez. Outro fator que contribui com os enjoos matinais, são os quadros de hipoglicemia, por causa do período de jejum noturno. Para reduzir esses sintomas, recomenda-se o consumo de alimentos mais secos (torradas e sementes), principalmente no período da manhã; o fracionamento adequado das refeições, com refeições pequenas e intervalos regulares; evitar alimentos gordurosos, que retardam o esvaziamento gástrico; evitar alimentos muito condimentados ou doces e preferir sucos mais ácidos[1].

A pirose, também conhecida como azia ou "queimação", ocorre principalmente após as refeições e aumenta de intensidade ao longo da gestação, em função do aumento do útero, que provoca aumento da pressão no estômago e favorece o retorno do ácido gástrico para o esôfago.

> Comer devagar, em ambientes tranquilos e em pequenas quantidades, pode auxiliar o controle dos sintomas.

Deve-se evitar consumir líquidos durante a refeição e alimentos muito gordurosos, pois, podem agravar o quadro. O leite, ao contrário do que se pode pensar, provoca um efeito rebote, estimula o aumento da secreção de ácido gástrico e intensifica a azia. Alimentos gelados podem promover alívio; entretanto, é importante atentar-se para o alimento como um todo. A maioria dos sorvetes industrializados, por exemplo, possui grande quantidade de gordura e leite[1].

A obstipação intestinal é outra queixa comum na gestação e está associada a alterações hormonais fisiológicas, como a elevação das concentrações de progesterona (em até dez vezes ao final da gestação), e é responsável por inibir a contração da musculatura uterina e também interferir na musculatura lisa intestinal, com redução dos movimentos peristálticos.

Para reduzir a obstipação intestinal recomenda-se:
- Boa hidratação, com o consumo de 2 a 3 litros de água por dia, equivalente a 10 a 12 copos de água por dia;
- Prática de exercício físico regular, como caminhadas leves matinais ou ao final da tarde; reduzir o uso de transporte para os afazeres do dia a dia, pode ser utilizado como estratégia. Outras atividades físicas também são possíveis, desde que autorizadas e supervisionadas pelo profissional de saúde;
- Aumentar o consumo de alimentos ricos em fibras, como frutas, frutas secas, sementes, verduras, legumes, grãos integrais; dar preferência para frutas com casca e verduras e legumes crus, sempre bem higienizados.

Gestantes devem consumir de 20 a 35 gramas de fibras por dia, o que corresponde a quatro a cinco porções de verduras e legumes, sete a oito porções de cereais e três porções de frutas[1]. A seguir alguns exemplos de alimentos ricos em fibras.

Alimento (porção 100 g)	Fibras (gramas)
Linhaça	33,5
Gergelim	11,9
Ervilha em vagem	9,7
Pão de forma integral	6,9
Abacate	6,3
Goiaba vermelha	6,2
Milho-verde	3,9
Brócolis	3,4
Cenoura	3,2
Arroz integral cozido	2,7
Banana-maçã	2,6
Feijão	2,0

Fonte: Adaptada TACO, 2006.

Náuseas, vômitos e azia

Para aliviar esses sintomas, recomenda-se:

- Fazer pequenas refeições, em ambiente arejado, com intervalos de duas horas;
- Restringir alimentos com odores fortes e consumi-los em pequenas quantidades;
- Optar pelos tubérculos cozidos, bolachas de água e sal, torradas com geleia;
- Evitar os alimentos estimulantes/condimentados (café, chá preto/verde, chocolate e comida condimentada);
- Ingerir, de acordo com a tolerância individual, líquidos frios, cerca de uma a duas horas, antes e após as refeições.

Obstipação

Para aliviar esse sintoma, recomenda-se:

- Beber água, em torno de 2,5 L/dia;
- Aumentar a ingestão de alimentos ricos em fibra (pão integral, arroz integral, cereais integrais, legumes e frutas frescas e secas);
- Praticar regularmente de atividade física, caminhadas.

Desejos por substâncias não alimentares

A conduta para a gestante que refere desejos por substâncias não alimentares, como, por exemplo, argila ou tijolo ou combinações atípicas de alimentos, deve envolver um olhar atento para o seu contexto de vida.

> A ocorrência dessa prática pode estar associada desde a anemia ferropriva, a constipação intestinal, a problemas dentários, a infecções parasitárias, assim como, a tabus, superstições, história familiar, condição econômica e questões emocionais, sobretudo estresse e ansiedade[2].

O acolhimento e a escuta atenta do que a gestante traz são fundamentais, e devem considerar o saber popular e buscar alternativas para aproximá-la do saber científico. Conhecimentos sobre a influência da alimentação no crescimento fetal e as possíveis repercussões dessa prática são importantes e podem ser trabalhados de modo interdisciplinar e multiprofissional, com enfoque no desejo e motivação de mudança da própria pessoa[3].

Referências bibliográficas
1. Brasil. Ministério da Saúde. Caderneta da Gestante. 4ª edição. Brasília: Ministério da Saúde, 2016. [acesso em 18 fev 2019] Disponível em: https://www.mds.gov.br/webarquivos/arquivo/crianca_feliz/Treinamento_Multiplicadores_Coordenadores/Caderneta-Gest-Internet(1).pdf
2. Saunders C, Padilha PC, Líbera BD, Nogueira JL, Oliveira LM, Astulla A. Picamalácia: epidemiologia e associação com complicações na gravidez. Rev Bras Ginecol Obstet. 2009 Set; 31(9):440-6.
3. Junges CF, Ressel LB, Monticelli M. Entre desejos e possibilidades: práticas alimentares de gestantes. Texto Contexto Enferm, Florianópolis. 2014;23(2):382-90.

6	**O ganho de peso de uma gestante subnutrida ou com excesso de peso deve ser o mesmo? A avaliação nutricional na gestante adolescente é diferente?**

Ganho de peso em gestantes com subnutrição ou excesso de peso

A conduta deve considerar o estado nutricional da gestante. Por isso, o ganho de peso gestacional recomendado varia de acordo com o estado nutricional pré-gestacional de cada mulher e deve ser monitorado cada trimestre[1].

- Para mulheres com *baixo peso* (IMC pré-gestacional abaixo de 18,5 kg/m^2), o ganho de peso deve ser, em média, três vezes maior do que para uma gestante com *obesidade* (IMC pré-gestacional igual ou superior a 30 kg/m^2);
- Gestantes com *baixo peso* devem ganhar 2,3 kg no primeiro trimestre e 0,5 kg/semana nos segundo e terceiro trimestre;
- Gestantes com IMC adequado devem ganhar 1,6 kg no primeiro trimestre e 0,4 kg/semana nos segundo e terceiro trimestres;
- Gestantes com *sobrepeso* devem ganhar até 0,9 kg no primeiro trimestre;
- Gestantes *obesas* não necessitam ganhar peso no primeiro trimestre. Já no segundo e terceiro trimestre as gestantes com *sobrepeso* e *obesidade* devem ganhar até 0,3 kg/semana e 0,2 kg/semana, respectivamente.

O diagnóstico do estado nutricional da gestante pode ser realizado, conforme a idade gestacional, utilizando o gráfico presente na caderneta da gestante (Figura 1.1.1)[2].

Essa variação nas recomendações decorre da importância de se adequar as metas nutricionais gestacionais para possibilitar um adequado crescimento fetal e peso ao nascer e reduzir as comorbidades maternas. O estado nutricional inadequado da gestante, (baixo peso, sobrepeso ou obesidade) está associado a desfechos indesejáveis, como o aumento da morbimortalidade no primeiro ano de vida e ao

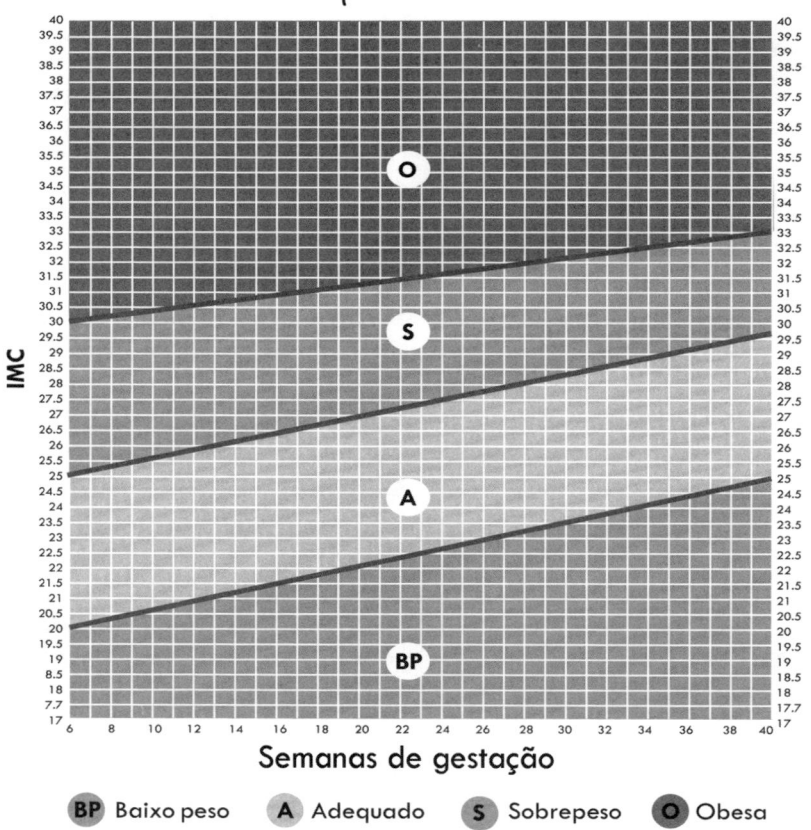

Figura 1.1.1 – Monitoramento da evolução ponderal em gestantes.
Fonte: Caderneta da Gestante, Ministério da Saúde; 2018.

maior risco dessa criança desenvolver doenças crônicas não transmissíveis na vida adulta (síndrome metabólica, diabetes e obesidade), o que representa grande preocupação em saúde pública[3].

A prática de atividade física serve como aliada na presença de excesso de peso materno, diminuindo dores, fortalecendo a musculatura, diminuindo a ocorrência de doenças gestacionais e seus efeitos, além, é claro, de otimizar aspectos psicológicos e sociais.

Recomenda-se que gestante se exercite, no mínimo, por 30 minutos diariamente, podendo ser movimentos não programados, como ir à padaria ou supermercado, limpar a casa, dançar e, principalmente, fazer algo que lhe é prazeroso.

> A perda de peso é totalmente contraindicada durante a gestação, uma vez que a restrição alimentar pode colocar em risco o crescimento fetal.

A evolução do ganho de peso deve seguir as curvas de distribuição de ganho ponderal ao longo da gestação (Figura 1.1.1), sempre de maneira ascendente. Nos casos de baixo peso, a curva deve apresentar inclinação ascendente expressiva, enquanto nos casos de obesidade a evolução deve ser com inclinação sutil[1].

Gestação na adolescência

Segundo a Organização Mundial de Saúde, a gestação na adolescência é uma condição que eleva a prevalência de complicações maternas, fetais e neonatais, além de agravar problemas socioeconômicos existentes. No Brasil, 18% dos recém-nascidos são filhos de mães adolescentes.

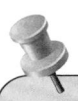

Dois aspectos são de grande relevância para o acompanhamento da gestante adolescente:
- Idade inferior a 16 anos ou ocorrência da primeira menstruação há menos de dois anos;
- Presença de subnutrição com altura inferior a 150 cm ou peso menor que 45 kg.

Na primeira situação, deve-se atentar para o fenômeno do duplo anabolismo, ou seja, a existência de competição biológica entre mãe e feto pelos mesmos nutrientes, uma vez que, a adolescente ainda está em fase de crescimento acentuado e finalizando sua maturação puberal. Com relação ao segundo quadro, a subnutrição materna representa fator preditivo para desfechos biológicos desfavoráveis para a mãe e feto[4] como aumento da mortalidade materna, restrição de crescimento intrauterino e aumento da mortalidade infantil, entre outros. A abordagem nutricional deve ser reforçada, a monitorização clínica rigorosa e a evolução do traçado no gráfico ponderal (Figura 1.1.1) deve ser sempre ascendente. Já para as adolescentes que engravidaram dois ou mais anos após a menarca, a avaliação nutricional segue os mesmos critérios das demais gestantes, porém, com especial atenção, para a aferição regular da estatura e correção do IMC, uma vez que, ainda podem apresentar algum ganho de estatura.

Referências bibliográficas

1. São Paulo (Estado). Secretaria da Saúde. Coordenadoria de Planejamento em Saúde. Assessoria Técnica em Saúde da Mulher. Atenção à gestante e à puérpera no SUS – SP: Manual técnico do pré-natal e puerpério. São Paulo: SES/SP, 2010.
2. Atalah et al.; 1997. Brasil. Ministério da Saúde. In: Caderneta da Gestante. 4ª edição. Brasília: Ministério da Saúde, 2016.
3. Melo ASO, Assunção PL, Gondim SSR, Carvalho DF, Amorim MMR, Benecio MHA, Cardoso MAA. Estado nutricional materno, ganho de peso gestacional e peso ao nascer. Rev Bras Epidemiol. 2007; 10(2): 249-57.
4. Guia Prático de Atualização sobre a Prevenção da Gravidez na Adolescência. Departamento Científico de Adolescência da Sociedade Brasileira de Pediatria (SBP) Nº 11, Janeiro de 2019.

Parto

7	A criança que nasce de parto cesária tem maior risco de desenvolver obesidade no futuro?

Sim, e isso se deve a importância que o tipo de parto tem para compor a microbiota intestinal do bebê[1,2]. O termo **microbiota intestinal** refere-se à população de microrganismos (bactérias, vírus e fungos) que habita o trato gastrointestinal, e tem como funções, manter a integridade da mucosa e controlar a proliferação de bactérias patogênicas e, portanto, maléficas à saúde.

> A nossa microbiota intestinal é composta por 100 trilhões de microrganismos, envolvendo mais de mil espécies e pode pesar até dois quilos, acumulando milhões de genes, muito superior em número aos da célula humana.

O perfil da microbiota é influenciado por múltiplos fatores e é definido por volta dos dois anos de idade. A mãe é a primeira fonte de microrganismos do bebê, por meio do canal vaginal, durante o parto, a criança entra em contato direto com a microbiota fecal materna. A microbiota intestinal é responsável por inúmeras modulações fisiológicas do nosso organismo ao longo da vida. Bebês nascidos de parto normal tem colonização inicial com microrganismos benéficos presentes na microbiota vaginal da mãe (*Bifidobacterium* e *Lactobacillus*). Ao contrário, no parto cesariano, a fonte inicial de contaminação é o meio ambiente, e o recém-nascido pode ter um atraso de até 30 dias na colonização com estes organismos benéficos. A microbiota intestinal está envolvida na regulação de energia adquirida a partir da alimentação, o que pode contribuir para alteração do peso, positiva ou negativamente. Ao avaliar pessoas obesas e eutróficas (peso e estatura adequados para sexo e idade) observou-se microbiotas distintas[3], com aumento de bactérias *Firmicutes,* em relação aos *Bacterioides,* entre os obesos. Dentre os gêneros mais citados como benéficos, estão os *Lactobacillus* e *Bifidobacterium*, frequentemente encontrados no canal vaginal (Figura 1.1.2). Esses microrganismos estão associados a redução do peso corporal, da circunferência da cintura e do quadril, do tecido adiposo e da gordura visceral[3]. Além disso, a microbiota intestinal saudável favorece a defesa imunológica do nosso organismo, a síntese de vitaminas (K, B12, B1 e B2), o controle do trânsito intestinal e de processos inflamatórios, de depressão, ansiedade e insônia[4].

Infelizmente, o Brasil ainda apresenta taxas muito elevadas de cesarianas[5] (Figura 1.1.3) e com distribuição heterogênea nos diferentes estratos sociais, sendo mais prevalente nas classes mais abastadas e nos hospitais privados. Em 2016, 55,5% dos partos no país foram cesáreas, número muito superior ao recomendado pela Organização Mundial de Saúde, que considera prevalências superiores a 15% como indício de uso excessivo desse recurso[5].

Outros fatores interferem na constituição da microbiota no primeiro ano de vida, além, da colonização que tem início no momento do nascimento como, o tipo e duração da amamentação, da alimentação infantil e o uso de medicações. O aleitamento materno exclusivo até o 6º mês e uma alimentação complementar rica em alimentos prebióticos, como por exemplo, leguminosas, cereais integrais, beterraba, brócolis, repolho, banana, alho, cebola, alcachofra, dentre outros, pode favorecer o crescimento de bactérias benéficas e a manutenção de uma microbiota saudável. Entre dois e três anos de vida, o ecossistema se estabiliza e pode ser comparável ao de um adulto; embora possíveis modificações ao longo da vida possam ocorrer[4].

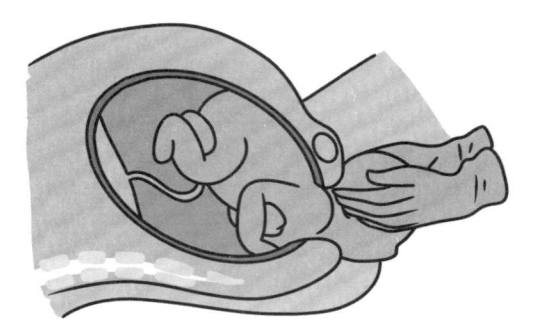

Parto vaginal
- Exposição a flora vaginal (*Lactobacillus*)
- Constituição normal da microbiota do recém-nascido
- Melhora do sistema imunológico do recém-nascido

Figura 1.1.2 – Parto vaginal e suas implicações na saúde do recém-nascido.
Fonte: Giovanna Brandão. Acervo CREN. 2019.

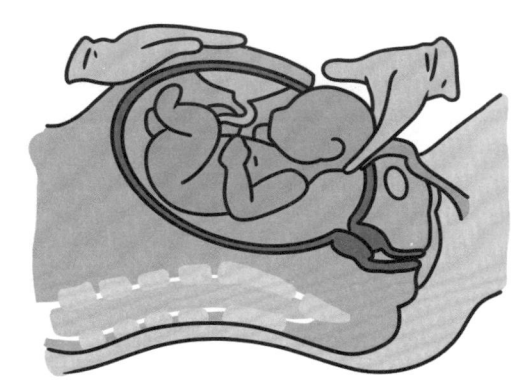

Parto cesárea
- Exposição à flora da pele materna (*Staphylococcus*)
- Constituição anormal da microbiota do recém-nascido
- Risco maior de desenvolver atopia

Figura 1.1.3 – Parto cesárea e suas implicações na saúde do recém-nascido.
Fonte: Giovanna Brandão. Acervo CREN. 2019.

Referências bibliográficas

1. Mueller NT, Mao G, Bennet WL, et al. Does vaginal delivery mitigate or strengthen the intergenerational association of overweight and obesity? Findings from the Boston Birth Cohort. Int J Obes (Lond). 2017;41(4):497-501. doi:10.1038/ijo.2016.219.
2. Changzheng Y et al. Cesarean birth and risk of offspring obesity in childhood, adolescence and early adulthood. JAMA Pediatr. 2016 November 07;170(11):e162385. doi:10.1001/jamapediatrics.2016.2385.
3. Silva ISDS, Pontes EDS, da Silva MCC, Silva EC. A correlação entre obesidade e microbiota. International Journal of Nutrology. 2018;11(1): 274.
4. Moraes ACF, Silva IT, Almeida-Pititto B, Ferreira SRG. Microbiota intestinal e risco cardiometabólico: mecanismos e modulação dietética. Arq Bras Endocrinol Metab. 2014;58(4):317-27.
5. Boerma T et al. Global epidemiology of use of and disparities in caesarean sections. Lancet 2018;392:1341-8.

> **8** Uma parturiente dá entrada na maternidade, onde não é possível realizar o teste rápido de sífilis e HIV. Isso contraindica o aleitamento materno na primeira hora de vida?

Não, não contraindica o aleitamento na primeira hora de vida. Segundo o Ministério da Saúde e a Sociedade Brasileira de Pediatria[1], para mulheres com estado sorológico desconhecido, ou que realizaram o teste anti-HIV e que ainda não possuam o resultado, ou até mesmo que não tiveram o acompanhamento pré-natal, o aleitamento materno na primeira hora de vida deve ser estimulado pelos profissionais de saúde. **A contraindicação deve ser baseada apenas em um diagnóstico de HIV reagente.** Nesses casos, sem que ocorra qualquer intervenção durante a gestação para evitar a transmissão vertical do HIV, a amamentação está associada a um risco adicional (29% dos casos de infecção aguda), para além do risco de transmissão intrautero (25% a 40%) e intraparto (60 a 75%).

Quanto à sífilis, a amamentação só é contraindicada se houver lesões primárias e secundárias na aréola e/ou mamilo. A restrição é apenas na mama afetada e de maneira temporária, até a cicatrização das lesões mediante o uso da antibioticoterapia sistêmica[1].

Atualmente, somente na ocorrência de duas doenças maternas infecciosas o aleitamento está definitivamente contraindicado, na infecção materna pelo vírus do HIV e pelos vírus HTLV 1 e 2. Todas as outras infecções maternas podem indicar a suspensão temporária, de acordo com o quadro clínico (local das lesões ou o estágio agudo da doença) e da terapêutica necessária, mas não definitiva do aleitamento materno[1].

No entanto, frente ao surgimento de novas doenças e aos avanços terapêuticos é necessário constante atualização, e o CDC pode auxiliar nas definições de condutas relativas ao aleitamento materno, na presença de doenças infecciosas maternas, com informações disponibilizadas no site www.cdc.gov/breastfeeding/recommendations/other_mothers_ milk.htm.

O aleitamento da primeira hora de vida é de suma importância para a saúde da criança e apresenta comprovadas maneiras de redução/controle do surgimento de doenças na infância, com repercussões inclusive na vida adulta. A presença de lactobacilos no leite materno promove a colonização benéfica da microbiota intestinal, favorecendo a capacidade de proteção anti-infecciosa. Além disso, a presença de imunoglobulinas do tipo A (IgA), com maior concentração nos primeiros cinco dias após o parto e no leite de mães de recém-nascidos prematuros ou pequenos para a idade gestacional, favorece a imunidade e proteção das mucosas prevenindo infecções respiratórias e do trato gastrointestinal. A presença de lactoferrina, interleucina-10 (IL-10) e fator de crescimento beta também auxiliam na redução das atividades inflamatórias. Portanto, o aleitamento materno a partir do primeiro dia de vida pode evitar 16% das mortes neonatais e 22% das mesmas, se antecipada para a primeira hora após o parto (Figura 1.1.4)[1,2].

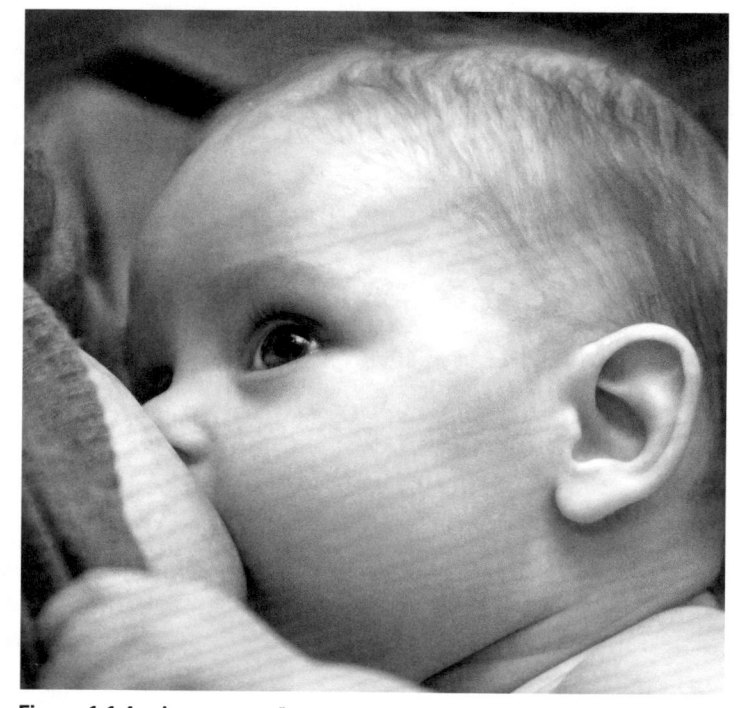

Figura 1.1.4 – Amamentação.
Fonte: Bearfotos por Freepik.

Referências bibliográficas

1. Sociedade Brasileira de Pediatria. Doenças maternas infecciosas e amamentação: guia prático de atualização. Departamento Científico de Aleitamento Materno. 2017; (2):1-18.
2. Rocha LB, Araujo FMS, Rocha NCO, Almeida CD, Santos MO, Rocha CHR. Aleitamento materno na primeira hora de vida. Rev Med Saúde. Brasília. 2017; 6(3):384-94.

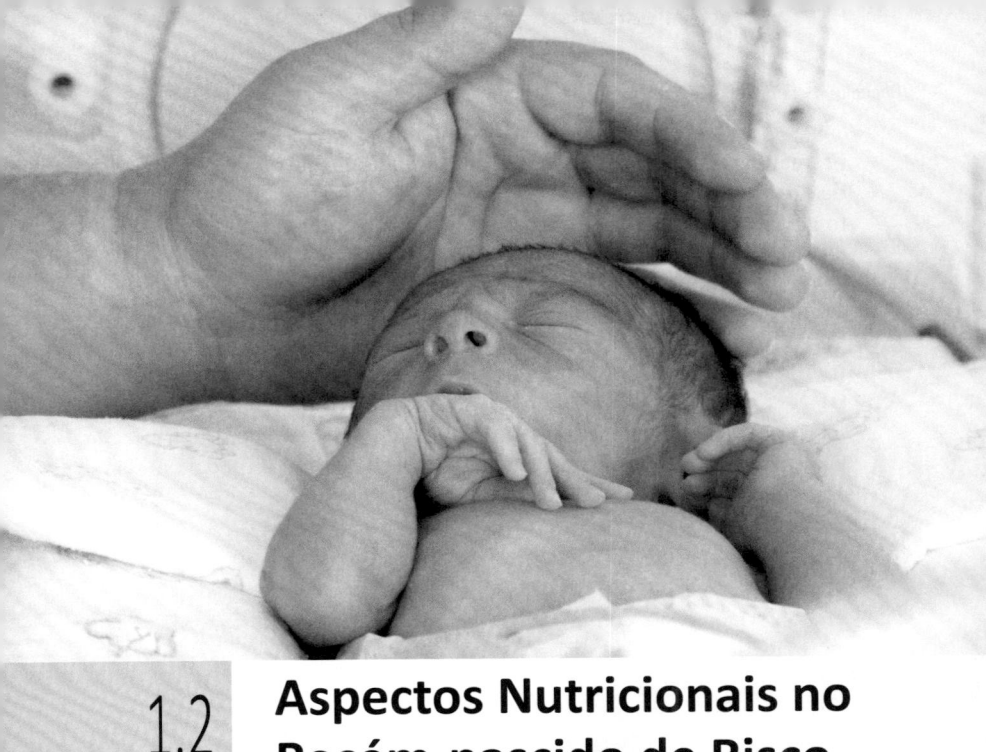

1.2 Aspectos Nutricionais no Recém-nascido de Risco

- Fabiola Suano
- Erika Miyuki Yariwake

9 O ganho de peso/diário do prematuro deve ser maior do que da criança nascida a termo? Até quando devemos corrigir a idade gestacional?

A prematuridade é caracterizada pelo nascimento da criança antes da 37ª semana de gestação. Sua ocorrência é a principal causa de mortalidade neonatal e a segunda maior causa de morte em crianças até 5 anos de idade. Nas últimas décadas, o aprimoramento na assistência obstétrica e neonatal proporcionou uma relevante diminuição na mortalidade dos neonatos e maior sobrevida dos prematuros. Entretanto, as crianças nascidas pré-termo (RNPT) apresentam maior risco de comprometimento do desenvolvimento neuropsicomotor e de doenças crônicas não transmissíveis na vida adulta, como hipertensão arterial, diabetes, dislipidemias e obesidade. O crescimento adequado nos primeiros anos de vida, nesse grupo, é capaz de influenciar o risco de doenças em curto e longo prazo.

A avaliação nutricional individual contempla vários itens, dentre eles a antropometria. Para essa avaliação deve-se obter os dados de peso, comprimento e perímetro cefálico. O peso é o parâmetro mais utilizado, entretanto, deve-se ressaltar que ele não é o mais importante. **O crescimento do recém-nascido pré-termo deve ser avaliado por meio da análise combinada desses vários indicadores antropométricos.** O primeiro indicador da recuperação nutricional (*catch-up growth*) é a circunferência craniana (Figura 1.2.1) (avaliada por volta de 8 meses de idade), seguido pelo peso/comprimento ou índice de massa corporal/idade e, finalmente, a estatura (Figura 1.2.2). A recuperação nutricional dessas crianças pode levar de dois a três anos.

Diferentemente da padronização estabelecida para a avaliação do crescimento das crianças a termo (curvas internacionais de crescimento, criadas pela Organização Mundial da Saúde – OMS, utilizadas em mais de 100 países), não existe um consenso sobre as curvas mais adequadas para o monitoramento de crescimento dos RNPT. As curvas existentes para essa população baseiam-se em diferentes metodologias, como estimativas ultrassonográficas de peso fetal ao longo da gestação; crescimento intrauterino, de peso, comprimento e perímetro

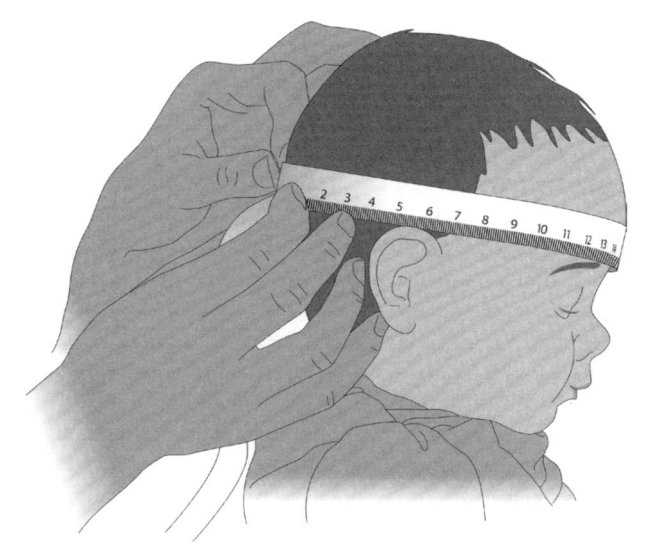

Figura 1.2.1 – Circunferência craniana.
Fonte: https://medlineplus.gov/ency/imagepages/17206.htm

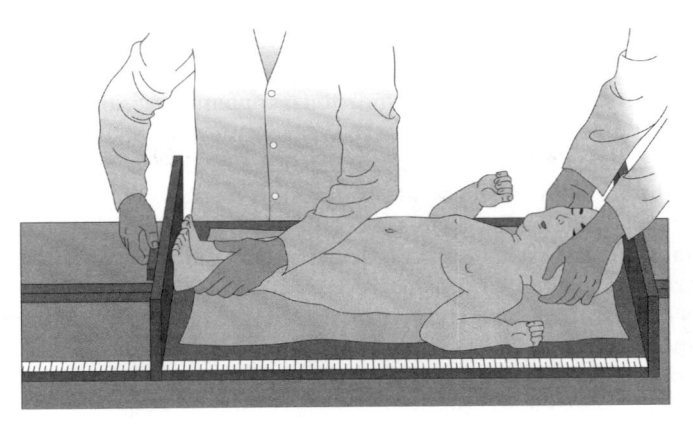

Figura 1.2.2 – Estatura.
Fonte: https://depts.washington.edu/growth/module5/text/page4e.htm

cefálico ao nascer, para cada idade gestacional; e acompanhamento do peso, comprimento e perímetro cefálico, ao longo do período pós-natal por metodologias combinadas.

As curvas de crescimento podem ser classificadas em dois tipos: curvas de *referência* e curvas *padrão* geradas a partir de crescimento intrauterino e/ou após o nascimento. Para o monitoramento do crescimento são mais recomendadas as curvas *padrão*, uma vez que elas indicam um padrão de crescimento "normal" de uma população; enquanto as curvas de referência apenas descrevem o crescimento de uma amostra de crianças.

Sabe-se hoje, que, por melhor que seja a assistência neonatal e terapia nutricional hospitalar e pós-alta:

- Não é possível que RNPT reproduzam o crescimento intrauterino;
- Curvas de crescimento *padrão* são melhores do que as de referência;
- Avaliação combinada da composição corporal é um aspecto importante;
- Deve-se considerar desfechos em curto e longo prazo como o desenvolvimento e doenças crônicas.

Diante da presença das múltiplas referências utilizadas para avaliação do crescimento fetal e neonatal de pré-termos, foi realizado estudo multicêntrico internacional, entre os anos de 2009 e 2014, denominado INTERGROWTH-21st. Esse projeto proporcionou a criação de curvas longitudinais prescritivas de crescimento a partir de uma coorte prospectiva de gestações saudáveis e recém-nascidos pré-termo sem evidência de restrição de crescimento intrauterino e alimentados com leite materno. Os dados foram extraídos de modo acurado e os instrumentos devidamente adequados e calibrados. Além disso, a amostra incluiu gestantes brasileiras.

O INTERGROWTH-21st produziu, até o momento, três curvas com objetivos distintos:

- Crescimento fetal (*Fetal Growth Longitudinal Study* – FGLS) que pode ser utilizada para estimar o crescimento fetal intrauterino de 14 a 42 semanas de gestação, por meio de medidas realizadas por ultrassonografia.
- Peso, circunferência craniana e comprimento para idade gestacional (*Newborn Cross-sectional Study* – NCSS) que descreve de forma transversal peso, comprimento e circunferência craniana para idade gestacional em recém-nascidos de 27 a 42 semanas.
- Crescimento pós-natal de recém-nascidos pré-termo (*Preterm Postnatal Follow-up Study* – PPFS) que acompanha o crescimento de RNPT (várias medidas do mesmo recém-nascido) entre 27 e 64 semanas pós-concepção.

Para acompanhamento do crescimento de RNPT recomenda-se a avaliação do peso, comprimento e circunferência craniana em conjunto e a comparação dos valores com os gráficos propostos pelo INTERGROWTH-21st, levando em conta os seguintes critérios:
- Para classificação em pequeno, adequado e grande para idade gestacional utilizar o componente NCSS. Classificar como pequeno para idade gestacional, quando o percentil de peso/idade gestacional for < p10 e grande para idade gestacional, quando > p90.
- Para acompanhamento do crescimento longitudinal (peso, comprimento e circunferência craniana) até 64 semanas pós-concepção (aproximadamente 6 meses de idade real) utilizar o PPFS.
- A partir de 64 semanas pós-concepção (6 meses de idade corrigida), utilizar as curvas da OMS, 2006, para lactentes nascidos a termo utilizando a idade corrigida para 40 semanas até 2 anos.
- Utilizar indicadores antropométricos de proporcionalidade como o índice de massa corporal/idade, peso/idade, comprimento/idade e circunferência craniana/idade.
- Sempre que possível associar medidas de composição corporal como circunferência braquial e prega cutânea tricipital.

O crescimento de lactentes nascidos com menos de 32 semanas e/ou 1.500 gramas pode variar muito e, por vezes, eles apresentam diversas doenças associadas que podem comprometer seu crescimento e levar a desnutrição energético-proteica. A avaliação nutricional individual e cuidadosa (antecedentes clínicos, doenças associadas, antecedentes alimentares e ingestão dietética), além da antropometria, obtidos de forma longitudinal, são fundamentais para a adequada avaliação e intervenção de possíveis desvios.

A correção da idade gestacional deve ser feita até os 2 anos de idade cronológica ou até que a criança tenha alcançado uma faixa de peso e estatura aceitável[2].
IC = idade cronológica (semanas) – (40 semanas – idade gestacional em semanas).

Referências bibliográficas
1. Papageorghiou AT, Kennedy SH, Salomon LJ, et al. The INTERGROWTH-21st fetal growth standards: toward the global integration of pregnancy and pediatric care. Am J Obstet Gynecol 2018 Feb; 218(2S): S630-S640.
2. Papageorghiou AT, Ohuma EO, Altman DG, et al. International standards for fetal growth based on serial ultrasound measurements: the Fetal Growth Longitudinal Study of the INTERGROWTH-21st Project. Lancet 2014 Sep 6; 384(9946):869-879.
3. Villar J, Giuliani F, Bhutta ZA, et al. Postnatal growth standards for preterm infants: the Preterm Postnatal Follow-up Study of the INTERGROWTH-21st Project. Lancet Glob Health 2015; 3(11):681-691.
4. Villar J, Giuliani F, Fenton TR, et al. Intergrowth-21st Consortium. INTERGROWTH-21st very preterm size at birth reference charts. Lancet 2016 Feb 27; 387(10021):844-5.
5. Villar J, Ismail LC, Victora CG, et al. International standards for newborn weight, length, and head circumference by gestational age and sex: the Newborn Cross-Sectional Study of the INTERGROWTH-21st Project. Lancet 2014 Sep 6; 384(9946):857-868.

10 · A criança prematura tem maior dificuldade na alimentação e a introdução dos alimentos ou a consistência devem ser diferentes?

O leite materno é o melhor alimento para os recém-nascidos prematuros (RNPT), assim como, para as crianças a termo, sendo o padrão-ouro para a alimentação, inclusive, para os prematuros de muito baixo peso e de extremo baixo peso. Estudos mostram que o uso de leite materno, nesse grupo, associa-se com redução de enterocolite necrosante, sepse e doença broncopulmonar em curto prazo; e, em longo prazo, a menor risco de hipertensão arterial, dislipidemias, obesidade e doenças ósseas. Todos os estudos são unânimes em relacionar um efeito dose-dependente do aleitamento materno com melhores indicadores de desenvolvimento neuropsicomotor em RNPT.

Os RNPT podem apresentar dificuldade de se alimentar devido à imaturidade da coordenação da sucção-deglutição-respiração necessitando, durante a internação hospitalar, de sondas por período maior e investimento combinado (mãe e bebê) da equipe multidisciplinar para que a amamentação aconteça com sucesso (Figura 1.2.3).

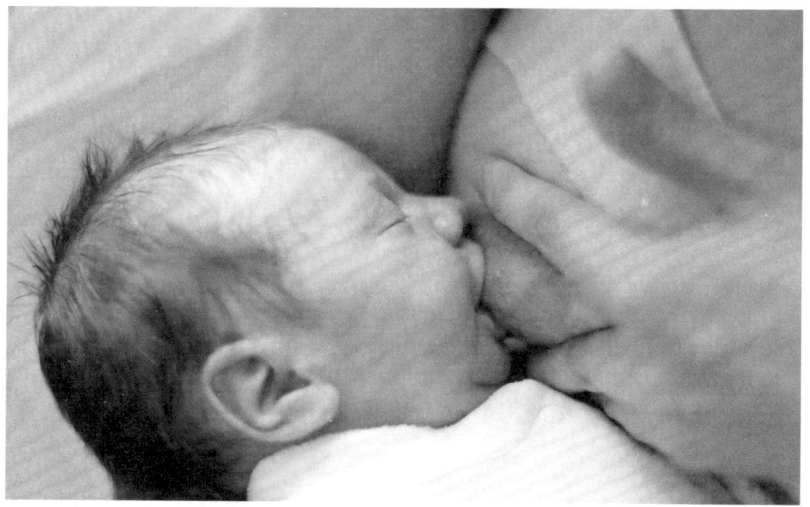

Figura 1.2.3 – Aleitamento materno.
Fonte: Bearfotos por Freepik.

Para possibilitar a oferta do leite materno, as mães devem ser orientadas a realizar a ordenha das mamas desde o primeiro dia, e o contato mãe-filho nas primeiras horas após o parto é considerado um importante estímulo para o sucesso do aleitamento materno. Com o passar das semanas e estabilização clínica os RNPT podem ser alimentados diretamente ao seio (Figura 1.2.4).

Seja no atendimento hospitalar, como ambulatorial, a equipe que atende lactentes que nasceram prematuros deve estar capacitada em promover o aleitamento materno e alguns fatos devem ser lembrados:

- O lactente prematuro pode ser menos ativo, necessitando de estímulos para se manter acordado nos horários das mamadas.
- A duração da mamada no início pode ser menor e mamadas mais frequentes devem ser estimuladas (de duas em duas horas, por exemplo).

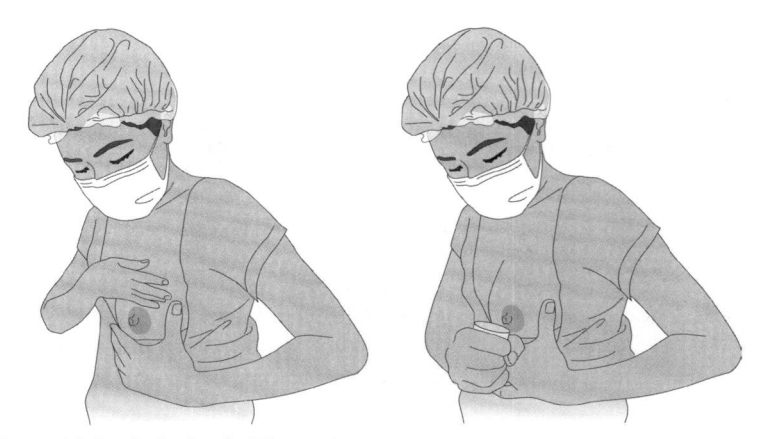

Figura 1.2.4 – Ordenha do leite materno.
Adaptada de: https://pediatriavirtual.com/leite-materno/coletar-ordenhar-leite-materno/

- A técnica da mamada deve ser observada e treinada em todas as avaliações: a pega pode ser mais difícil, tendo em vista, o tamanho da boca do lactente.
- A mãe deve ser estimulada e incentivada sobre a importância do aleitamento e que, com o passar dos dias/semanas, o lactente vai se desenvolver rapidamente, aprendendo a mamar.
- Em caso de menor produção de leite deve-se preferir a técnica de translactação, que possibilita o contínuo aprendizado da dupla (mãe e bebê) para a amamentação e relaciona-se com estímulo fisiológico para aumentar a produção do leite materno.
- O uso das mamadeiras é desaconselhável, de modo a evitar a confusão de bicos, uma vez que, a sucção realizada na mamadeira é realizada de maneira diferente e pode dificultar a amamentação natural. Ademais, o uso da mamadeira pode prejudicar o desenvolvimento dos músculos da face, ocasionando problemas na fala e dentários.

As mamadas devem ocorrer em livre demanda, variando entre 8 e 12 vezes ao dia. A duração das mamadas depende da criança, sendo que alguns bebês mamam 10 minutos, outros ficam cerca 20 minutos até que adormeçam ou soltem o peito. Normalmente, o RNPT mama de maneira mais lenta e se cansa facilmente; assim é importante realizar pausas para que ele possa descansar, respirar ou arrotar.

Na impossibilidade do aleitamento materno, de maneira exclusiva ou parcial, a melhor opção são as fórmulas infantis para lactentes. As fórmulas para prematuros podem ser utilizadas em bebês de até 2 kg,

40 semanas ou alta hospitalar, não devendo ser utilizadas de maneira rotineira em domicílio. As fórmulas de seguimento (*follow-up*) não mostraram benefícios relevantes e duradouros para serem recomendadas para RNPT, de maneira rotineira, após a alta hospitalar.

Há poucas evidências sobre o tempo de introdução e composição ideal da alimentação complementar em lactentes prematuros. O que se sabe é que há uma tendência grande de introdução precoce e de inadequação da composição, por meio da oferta de alimentos com baixa densidade energética (baseada em frutas e legumes), sendo que, essas crianças apresentam necessidades nutricionais maiores em comparação àquelas nascidas a termo, especialmente, nos primeiros meses de vida.

A maioria dos guias alimentares nacionais e internacionais não cita, especificamente, recomendações para lactentes que nasceram pré-termo. Entretanto, o que se sabe, baseado nos estudos recentes é que **o tempo de introdução deve levar em conta, pelo menos, três parâmetros:**

- **Idade corrigida**: 4 a 6 meses de idade corrigida (quanto mais próximo de 6 meses melhor).
- **Desenvolvimento neuropsicomotor**: sustentação de cabeça e tronco, perda do reflexo de extrusão da língua.
- **Peso**: por volta de 5 kg (crescimento e desenvolvimento costumam evoluir juntos).

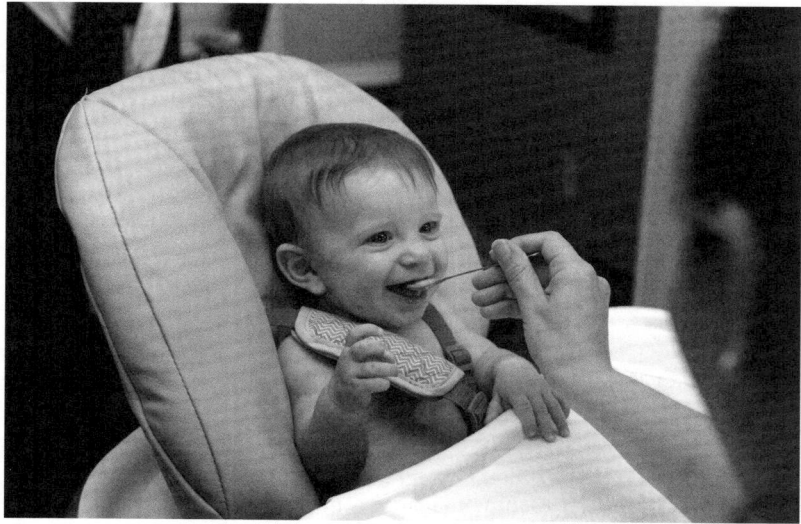

Figura 1.2.5 – Introdução da alimentação complementar.

A composição e sequência de introdução de alimentos devem ser as mesmas de lactentes nascidos a termo. Cuidado especial deve ser dado na progressão da consistência dos alimentos, pois, esses lactentes podem ter algum grau de disfagia e podem necessitar de maior tempo para progressão das etapas de diversificação da consistência e quantidade de alimento consumido. O fracionamento continua a ser um item importante (Figura 1.2.6).

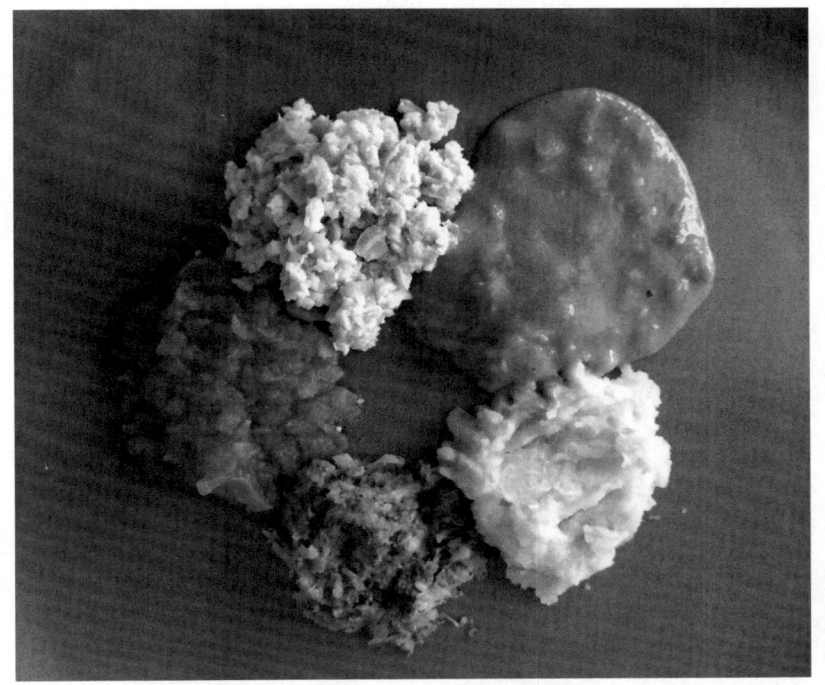

Figura 1.2.6 – Consistência dos alimentos para introdução da alimentação complementar.
Fonte: Foto de Renata Pires. Acervo CREN, 2018.

Com relação à suplementação de medicamentosa de micronutrientes, lactentes pré-termo que recebem aleitamento materno ou fórmula devem receber vitamina D (400 UI) até 2 anos de idade e ferro elementar (1 aos 12 meses: < 1.000 gramas, 4 mg/kg/dia; 1.000 a 1.500 gramas, 3 mg/kg/dia e 1.500 a 2.500 gramas, 2 mg/kg/dia). Após 12 meses a recomendação é a mesma de lactentes nascidos a termo (1 mg/kg/dia).

Referências bibliográficas
1. Department of Health and Social Security. Weaning and the Weaning Diet. Report of the Working Group on the Weaning Diet of the Committee on Medical Aspects of Food Policy. HMSO; London, UK: 1994;45:1-113.
2. Gupta S, Agarwal R, Aggarwal KC, et al. Complementary feeding at 4 versus 6 months of age for preterm infants born at less than 34 weeks of gestation: a randomised, open-label, multicentre trial. Lancet Glob Heal. 2017;5(5):501-11.
3. Ministério da Saúde (BR). Atenção à Saúde do Recém-Nascido: Guia para os Profissionais de Saúde. Brasília: Ministério da Saúde 2011;4:77-89.
4. Palmer DJ, Makrides M. Introducing solid foods to preterm infants in developed countries. Ann Nutr Metab. 2012;60(Suppl 2):31-8.

11 **As crianças a termo que nascem com baixo peso devem receber suplementação alimentar?**
Como deve ser a evolução da curva de ganho de peso desse paciente?

Recém-nascidos com baixo peso são aqueles que nascem com menos de 2.500 gramas. Dados populacionais mostram que esse grupo apresenta maior risco de mortalidade e morbidade em curto e longo prazo. Há uma grande diversidade de causas que se associam com baixo peso ao nascer: doenças maternas, fetais, contaminantes ambientais, fatores genéticos e uso de medicamentos. Além do peso ao nascer é importante verificar se esses recém-nascidos são pequenos para idade gestacional (quando o peso ao nascer está abaixo do percentil 10 da curva de referência) ou prematuros (nascimento antes de 37 semanas).

Alimentação da criança com baixo peso ao nascer

A Organização Mundial da Saúde (OMS), bem como o Ministério da Saúde do Brasil, recomendam que as crianças, incluindo-se àquelas que nasceram com baixo peso, recebam exclusivamente leite materno até os 6 meses de idade; após esse período, a amamentação deve ser mantida por, pelo menos, dois anos; e a alimentação complementar deve ser introduzida apenas a partir dos 6 meses de idade. Para as crianças com baixo peso ao nascer, a manutenção do aleitamento materno exclusivo até os 6 meses de idade pode ser ainda mais importante, uma vez que elas apresentam maiores riscos de prejuízos em seu crescimento e desenvolvimento, e o aleitamento materno está associado à inúmeros benefícios, como: redução da mortalidade infantil, diminuição da ocorrência de diarreias e infecções respiratórias, menor risco de alergias e hipertensão arterial e redução do risco de obesidade.

A suplementação de vitaminas, de forma medicamentosa, para as crianças nascidas com baixo peso deve seguir as mesmas recomendações das crianças que nasceram com peso adequado, exceto pelo aumento da dose de suplementação de ferro (1º ano de vida: 2 mg/kg/dia e 2º ano: 1 mg/kg/dia).

Crescimento das crianças com baixo peso ao nascer

O crescimento desses lactentes nos primeiros anos de vida pode variar bastante, a depender da causa do baixo peso ao nascer. Os indicadores antropométricos devem ser analisados de maneira combinada (peso, comprimento, circunferência craniana e índice de massa corporal para idade). Aproximadamente 85% desses lactentes apresentam recuperação e seguimento do padrão normal de crescimento até os 2 anos. Porém, essas crianças possuem maior risco de apresentar baixa estatura na idade adulta, quando comparadas às nascidas com peso adequado.

Embora a recuperação do crescimento proporcione relevantes benefícios para o neurodesenvolvimento e melhora da função imunológica, é importante evitar o ganho de peso excessivo.

O baixo peso ao nascer e/ou o crescimento muito rápido após o nascimento promovem um maior acúmulo de massa gorda, que pode estar relacionado com o desenvolvimento de doenças como, obesidade, doenças cardiovasculares e diabetes na vida adulta. Assim, é fundamental que os bebês nascidos com baixo peso tenham seu crescimento monitorado, assim como, sua família seja orientada quanto à alimentação, evitando-se, por exemplo, a introdução da alimentação precocemente.

Referências bibliográficas

1. Boguszewski MC, Mericq V, Bergada I, et al. Latin American consensus: children born small for gestational age. BMC Pediatr. 2011;11:66.
2. Cho WK, Suh BK. Catch-up growth and catch-up fat in children born small for gestational age. Korean J Pediatr. 2016; 59 (1):1–7.
3. Ministério da Saúde (BR). Atenção à Saúde do Recém-Nascido: Guia para os Profissionais de Saúde. 2.ed. Brasília: Ministério da Saúde 2012.
4. Pontes AM, Dayana K, Lucena T De, et al. As repercussões do aleitamento materno exclusivo em crianças com baixo peso ao nascer. Saúde em Debate. 2013; 37(7):354–61.
5. Sociedade Brasileira de Pediatria. Departamento de Nutrologia. Manual de orientação para a alimentação do lactente, do pré-escolar, do escolar, do adolescente e na escola. 2.ed. São Paulo, 2008.

12 — Crianças prematuras e com baixo peso ao nascer apresentam maior risco de obesidade e outras doenças no futuro?

Nas últimas décadas, descobriu-se que as intercorrências no crescimento e desenvolvimento desde a gestação, perpassando pela infância e primeiros anos de vida, são importantes fatores de risco para o aparecimento de doenças como, doença coronariana, acidente vascular cerebral, diabetes *mellitus* tipo 2 e hipertensão arterial. Hoje é bem conhecido, a partir dos estudos de Barker e outros pesquisadores, que as condições dispostas nesses primeiros estágios da vida podem originar distúrbios devido a mudanças permanentes na estrutura e função do organismo. Assim, condições ambientais e, sobretudo, nutricionais podem acarretar grandes mudanças na plasticidade dos órgãos e tecidos com o intuito de promover uma "resposta preditiva adaptativa" ao meio ambiente. Esse mecanismo proporciona benefícios para o enfrentamento em ambientes com restrição nutricional, como nos bebês que possuem baixo peso ao nascer ou são prematuros; entretanto, em condições ambientais diferentes, com maior disponibilidade de nutrientes ou calorias, essas crianças podem ter uma resposta exacerbada, promovendo o aparecimento de doenças na vida futura.

Os lactentes nascidos com baixo peso possuem maior risco de persistência de baixa estatura e outras alterações metabólicas na vida adulta. Aponta-se que o peso ao nascer apresenta uma associação à composição corporal futura; sugerindo que a nutrição no período fetal, que reflete no peso ao nascer, tem uma relação inversa com a adiposidade abdominal na vida adulta. Consequentemente, esse efeito pode contribuir para a resistência à insulina. Além disso, essas crianças, quando apresentam um rápido ganho de peso durante a infância, tendem a apresentar um aumento de massa gorda, que pode ser associado ao aumento do risco cardiovascular. Dessa maneira, o baixo peso ao nascer, bem como o rápido crescimento pós-natal (*catch-up growth*), parece estar relacionado com maior risco de desenvolvimento de síndrome metabólica na vida posterior nessas crianças, quando comparadas àquelas que nasceram com o peso adequado.

A prematuridade está relacionada a diversos fatores como, pré-eclâmpsia, diabetes, corioamnionite, ruptura prematura de membranas e crescimento intrauterino restrito. A saúde materna está intimamente relacionada à ocorrência do parto prematuro e pode apresentar uma associação com o desenvolvimento de doenças na vida adulta da criança, como as doenças cardiovasculares.

O nascimento prematuro ocorre durante importantes fases de crescimento e desenvolvimento fetal. Esses recém-nascidos, têm ainda, funções e órgãos imaturos quando são colocados em um ambiente diferente do útero. Por isso são expostos precocemente a infecções; além de receberem medicamentos, técnicas intensivas de cuidado neonatal e terapia nutricional alternativa (nutrição parenteral). Essa exposição pode acelerar o processo de maturação e proporcionar consequências para toda vida, incluindo maior risco de doenças cardiovasculares e renais. Os mecanismos que proporcionam a maior vulnerabilidade desses indivíduos para essas doenças ainda são desconhecidos, mas podem estar relacionados com alteração na programação de desenvolvimento tecidual e epigenética e, portanto, alteração no funcionamento dos genes.

Frente o conhecimento atual, sabe-se que o baixo peso ao nascer relaciona-se com maior risco de doenças crônicas não transmissíveis em longo prazo (hipertensão, dislipidemias, diabetes e doenças cardiovasculares). No caso de lactentes pré-termo, as evidências ainda não são tão robustas, a depender da causa da prematuridade e intensidade dos agravos apresentados na internação hospitalar. Em ambos os casos, o crescimento excessivo pós-natal intensifica os efeitos deletérios do baixo peso e prematuridade no risco de doenças crônicas (Figura 1.2.7).

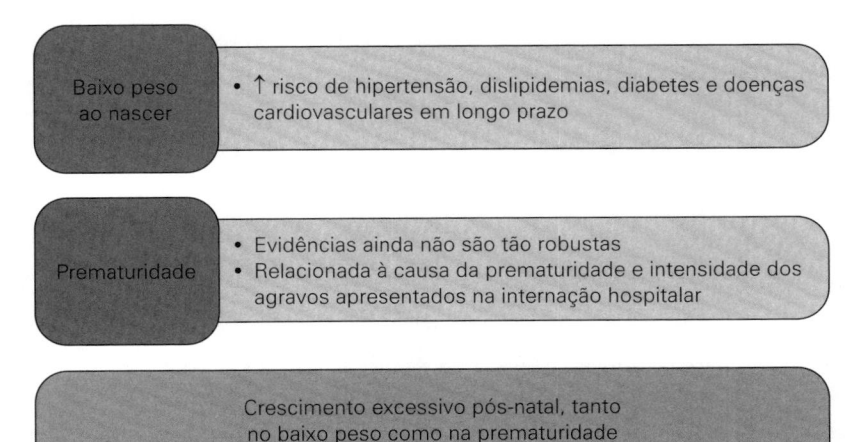

Figura 1.2.7 – Riscos associados ao baixo peso ao nascer e à prematuridade.
Fonte: Autoria própria.

O crescimento equilibrado, com base nas curvas de crescimento atuais, a prática do aleitamento materno e alimentação complementar balanceada baseada em alimentos *in natura* e minimamente processados podem atenuar o risco para doenças crônicas não transmissíveis tanto em lactentes nascidos com baixo peso como prematuros.

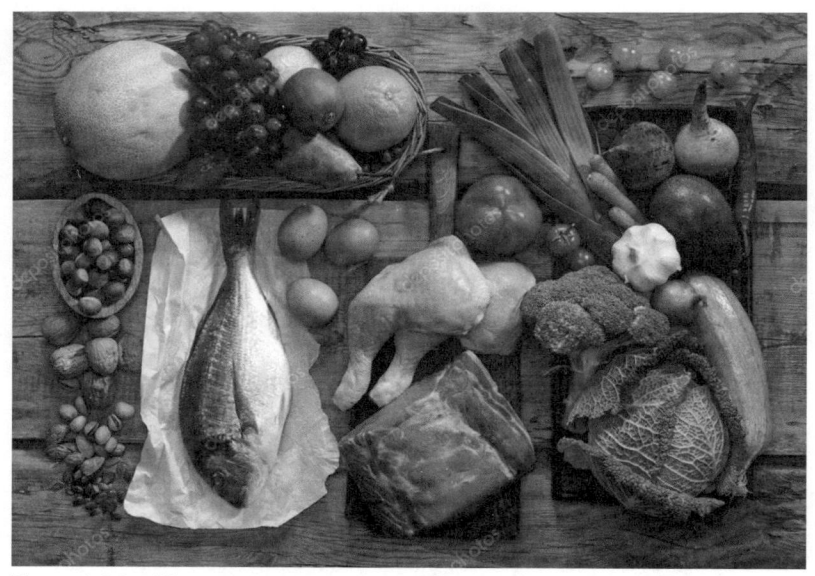

Figura 1.2.8 – Alimentação baseada em alimentos *in natura* e minimamente processados.

Foto Depositphotos: https://br.depositphotos.com/64645823/stock-photo-paleo-diet-products.html

Referências bibliográficas

1. Barker DJP, Osmond C, Kajantie E, et al. Growth and chronic disease: Findings in the Helsinki Birth Cohort. Ann Hum Biol. 2009 Sep-Oct; 36(5):445-58.
2. Chehade H, Simeoni U, Guignard JP, et al. Preterm Birth: Long Term Cardiovascular And Renal Consequences. Curr Pediatr Rev. 2018;219-26.
3. Cho WK, Suh BK. Catch-up growth and catch-up fat in children born small for gestational age. Korean J Pediatr. 2016;59(1):1-7.
4. Ribeiro AM, Lima MDC, Lira PIC, et al. Baixo peso ao nascer e obesidade: associação causal ou casual? Rev Paul Pediatr. 2015 Sep; 33(3):340-348.
5. Rogers LK, Velten M. Maternal inflammation, growth retardation, and preterm birth: Insights into adult cardiovascular disease. Life Sci. 2011 Sep 26; 89(13-14):417-21.

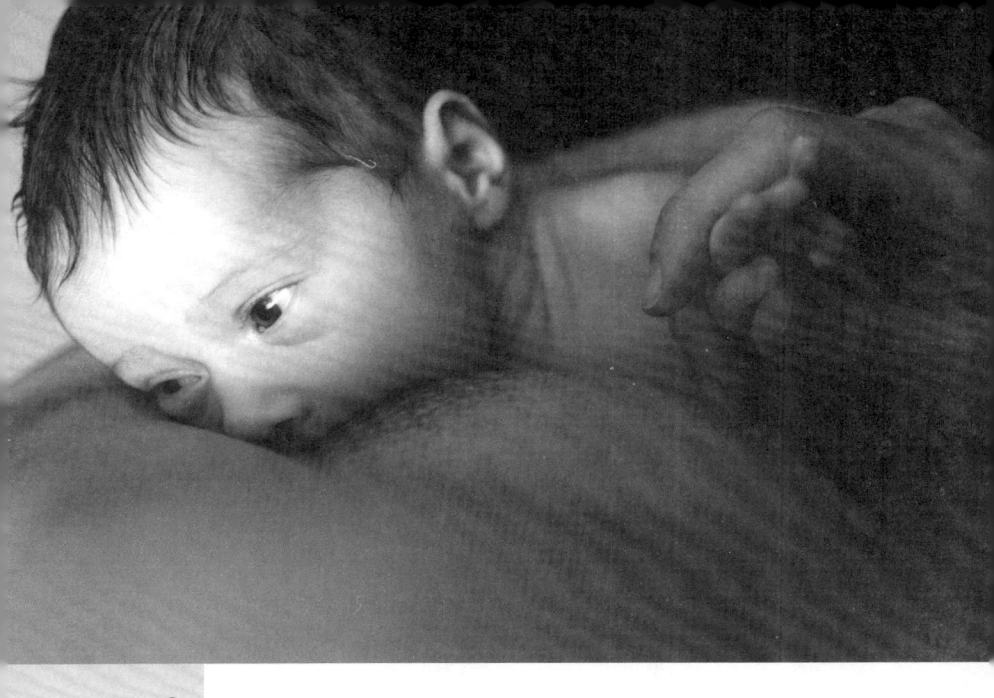

1.3 Aleitamento Materno

- Camila Saraiva do Prado
- Maria Paula de Albuquerque

13	Alimentos como canjica ou cerveja preta aumentam a produção de leite? Alimentos como pimenta e café provocam cólicas no lactente? Se existe história familiar de alergia alimentar devemos restringir a dieta da mãe?

Consumo de certos alimentos e bebidas e produção do leite

Existe, no imaginário coletivo, a ideia de que o consumo de alguns alimentos especiais, líquidos ou ervas possam aumentar a produção de leite humano. **Não há estudos que comprovem que alguns alimentos, por si só,** são capazes de estimular a produção de leite materno, mas, **em certas situações parecem atuar psicologicamente, porque aumentam a confiança e fazem a nutriz relaxar.**

O volume de leite produzido dependerá da sucção do bebê e do esvaziamento da mama. Por outro lado, diversos fatores devem ser observados por diminuírem sua produção, como o tabagismo e o álcool[1], e também o estresse provocado por vários fatores nesse momento de possível fragilidade materna, como: insegurança, cansaço e falta de apoio.

Alimentação materna e cólicas no lactente

Na relação dieta materna e cólica no lactente[2], os alimentos mais associados à presença dos sintomas são: couve-flor, brócolis, repolho, cebola, feijões, leite de vaca, refrigerantes e chocolate. Vale ressaltar que estudos apresentam delineamentos diferentes, mas, com dificuldades similares: lidam com o consumo alimentar, muitas vezes dependendo de questionários autoaplicados. Outro ponto limitante é que os fatores estudados, como o choro do lactente, dependem diretamente da avaliação materna para a determinação da intensidade e duração, e por ser um período em que, geralmente as mães estão muito atentas, mas, também, inseguras nos cuidados com o bebê, pode-se diminuir a confiabilidade das análises[2].

> Para observar se algum alimento consumido pela mãe está associado a alguma reação indesejável, testa-se sua retirada da alimentação materna por algum tempo e verifica-se a melhora nos sintomas.

A cólica no lactente, além de ser uma queixa muito frequente[3], gera também desconforto e ansiedade nos cuidadores e nos profissionais de saúde. Atualmente, para ser caracterizado como cólica pelo critério de Roma III, o lactente entre 0 e 4 meses deve apresentar: irritabilidade, agitação ou choro intenso que duram pelo menos três horas por dia, por mais de três dias na semana, durante pelo menos três semanas. Auxilia no diagnóstico diferencial a observação se o choro ou a cólica surgem em um horário predeterminado, geralmente no fim da tarde ou início da noite. Na prática, tanto para os pais, como para os profissionais de saúde, esses critérios nem sempre devem de ser plenamente preenchidos para se tornarem motivo de preocupação. Estudo realizado no Brasil, que seguiu esses critérios diagnósticos, encontrou uma frequência de cólica em 16% dos 1.068 lactentes investigados; no entanto, 80% dos bebês apresentaram cólicas, segundo suas mães[4].

É importante levar em consideração a técnica da amamentação, como a pega inadequada, pois, pode haver grande entrada de ar pela boca do lactente para o tubo digestivo (aerofagia), aumentando assim a quantidade de gases. Também deve ser considerado que o choro e a inquietação do lactente podem estar relacionados com outras necessidades, como de ser confortado e acalentado.

Alergia alimentar

Quanto à alergia alimentar, o histórico familiar de atopia (asma, rinite alérgica e dermatite atópica) ainda é o melhor indicativo de risco para o seu aparecimento no lactente.

Em estudo com lactentes diagnosticados com alergia alimentar, o risco de alergia alimentar aumentou para 40%. quando um membro da família nuclear possuía qualquer doença alérgica, e para 80%. quando isso aconteceu em dois familiares próximos[5].

A maioria das sociedades científicas internacionais orienta para todas as mães consumirem dietas normais, balanceadas e equilibradas sem restrições durante a lactação[5]. O consumo materno de alimentos lácteos, por si só, não é fator de risco para alergia alimentar no lactente, porém deve-se monitorar as nutrizes com história familiar de alergia às proteínas do leite de vaca[5].

> Recomenda-se não prescrever dieta de exclusão da proteína do leite de vaca à nutriz, salvo quando o lactente apresente suspeita de alergia ao leite de vaca, devendo ser avaliado individualmente.

Em síntese, a alimentação balanceada da nutriz fornece energia e nutrição adequadas à mãe e ao bebê no período da lactação, ajuda a modular o perfil imunológico do bebê, previne alergias alimentares e auxilia na formação do paladar do lactente expondo-o a diferentes sabores/aromas.

Referências bibliográficas

1. Moura EC. Nutrição e Bioquímica. In: Carvalho MR, Gomes CF. Amamentação – Bases Científicas. 4 ed. Rio de Janeiro: Guanabara Koogan; 2017:49-72.
2. Lust KD, Brown JE, Thomas W. Maternal intake of cruciferous vegetables and other foods and colic symptoms in exclusively breast-fed infants. J Am Diet Assoc. 1996; 96(1): 46-48.
3. Morais MB. Signs and symptoms associated with digestive tract development. J. Pediatr. 2016 ;92(1):46-56.
4. Saavedra MAL, Costa JSD, Garcias G et al. Incidência de cólica no lactente e fatores associados: um estudo de coorte. J Pediatr. 2003;79(2):115-22.
5. Solé D et al. Consenso Brasileiro sobre Alergia Alimentar: 2018 – Parte 1 Etiopatogenia, clínica e diagnóstico. Documento conjunto elaborado pela Sociedade Brasileira de Pediatria e Associação Brasileira de Alergia e Imunologia. Arq Asma Alerg Imunol. 2018;2(1):7-38.

14 | **Prótese de silicone ou redução estética de mamas podem interferir na produção de leite?**

Para que o leite materno seja produzido de modo adequado é preciso uma estrutura mamária íntegra (alvéolos, ductos, ampolas lactíferas) que permita um estímulo à sua produção e consequente excreção. As cirurgias plásticas mamárias, dependendo da técnica cirúrgica utilizada, podem alterar essa condição, dificultando ou mesmo impossibilitando a amamentação[1].

Quanto à mamoplastia redutora são várias as técnicas utilizadas, pois não há uma única que se aplique a todos os tamanhos e formas mamárias, não sendo possível generalizar a sua influência na amamentação. Nesse tipo de cirurgia pode haver, além da retirada de parênquima mamário, lesão de vasos e nervos com a perda da sensibilidade mamilo-areolar, que é um gatilho importante para o reflexo adequado de produção e ejeção do leite[2].

Na cirurgia de implante de silicone, embora alguns estudos afirmem que não interfere na lactação, outros fazem referência à lactação insuficiente, diretamente relacionada com a incisão periareolar e com a compressão do tecido glandular, em decorrência do volume da prótese e da colocação da mesma abaixo da glândula mamária. A prótese ocupa parte do espaço que a mama ocuparia com a expansão[3]. Em algumas situações, por causa da prótese, pode-se encontrar um quadro de dor mamária, iniciada, sobretudo, na descida do leite, entre dois e cinco dias pós-parto. A dor é de intensidade moderada à acentuada, confundida com ingurgitamento precoce, com tendência à melhora da dor após o estabelecimento da lactação[2].

Para avaliar se tais procedimentos cirúrgicos têm influência no curso da amamentação, um estudo[3] comparou o processo de amamentação de 74 mulheres lactantes; sendo que 25 delas tinham sido submetidas à redução estética das mamas, 24 delas com prótese de silicone e 25 sem cirurgia na mama. O risco de uma criança estar em aleitamento não exclusivo foi 5 vezes maior entre as mães do grupo submetido à redução, em relação àquelas sem cirurgia. Para o grupo de mulheres com prótese de silicone o risco de uma criança estar em aleitamento não exclusivo foi 2,6 vezes maior que o observado entre crianças cujas mães não realizaram cirurgia. O impacto da cirurgia de aumento é inferior ao da cirurgia redutora, porque o dano na estrutura glandular é menor ou inexistente.

Cabe aqui, ponderar que apesar de todas as considerações evidenciando que pode haver alguma dificuldade no processo da amamentação, a mãe que fez algum tipo de cirurgia mamária não deve ser desencorajada a amamentar, e tal procedimento não pode ser, *a priori*, motivo para se evitar o aleitamento materno. Nesses casos, recomenda-se uma vigilância maior dos profissionais para prevenir e tratar as complicações que porventura surgirem.

> É importante estimular a mãe a tentar amamentar, mas, ao mesmo tempo, procurar prepará-la para a possibilidade de insucesso, de maneira que não haja frustração ou sentimento de culpa, caso não seja possível. O profissional de saúde pode ser esse apoio, ouvindo-a e auxiliando-a a adquirir confiança.

Referências bibliográficas

1. Souza EB, Silva ALRL, Almeida KCC et al. Amamentação Exclusiva. In: Carvalho MR, Gomes CF. Amamentação – Bases Científicas. 4 ed. Rio de Janeiro: Guanabara Koogan; 2017:231-255.
2. Lages AF. Mamoplastia e Amamentação. In: Federação Brasileira das Associações de Ginecologia e Obstetrícia (FEBRASGO). Série orientações e recomendações FEBRASGO – Amamentação; 2018:72-79.
3. Andrade RA, Coca KP, Abrão AC. Breastfeeding pattern in the first month of life in women submitted to breast reduction and augmentation. J. Pediatr. 2010;86(3): 239-244.

15 · O uso de antibióticos ou a presença de mastite contraindicam o aleitamento materno?

Mastite é o processo inflamatório de um ou mais segmentos da mama, sendo mais comumente afetado o quadrante superior esquerdo, geralmente em apenas uma mama, que pode progredir para formação de abscesso mamário. É um problema que ocorre tardiamente, em geral após a segunda ou terceira semana pós-parto[1].

Inicia-se com a estagnação do leite materno, o que aumenta a pressão dentro do ducto (o precursor da mastite é, com frequência, um ducto bloqueado), dando início à uma resposta inflamatória, e favorecendo a instalação da infecção. Fissuras nas mamas, na maioria das vezes, são a porta de entrada para as bactérias (*Staphylococcus*, *Escherichia coli* e *Streptococcus*). A parte afetada da mama torna-se dolorosa, vermelha, edemaciada e quente. Quando há infecção, costuma haver mal-estar importante, febre alta (acima de 38 °C) e calafrios[1].

A mastite acontece usualmente quando problemas como ingurgitamento mamário, traumatismos mamilares e obstrução dos ductos não são devidamente tratados. Porém, qualquer fator que favoreça a estagnação do leite materno predispõe ao seu aparecimento, como, esquema rígido de horários para amamentar, redução súbita no número de mamadas, longo período de sono do bebê à noite, uso de chupetas ou mamadeiras, não esvaziamento completo das mamas, freio de língua curto, criança com sucção fraca, produção excessiva de leite, separação entre mãe e bebê e desmame abrupto.

Outras causas relacionadas à mastite são: imunidade baixa devido à fadiga e estresse pós-parto, falta de higiene adequada das mãos, uso de objetos ou equipamentos em más condições sanitárias (roupas e sutiã sujos, não trocar absorventes molhados, conchas e bombas de extrair leite não higienizados). Dessa maneira, faz parte do manejo da mastite identificar e tratar a causa que provocou a estagnação do leite[1].

> O componente mais importante para auxiliar no tratamento da mastite é o esvaziamento adequado da mama, por meio da manutenção da amamentação. Portanto, apesar da presença de bactérias no leite materno, a amamentação não deve ser interrompida por não oferecer riscos ao recém-nascido a termo sadio.

No período de inflamação, a produção do leite pode ser afetada na mama comprometida. Isso se deve à diminuição de sucção da criança, diminuição das concentrações de lactose ou dano da mama. O sabor do leite materno costuma ficar mais salgado pelo aumento dos níveis de sódio e diminuição dos níveis da lactose, que pode levar à sua rejeição pelo lactente. Em alguns casos, é necessária a retirada manual do leite após as mamadas, para que haja o esvaziamento total da mama[1].

Dependendo da gravidade do caso, o uso de antibióticos pode ser indicado: quando houver sintomas graves desde o início do quadro, fissura mamilar e ausência de melhora dos sintomas após 12–24 horas da remoção efetiva do leite acumulado. Não havendo melhora em 48 horas, deve-se investigar a presença de abscesso mamário[2].

Diversos estudos comprovam que a falta de informação quanto ao uso de medicamentos é um dos fatores responsáveis pela insegurança no seu uso durante a amamentação e como consequência o seu abandono precoce. Estudos têm mostrado que os motivos principais relatados são: o desconhecimento dos profissionais de saúde com relação à segurança dos medicamentos; informações sem embasamento científico sólido contidas nas bulas dos medicamentos; e o receio materno dos efeitos adversos dos medicamentos sobre seu filho, devido à carência de estudos que avaliem a segurança para uso durante a amamentação[3].

A interrupção da amamentação durante o uso de medicamentos só é realmente justificada quando o fármaco em questão pertencer à classe "contraindicados nesse período"[3], como por exemplo, os antineoplásicos e radiofármacos. As fontes mais atualizadas e completas para auxiliar os profissionais quanto ao uso de medicamentos na amamentação são: Biblioteca Nacional de Medicina dos EUA (Lactmed) (www.medsmilk.com, 2017); a segunda edição do manual Amamentação e Uso de Medicamentos e Outras Substâncias (Ministério da Saúde, 2010) e o site Lactancia Y medicamentos[3].

Com relação ao manejo clínico da mastite, além do uso de antibióticos em alguns casos e da continuação da amamentação, é crucial o repouso da mãe e o consumo abundante de líquidos. Compressas quentes nas mamas, antes das mamadas, podem promover a drenagem do leite, e compressas frias, após as mamadas, ou nos intervalos, podem aliviar os sintomas. Para minimizar o desconforto, pode-se iniciar a amamentação na mama não afetada e usar um sutiã bem firme[2].

> A mastite é uma situação muito dolorosa, que vai além da dor física da mãe, também envolve a preocupação com seu filho. Portanto, além de se respeitar o limite de dor da mãe, o suporte emocional é imprescindível para seu manejo.

Considerando que a mastite é um problema tardio, é importante observar, tanto a mãe, como o filho durante a mamada, de modo a verificar se necessitam de apoio extra. A Tabela 1.3.1 descreve um instrumento que foi desenvolvido pela Unicef (Fundo das Nações Unidas para a Infância) para auxiliar os profissionais de saúde nesse caminho a ser construído com a mãe e seu bebê durante o acompanhamento do período da lactação.

Tabela 1.3.1 – Formulário de observação da mamada

Sinais favoráveis à amamentação	Sinais de possível dificuldade
Seção A	
Observação geral da mãe	
( ) Mãe parece saudável	( ) Mãe parece doente ou deprimida
( ) Mãe relaxada e confortável	( ) Mãe parece tensa e desconfortável
( ) Mamas parecem saudáveis	( ) Mamas avermelhadas, inchadas e/ou doloridas

Continua...

Tabela 1.3.1 – Formulário de observação da mamada – *continuação*

( ) Mama apoiada, com dedos fora da aréola	( ) Mama segurada com dedos na aréola
Observação geral do bebê	
( ) Bebê parece saudável	( ) Bebê parece sonolento ou doente
( ) Bebê calmo e relaxado	( ) Bebê inquieto ou choroso
( ) Sinais de vínculo entre mãe e bebê	( ) Mãe e bebê sem contato visual
( ) Bebê busca e alcança a mama se está com fome	( ) Bebê não busca nem alcança a mama
Seção B	
Posição do bebê	
( ) A cabeça e o corpo do bebê estão alinhados	( ) Pescoço e cabeça do bebê girados ao mamar
( ) Bebê seguro próximo ao corpo da mãe	( ) Bebê não é seguro próximo ao corpo da mãe
( ) Bebê de frente para a mama, nariz para o mamilo	( ) Queixo e lábio inferior do bebê opostos ao mamilo
( ) Bebê apoiado	( ) Bebê não está apoiado
Seção C	
Pega	
( ) Visualiza-se mais aréola acima do lábio superior do bebê	( ) Visualiza-se mais aréola abaixo do lábio inferior do bebê
( ) A boca do bebê está bem aberta	( ) A boca do bebê não está bem aberta
( ) O lábio inferior está virado pra fora	( ) Lábios voltados para frente ou virados para dentro
( ) O queixo do bebê toca a mama	( ) O queixo do bebê não toca a mama
Seção D	
Sucção	
( ) Sucções lentas e profundas com pausas	( ) Sucções rápidas e superficiais
( ) Bebê solta a mama quando termina	( ) Mãe tira o bebê da mama
( ) Mãe percebe sinais do reflexo da ocitocina	( ) Não se percebem sinais do reflexo da ocitocina
( ) Mamas parecem mais leves após mamada	( ) Mamas parecem duras e brilhantes

Fonte: WHO, 2004[4].

Referências bibliográficas

1. Brasil. Ministério da Saúde. Cadernos de Atenção Básica – Saúde da criança: aleitamento materno e alimentação complementar. 2 ed. Brasília: Ministério da Saúde; 2015: 61-63.
2. Giugliani ERJ. Problemas comuns na lactação e seu manejo. J Pediatr. 2004; 80(5):147-154.
3. Chaves RG, Santiago LB, Lamounier JA. Uso de medicamentos e drogas durante a lactação. In: Carvalho MR, Gomes CF. Amamentação – Bases Científicas. 4 ed. Rio de Janeiro: Guanabara Koogan; 2017:308-316.
4. World Health Organization (WHO). Positioning a baby at the breast. In: Integrated Infant Feeding Counselling: a trade course. Genebra: WHO; 2004.

16	**Mamas muito volumosas, aréolas grandes e bicos invertidos podem ser um risco para o sucesso do aleitamento materno? Bicos de silicone para o mamilo invertido auxiliam ou prejudicam?**

A forma e o tamanho das mamas podem variar muito e, normalmente, não tem relação com sua capacidade funcional, mas sim com a quantidade de tecido gorduroso nelas contido.

Mamilos planos ou invertidos podem dificultar o início da <u>amamentação</u>, enquanto mãe e bebê ainda estão se adaptando, mas não a impedem. Na pega correta, a criança deve abocanhar a aréola e não só o mamilo (Figura 1.3.1)[1]. No momento da mamada, a mama se estica até alcançar o céu da boca. A boca da criança tem que estar bem aberta para que o mamilo e grande parte da aréola entrem com facilidade, assim os lábios ficarão invertidos, estilo "peixinho". Portanto, aréola grande não é um problema, o importante é o bebê abocanhar boa parte dela.

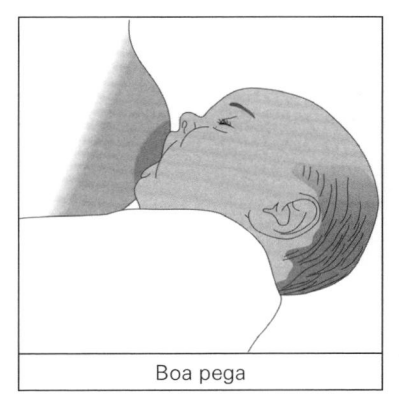
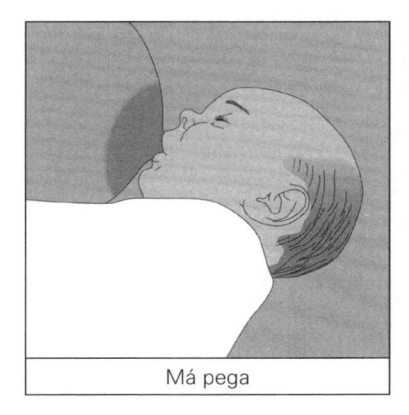
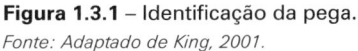

Boa pega · Má pega

Figura 1.3.1 – Identificação da pega.
Fonte: Adaptado de King, 2001.

Nos casos de mamilos planos ou invertidos, a intervenção logo após o nascimento do bebê é mais efetiva do que intervenções no período pré-natal[2]. Alguns cuidados que podem auxiliar nessas situações:

- **Fortalecer a mãe,** pois ela pode estar se sentindo insegura e ansiosa. Orientá-la sobre o fato que a sucção do bebê pode ajudar a protrair os mamilos[2].
- **Auxiliar para a pega adequada,** pois a mãe pode precisar de ajuda para fazer com que o bebê abocanhe todo o mamilo e parte da aréola[2]. Nesse caso, é importante que as mamas estejam macias para facilitar a pega.
- **Tentar outras posições para amamentar,** *além da tradicional* para identificar qual delas a mãe e o bebê se adaptam melhor[2].
- **Manobras para protrair o mamilo antes das mamadas:** *para os mamilos planos,* podem ser massagem das mamas ou a aplicação de compressas frias, para ajudá-lo a protrair, imediatamente antes das mamadas; já *para os mamilos invertidos*, é preciso tentar moldá-los com os dedos, ou utilizar bombas de sucção que podem auxiliar na sua eversão[3].

Quando o bebê não consegue sugar efetivamente, deve-se ordenhar o leite materno para continuar a produção do leite. O leite ordenhado deve ser oferecido ao bebê, de preferência, em copinho.

Os bicos de silicone (protetores de mamilo) costumam ser utilizados para ajudar o bebê a abocanhar uma mama com mamilo invertido ou para diminuir o incômodo nos mamilos doloridos e lesionados. A WABA (*World Alliance for Breastfeeding Action*) recomenda que esses bicos devem ser usados somente quando os métodos manuais para melhorar a pega e/ou o tratamento dos mamilos tenham sido tentados, mas, não alcançaram resultados esperados; pois o uso inadequado desses itens pode comprometer a capacidade do bebê fazer a pega adequada da mama. Nesses casos especiais, deve-se acompanhar de perto a evolução do quadro, buscando manter seu uso pelo menor tempo possível.

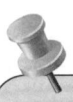

Reflexão: *Considerando que os produtos auxiliares para a amamentação (bombas de extração do leite, bicos de silicone, conchas e protetores absorventes) podem ser, eventualmente, a solução para alguns problemas das mamas lactantes, tem-se observado um emprego abusivo e desnecessário dos mesmos. Embora grande parte das mulheres*

> *possa amamentar sem necessidade de artefatos especiais, estratégias de* marketing *afetam essa decisão, e as pessoas passam a acreditar que necessitam de equipamentos para facilitar o que deveria ser um processo natural. Portanto, seu uso deve-se restringir a situações em que haja evidências razoáveis de que contribuirão para proteger, conservar e melhorar a produção de leite materno e, realmente, ajudarão as mães efetivamente a amamentar. A recomendação de um desses produtos deve ser determinada pela eficiência e adequação conhecidas para cada mulher em particular.*
>
> *A NBCAL (Norma Brasileira de Comercialização de Alimentos para Lactentes e Crianças de 1ª Infância, Bicos, Chupetas e Mamadeiras) é uma das estratégias do Programa de Incentivo ao Aleitamento Materno, do Ministério da Saúde, e tem o objetivo, assegurar o uso apropriado desses produtos, de modo que não haja interferência excessiva e desnecessária na prática do aleitamento materno.*

Referências bibliográficas

1. Brasil. Ministério da Saúde. King FS. Como ajudar as mães a amamentar. 4 ed. Brasília: Ministério da Saúde; 2001.
2. Giugliani ERJ. O aleitamento materno na prática clínica. J. Pediatr. 2000;76(3): 238-252.
3. Nascimento MBR. Equipamentos e tecnologia em amamentação. In: Carvalho MR, Gomes CF. Amamentação – Bases Científicas. 4 ed. Rio de Janeiro: Guanabara Koogan; 2017:298-307.

17 | Criança em aleitamento materno exclusivo, mas com ganho de peso insuficiente, necessita de complementação com fórmula infantil? Existe leite materno fraco?

A crença do leite fraco é uma das principais causas da complementação precoce alegada pelas mães[1]. Essa crença é reforçada pela comparação visual do leite humano com o de vaca, pois a aparência aguada do leite materno, sobretudo do colostro, pode fazer com que a mãe considere seu leite inferior, acreditando que não serve para atender às demandas da criança por diferir do leite que a propaganda comercial diz ser o leite forte, ou seja, o leite de vaca.

Muitas vezes, essa percepção de leite fraco é também reflexo da insegurança materna quanto à sua capacidade de nutrir o seu bebê[2]. A insegurança faz com que a mãe, com frequência, interprete o choro do bebê e as mamadas frequentes (comportamento normais em bebês pequenos) como sinais de fome. A ansiedade que tal situação gera na mãe e na família pode ser transmitida à criança, que responde com mais choro.

A complementação com outros leites muitas vezes alivia a tensão materna, e essa tranquilidade é repassada ao bebê, que passa a chorar menos, vindo a reforçar a ideia de que a criança estava mesmo passando fome. Uma vez iniciada a complementação, a criança passa a sugar menos o peito, e como consequência vai haver menor produção de leite, processo que, com frequência, culmina com a interrupção da amamentação[3].

Existe um grande desconhecimento do comportamento normal de um bebê por parte dos pais e dos profissionais de saúde. O comportamento do recém-nascido é muito variável e depende de vários fatores como: idade gestacional, sensibilidade do bebê, experiências intrauterinas, parto e diversos fatores ambientais, incluindo o estado emocional da mãe. Algumas crianças choram mais que outras e apresentam maiores dificuldades na passagem da vida intrauterina para a vida extrauterina.

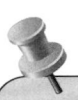

As mães, com frequência, interpretam o choro do bebê como fome ou cólicas. Elas devem ser esclarecidas que existem muitas razões para o choro do bebê, incluindo adaptação à vida extrauterina: *no útero, o bebê fica apertadinho, na posição fetal, envolvido por uma parede uterina com uma temperatura morna, sendo balançado para frente e para trás a maior parte do tempo, devido ao andar da mãe.* Quando nasce, passa por um processo de transição para o mundo "externo", que pode ser mais difícil para alguns bebês. Na maioria das vezes, os bebês se acalmam se aconchegados, pois, eles precisam se sentir seguros e protegidos.

O conhecimento da mãe sobre as necessidades do seu bebê é fundamental para a sua tranquilidade. As mães que ficam tensas, frustradas e ansiosas com o choro dos bebês, tendem a transmitir esses sentimentos a eles, causando mais choro, que pode instalar-se um ciclo vicioso.

O melhor indicador da suficiência de leite é o ganho de peso da criança. Na prática clínica é motivo de preocupação **o ganho de peso inferior a 20 g/ dia**, no primeiro trimestre. O número de micções por dia (no mínimo 6 a 8) e evacuações frequentes são indicativos indiretos do volume de leite ingerido.

As principais causas para ganho de peso insuficiente na ausência de doenças associadas são: mau posicionamento e/ou má pega do bebê; esvaziamento incompleto das mamas; mamadas infrequentes e/ou curtas; esquema rígido de horários para amamentar; ausência de mamadas noturnas; uso de protetores de mamilos; interferência de complementação com outros tipos de leites e/ou introdução precoce de alimentos complementares; inibição psicológica da produção do leite (estresse, dor); cirurgia mamária prévia; fumo; álcool; alimentação materna restrita[4].

A intervenção inicial, quando identificado o ganho de peso insuficiente, precisa identificar a causa e procurar ajudar a mãe a resolvê-la, ao mesmo tempo, que se deve estimular a continuidade do aleitamento materno.

As fórmulas infantis têm como matéria-prima básica o leite de vaca e como esse não é um alimento apropriado para o bebê humano, a indústria realiza adaptações para que se torne mais digerível e absorvível. É importante ressaltar que, apesar de toda tecnologia atual, é impossível reproduzir o leite humano. A opção por leites artificiais deve ser feita conscientemente, e vista como último recurso da alimentação infantil.

Referências bibliográficas
1. Giugliani ERJ. O aleitamento materno na prática clínica. Jornal de Pediatria 2000: 238-252.
2. Marques ES, Cotta RMM, Priore SE. Mitos e crenças sobre o aleitamento materno. Ciência & Saúde Coletiva 2011:2461-2468.
3. Moura EC. Nutrição e Bioquímica. In: Carvalho MR, Gomes CF. Amamentação – Bases Científicas. Rio de Janeiro: Guanabara Koogan; 2017:231-255.
4. Sociedade Brasileira de Pediatria. Departamento de Nutrologia. Manual de Alimentação da infância à adolescência. 4ªed.São Paulo:SBP, 2018.

18 Como manter o aleitamento exclusivo até o 6º mês se a mãe retorna ao trabalho no 4º mês, e se a criança for para a creche?

A Constituição de 1988, garante para todas as mulheres trabalhadoras sob o regime CLT (Consolidação das Leis do Trabalho), o direito a 120 dias de licença, sem prejuízo do emprego e do salário[1], ou seja, apenas quatro meses, sendo o recomendado manter o aleitamento materno exclusivo até o sexto mês de vida.

Algumas mães têm direito à licença-maternidade de seis meses, se trabalharem em empresas que optarem pela Lei nº 11.770/2008 (Programa Empresa Cidadã). Essa lei, publicada em 9 de setembro de

2008, estimula as empresas a ampliarem a licença-maternidade das suas trabalhadoras para seis meses, mediante incentivo fiscal. Essa lei, também, rege o funcionalismo público federal e estadual.

Por outro lado, somente a mulher empregada com contrato de trabalho formal (carteira assinada) tem direito aos benefícios da legislação. As demais devem provar a relação permanente de trabalho na Justiça para tentar conseguir os benefícios. Por isso, muitas mães retornam ao trabalho antes do quarto mês de vida do bebê.

Além disso, a legislação do trabalho garante que a mulher tem direito a dois descansos especiais de meia hora cada um, durante a jornada de trabalho, até o sexto mês de vida do bebê, além dos intervalos normais para repouso e alimentação[1]. Dessa maneira, é possível organizar com a chefia a flexibilização desse horário. Assim, a mãe poderia juntar os dois intervalos de meia hora e entrar ou sair uma hora mais cedo, ou mais tarde do trabalho.

O artigo 9º, do Estatuto da Criança e do Adolescente, prevê que: "O poder público, as instituições e os empregadores propiciarão condições adequadas ao aleitamento materno, inclusive aos filhos de mães submetidas à medida privativa de liberdade". Porém, manter a lactação ao voltar ao trabalho é uma tarefa que exige apoio. É necessário que a mulher aproveite toda e qualquer oportunidade de estar com seu filho para amamentar em livre demanda, à noite, no final de semana ou antes de sair para o trabalho, para que a produção de leite continue. A Tabela 1.3.2 contém as recomendações para a ordenha, transporte e oferta do leite materno.

A mãe precisa se organizar para que as mamas sejam esvaziadas ao longo do dia no trabalho, seja pelo bebê (no caso de trabalhar próximo de casa) ou por extração do leite (manualmente ou com bomba).

Tabela 1.3.2 – Recomendações para ordenha, transporte e oferta do leite materno

Utensílio indicado para guardar o leite materno	• Pote de vidro, com boca larga e com tampa plástica de rosca (p. ex., vidro de café solúvel e outros); • Tirar o rótulo do pote de vidro e o papel que fica dentro da tampa; • Lavar com água, esponja e detergente neutro; • Ferver o pote e a tampa por 15 minutos; • Deixar secar naturalmente com a boca virada para baixo (não utilizar panos para secagem); • Guardar os frascos secos e tampados. **O frasco deve ser exclusivo para o armazenamento de leite materno**

Continua...

Tabela 1.3.2 – Recomendações para ordenha, transporte e oferta do leite materno – *continuação*

Como retirar o leite materno	• A retirada deve ser feita em local apropriado para evitar que sujeiras caiam dentro do leite, evitar que seja no banheiro ou quintal; • A mãe deve prender o cabelo e retirar anéis, pulseiras, relógio; • Lavar as mãos/braços com água e sabão neutro; • Usar máscara, preferencialmente, ou evitar falar, espirrar e tossir enquanto estiver coletando o leite; • Antes de iniciar a retirada, as mamas devem ser massageadas com as pontas dos dedos, fazendo movimentos circulares na aréola; • Desprezar os primeiros jatos ou gotas; • Colher o leite no frasco até no máximo dois dedos abaixo da borda (para evitar que estoure); • Fechar bem o frasco e identificar com a data e o horário da coleta; • Colocar o frasco no congelador/*freezer* ou refrigerador, com atenção à sua validade: **Refrigerador: por até 12 horas** **Congelador/*Freezer*: por até 15 dias**
Como transportar o leite de um local para outro?	• Para maior segurança no transporte do leite deve-se retirá-lo do *freezer*/congelador apenas na saída do trabalho; • É importante que ele esteja congelado e seja transportado em um bolsa térmica ou caixa de isopor; • Ao chegar em casa colocar imediatamente o frasco de leite no *freezer*/congelador.
Como ofertar o leite materno coletado?	• O frasco deverá ser descongelado/aquecido em banho-maria: o Aquecer a água do banho-maria até começar a levantar pequenas bolhas e desligar o fogo; o Depois de desligar o fogo, retirar o recipiente do *freezer*, colocá-lo tampado para descongelar nessa água aquecida, agitando-o suavemente. Esse processo acelera o descongelamento e também facilita a homogeneização da gordura do leite. • O leite não deve ser fervido e nem aquecido em micro-ondas, pois esse tipo de aquecimento pode destruir seus fatores de proteção; • Ofereça o leite em copinho, xícara ou colher; • Se o bebê não consumir todo o leite, a sobra deverá ser desprezada.

Fonte: Ministério da Saúde[1,2].

Quando a saúde do filho exigir, o período de seis meses, com as pausas para amamentar, poderá ser ampliado, a critério do médico.

Na Tabela 1.3.2, há algumas recomendações para segurança na oferta do leite materno ordenhado, de acordo com as publicações do Ministério da Saúde[1,2].

A criança, em aleitamento materno, que precisa ir para a creche representa grande desafio para os familiares e para a unidade escolar. Essa situação requer empenho de ambos, de modo que favoreça a continuidade da amamentação[2]. Nesse período, são muito importantes, tanto o investimento na extração e no armazenamento de leite materno, quanto o acolhimento das mães para amamentarem na creche. O leite pode ser coletado dentro ou fora da creche, acondicionado de maneira segura, que pode ser oferecido à criança, em copinhos[2].

A legislação sobre a coleta e o armazenamento do leite materno em creches ainda é incipiente no Brasil. Apesar do artigo do ECA citado a princípio, não há obrigatoriedade nem legislação sanitária nacional específica para as salas de apoio à amamentação em creches. Alguns municípios, mesmo sem a obrigatoriedade e a regulação nacional, já começaram a implementar salas de amamentação e de coleta de leite humano em creches.

Percebe-se quão estratégico é o papel da creche para a manutenção do aleitamento materno até os 24 meses de vida da criança ou mais, sendo muito importante cuidar para que a entrada na creche não interrompa essa prática. Por isso, cada mãe que deseja manter a amamentação deve ser encorajada a iniciar um diálogo com a equipe da unidade escolar em sua região, e, se necessário, acionar o setor responsável pela alimentação escolar de seu município, de modo que favoreça a continuidade da amamentação.

Referências bibliográficas

1. Brasil. Ministério da Saúde. Secretaria de Atenção à Saúde. Departamento de Ações Programáticas Estratégicas. Cartilha para a mulher trabalhadora que amamenta. Brasília: Ministério da Saúde; 2015.
2. Brasil. Ministério da Saúde. A creche como promotora da amamentação e da alimentação adequada e saudável: livreto para os gestores [recurso eletrônico]. Brasília: Ministério da Saúde; 2018.

19 A lactante que engravida pode continuar amamentando? Essa situação modifica a composição do leite?

Proibir a amamentação durante a gravidez é uma questão ultrapassada.

> É possível manter a amamentação em uma nova gravidez, se não houver intercorrências na gestação, como por exemplo, ameaça de aborto, parto prematuro anterior ou gestações gemelares.

Estudo realizado na Turquia, em 2014, avaliou 165 mulheres que amamentavam quando engravidaram[1]. Dessas, 45 continuaram a amamentar, enquanto 120 desmamaram. Embora as grávidas que continuaram a amamentar ganharam menos peso que as que desmamaram e mostraram diminuição de hemoglobina durante a gravidez, a continuidade da amamentação não provocou aumento em hiperêmese gravídica, ameaça de aborto, pré-eclâmpsia, nem houve prejuízo maior no trabalho de parto ou parto prematuro, peso neonatal e escala de Apgar[1].

Assim que tem início uma nova gestação, a produção de leite é reduzida e há alteração da sua composição: redução de glicose, lactose e potássio, e aumento de sódio e proteína, o que leva à uma mudança no seu sabor, tornando-o mais salgado[2]. Dessa maneira, não é raro as crianças interromperem a amamentação espontaneamente quando a mãe engravida, tanto por esses fatores citados, como também, pela perda do espaço destinado ao colo com o avanço da gravidez ou aumento da sensibilidade dos mamilos e fadiga materna. Além disso, as alterações hormonais costumam causar sonolência, principalmente, no início da gestação[3].

Há mães que continuam a amamentar o filho mais velho, mesmo após o nascimento do bebê, situação chamada de "Amamentação em Tandem". Nesse caso, é importante orientá-las para dar prioridade à criança mais nova no que diz respeito à amamentação, pois o filho mais velho já tem, a partir dos seis meses, outras fontes de nutrientes[2].

Embora estudos confirmem que o aleitamento não interfere no curso da gravidez ou no peso do bebê ao nascer[2], ainda são necessários mais trabalhos para entender se a nutrição da mãe é afetada, e como os irmãos amamentados em conjunto se desenvolvem no futuro.

Estudos mostram que, se a mãe estiver bem nutrida, em uma gravidez saudável, não apresentará riscos. Mães subnutridas estão em desvantagem, quando tentam providenciar nutrição para um feto e um bebê em amamentação, e necessitarão de mais atenção para nutrir os dois ao mesmo tempo. Em alguns casos, pode ser necessária a suplementação de ferro diferenciada e outros nutrientes para a mãe, e é recomendado acompanhamento especializado. Por isso, é importante ter cuidado com a sua alimentação, provendo uma boa densidade nutricional (rica em alimentos naturais e minimamente processados), consumo adequado de líquidos, repouso e apoio da família[4,5].

> Amamentar durante a gravidez exige acompanhamento da equipe de saúde. Não é necessário desaconselhar o desmame se uma gravidez ocorrer, mas, deve-se monitorar de perto mãe, bebê e feto. Fatores como hábitos alimentares da mãe, doenças associadas, histórico de aborto e parto prematuro, progresso da gestação e o ganho de peso do feto devem ser monitorados e considerados na conduta.
> Se algum efeito negativo ocorrer, deve-se então, tomar precauções.

A prática da amamentação em Tandem não é simples e não é hábito cultural no Brasil, mas precisa ser de conhecimento de todos (pais, profissionais de saúde) e é, sem dúvida, um fator a mais para a confirmação da importância do aleitamento materno e da possibilidade do aumento de sua taxa, o que favorece a saúde da mãe e de seu bebê.

Referências bibliográficas
1. Ayrim A et al. Breastfeeding throughout pregnancy in Turkish women. Breastfeeding medicine. 2014; 157-160.
2. López-Fernandez M et al. Breastfeeding during pregnancy: systematic review. Women and Birth. 2017; 292-300.
3. Brasil. Ministério da Saúde. Cadernos de Atenção Básica – Saúde da criança: aleitamento materno e alimentação complementar. Brasília; 2015: 61-63.
4. King FS. Como ajudar as mães a amamentar. Brasília: Ministério da Saúde, 2001.
5. Burçin KB, Gökhan G. Pregnancy and puerperium during lactation. Perinatal Journal. 2015; 194–200.

20   O leite secou, é possível promover a relactação?

A relactação é uma técnica efetiva para o restabelecimento da produção de leite após interrupção temporária da lactação[1].

A maioria das mulheres é capaz de voltar a produzir leite, porém, o fator diretamente relacionado ao sucesso da relactação parece não ser a idade da criança, mas, o tempo que ela permaneceu sem contato com o seio materno. Quanto mais tempo a criança ficar sem sugar o seio materno, menores são as chances de readaptação. De qualquer modo, essa técnica pode ser utilizada em qualquer momento como maneira de retornar e promover a continuidade da amamentação[2].

O tempo necessário para iniciar a produção de leite materno varia de poucos dias a poucas semanas, sendo difícil predizer. Algumas mulheres podem não conseguir produzir leite para estabelecer ou restabelecer a amamentação exclusiva, mas algumas atingem uma boa produção em poucos dias. Mulheres que estão sem amamentar há mais tempo podem demorar de quatro a seis semanas para produzir uma quantidade significativa de leite; porém, mesmo assim, já ocorre uma pequena produção em poucos dias. Um estudo documentou o início da produção de leite entre o 2º e o 6º dia, relactação parcial entre o 4º e o 28º dia, e relactação completa entre o 7º e o 60º dia.

Ainda é preciso considerar a disposição do bebê para mamar, uma vez que não é raro, que alguns bebês tenham dificuldades de sucção, se tiveram um longo período afastados do seio materno, ou, se nunca foram amamentados, sendo necessário o emprego de paciência para ensiná-los.

> O reestabelecimento do leite humano é alicerçado por três pilares: um bebê faminto, uma mulher motivada e suporte emocional.

Como fazer a relactação?

Utilizar um tubo muito fino (sonda nasogástrica nº 4 com as pontas aparadas) que funciona como um "canudinho" (Figura 1.3.2).

1. Colar com uma fita adesiva uma ponta da sonda sobre o mamilo, de tal modo que a criança sugue, ao mesmo tempo, a sonda e o mamilo;
2. Mergulhar a outra ponta em um recipiente com leite (ou fórmula infantil na falta desse);
3. Colocar o recipiente com o leite em um local próximo e acima do nível do peito, para que a ação da gravidade facilite o fluxo do leite e, de preferência, em uma superfície firme para evitar que caia no chão. Nas primeiras tentativas vale a pena pedir ajuda a outra pessoa para que segure o recipiente com o leite;
4. Colocar o bebê no peito, abocanhando a aréola e a sonda;
5. A sonda deverá ser "fechada", dobrando-a, quando o bebê fizer pausas e reaberta quando o bebê retomar a sucção;
6. Higienizar a sonda lavando-a com uma seringa com água. Por ser fina, pode ser difícil higienização. Se for possível é melhor descarta--la após o uso.

Ao sugar o peito e a sonda ao mesmo tempo, o lactente recebe o alimento proveniente do dispositivo e estimula a glândula hipofisária materna a produzir prolactina e ocitocina[3,4] (Figura 1.3.2). Esses mediadores hormonais são dependentes de estimulação mamária e, por esse motivo, o bebê deve mamar a cada duas horas (no mínimo, ou sob livre demanda), inclusive durante a noite, para melhor ação da prolactina.

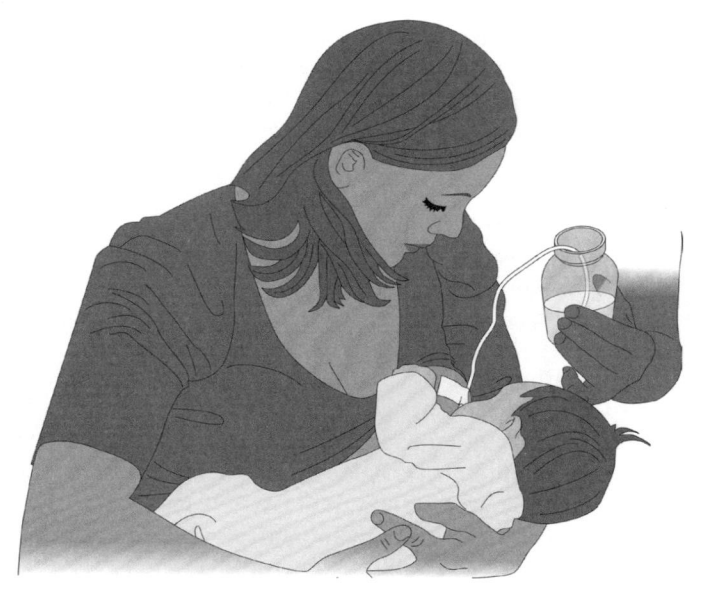

Figura 1.3.2 – Técnica de relactação com sonda e recipiente com leite.
Fonte: Bordalo, 2008.

Existem medicamentos chamados galactagogos, que podem auxiliar o início e a manutenção da produção adequada de leite em situações onde a relactação se torna particularmente difícil[5]. Como por exemplo, para aumentar o suprimento insuficiente de leite, em decorrência de separação mãe-filho, por doença materna ou do lactente, ou mesmo, nas mães de recém-nascidos pré-termo que estejam em unidades de terapia intensiva neonatais.

Na sua maioria, são medicamentos procinéticos usados, por exemplo, na terapêutica antirrefluxo ou antipsicóticos, que têm como efeito colateral, o aumento da secreção do leite. Funcionam como antagonistas dopaminérgicos, reduzindo a ação inibitória do hormônio dopamina e aumentando a secreção de prolactina[6].

Nessas situações, domperidona e metoclopramida são os medicamentos mais indicados, de acordo com o Ministério da Saúde[2].

A segurança de galactagogos, porém, não foi adequadamente estudada e eles oferecem risco potencial para as mães e para os lactentes. Efeitos adversos devem ser monitorados, como sonolência, déficit de sucção, irritabilidade e desconforto abdominal. Há risco de depressão materna após uso prolongado de metoclopramida. A domperidona apresenta menor lipossolubilidade e maior peso molecular que a metoclopramida, o que reduz sua penetração no sistema nervoso central e no compartimento lácteo.

Mais recentemente, a Federação Brasileira das Associações de Ginecologia e Obstetrícia (Febrasgo), emitiu parecer sobre o uso da sulpirida como galactagogo, desconsiderando sua utilização com essa finalidade. A sulpirida é um antagonista dopaminérgico usado como antidepressivo e antipsicótico e tem sido utilizado durante a lactação. Está demonstrado que a sulpirida é excretada no leite materno em quantidades bastante elevadas, acima do valor aceito de 10% da dose ajustada ao peso da lactante.

É necessário informar a nutriz sobre a eficácia, a segurança e o tempo de uso do galactagogo, bem como, avaliar as contraindicações do medicamento e os possíveis efeitos adversos. No período de uso é recomendável observar o aumento do volume de leite materno e o ganho ponderal do lactente, acompanhando a ocorrência de efeitos adversos na mãe e na criança. Segundo o Ministério da Saúde, a metoclopramida não deve ser utilizada por período maior que três semanas[2].

Por fim, o sucesso da relactação depende de uma série de fatores que se relacionam com mãe, com o ambiente e com o bebê. Muito embora a técnica seja sensível para a estimulação adequada das mamas, é imprescindível que a mãe tenha uma boa alimentação, hidratação e descanso.

Referências bibliográficas
1. Bordalo JD. Aleitamento materno: relactação e lactação induzida [dissertação]. Covilhã: Universidade da Beira Interior; 2008.
2. Brasil. Ministério da Saúde. Secretaria de Atenção à Saúde. Departamento de Ações Programáticas Estratégicas. Atenção humanizada ao recém-nascido de baixo peso: Método Canguru: manual técnico/Ministério da Saúde, Secretaria de Atenção à Saúde, Departamento de Ações Programáticas Estratégicas. Brasília: Editora do Ministério da Saúde, 2013.
3. Mariano GJS. Relactação: Identificação de práticas bem-sucedidas. Revista de Enfermagem Referência 2011; 163-170.

4. Nascimento MBR. Equipamentos e Tecnologia em Amamentação. In: Carvalho MR, Gomes CF. Amamentação – Bases Científicas. Rio de Janeiro: Guanabara Koogan 2017;231-255.
5. Oliveira TLO, Moraes BA, Salgado LFS. Relactação como possibilidade terapêutica na atenção a lactentes com necessidades alimentares especiais. Demetra 2014; 9(Supl.1):297-309.
6. WHO. Relactation – a review of experience and recommendations for practice. Department of Child and Adolescent Health and Development. Geneva: 1998.

21 É possível uma mãe adotiva amamentar? Existem medicamentos que possibilitam a produção de leite materno?

É possível sim! Para isso, é fundamental o desejo e disponibilidade da mãe, o apoio da sua família e de um profissional da saúde. **A lactação adotiva induz a produção de leite materno em mulheres que não passaram pelas mudanças físicas e hormonais de uma gestação**[1].

Embora possível, a indução da lactação é um grande desafio, pois as mamas da mãe adotiva não foram adequadamente estimuladas, do ponto de vista hormonal, para a lactação. Muitos fatores influenciam a amamentação adotiva, por exemplo, quanto mais nova é a criança, maior é a chance de o aleitamento se tornar possível[2].

O procedimento para estimular a produção de leite em uma mãe adotiva é praticamente o mesmo de uma mulher que engravidou: é necessário que haja estímulo.

Os estímulos mais importantes à indução e manutenção da lactação são a estimulação mecânica do complexo aréolo-mamilar pela **sucção do lactente** ou **retirada** e a **ordenha do leite**. Tais estímulos promovem a secreção do hormônio prolactina, que promove a produção de leite e ocitocina, que gera a ejeção do leite. Esse último é inibido em situações de estresse ou de dor. Por isso, é importante que a mãe adotiva busque evitar situações que causem estresse psíquico ou dor, para o sucesso da amamentação[2].

Para que as chances de sucesso aumentem, é importante a mulher expressar esse desejo de amamentar ao profissional de saúde antes da chegada do bebê, se for possível, de modo que haja uma preparação anterior e melhor. Algumas sugestões para auxiliar a produção do leite.

Antes da chegada da criança	Na chegada da criança
• Orientar a família sobre o manejo para a amamentação; • Estimular as mamas por meio do uso de aparelhos próprios para retirar o leite, que simulem a sucção; • Massagear os mamilos para evitar futuras rachaduras; • Ter uma boa alimentação e bom consumo de líquidos; • Medicamentos galactagogos (descritos na pergunta 8)	• Deixar o bebê sugar o peito ao longo do dia; • Manter frequentes contatos pele a pele entre a mãe e a criança; • Utilizar a técnica de uso de sonda e recipiente externo com leite; • Evitar uso de mamadeiras e chupetas para não haver confusão de bicos.

Importante!!

O uso de galactagogos deve ser indicado em situações específicas e não de maneira indiscriminada. Deve-se privilegiar o cuidado e a supervisão da técnica da amamentação, da frequência e do esvaziamento adequado das mamas, bem como, descartar as causas tratáveis da baixa produção de leite, como, por exemplo, o hipotireoidismo materno ou uso de alguns medicamentos.

Quanto às ervas e fitoterápicos com potencial galactagogo, muitas culturas têm o hábito em usá-las para fortalecer a mãe e incentivar o aleitamento materno, como o feno grego, silimarina, urtiga, funcho, dentre outras. Porém, o mecanismo de ação da maioria das ervas é desconhecido. Apesar do uso tradicional sugerir segurança e possível eficácia, a maioria não foi cientificamente estudada[2]. Os estudos disponíveis possuem muitas deficiências. É necessária precaução com o uso de ervas, devido à falta de padronização quanto às doses, possíveis contaminantes, potencial alergênico e interação medicamentosa.

É preciso ter paciência para produzir o próprio leite, algumas mães podem levar até quatro meses para alcançar esse objetivo. Outro detalhe importante a ser considerado é que nem sempre o resultado é próspero, a ponto de a produção de leite responder totalmente as demandas nutricionais do bebê. Nesse caso, a complementação com fórmula infantil pode ser necessária e o mais indicado é que seja ofertada com copinho[3].

Referências bibliográficas

1. Brasil. Ministério da Saúde. Secretaria da Atenção à Saúde. Departamento de Ações Programáticas e Estratégicas. Amamentação e uso de medicamentos e outras substâncias/Ministério da Saúde, Secretaria da Atenção à Saúde, Departamento de Ações Programáticas e Estratégicas. Brasília: Editora do Ministério da Saúde; 2010.

2. Chaves RG et al. Uso de galactagogos na prática clínica para o manejo do aleitamento materno. Revista de Medicina Minas Gerais 2008; 18(4 Supl 1): S146-S153.

3. The Academy of Breastfeeding Medicine Protocol Committee. Use of Galactogogues in Initiating or Augmenting the Rate of Maternal Milk Secretion. Breastfeeding Medicine 2011; 6 (1): 41-49.

22   **A família não deseja amamentar, qual é a melhor fórmula infantil para substituir o leite materno? Na impossibilidade de comprar a fórmula, quais são as recomendações?**

Não existe, atualmente, fórmula infantil no mercado mundial que seja capaz de substituir a excelência do leite materno. Por exemplo, a composição do leite materno é diferente pela manhã em relação ao leite da tarde. O leite materno contém fatores anti-infecciosos, hormonais e bioativos específicos para o bebê. O leite materno de um filho prematuro tem uma composição específica para aquele bebê que nasceu antes do tempo. Por isso, não é possível mimetizar artificialmente esse poderoso alimento[1].

Estudos mostram que, crianças que não foram amamentadas apresentaram maiores chances de desenvolver neofobia alimentar, por não ter tido acesso aos diversos sabores presentes na dieta materna, por meio do leite. O leite artificial tem sempre a mesma composição e o mesmo sabor, enquanto o sabor do leite materno varia de acordo com os diferentes ingredientes presentes na alimentação da mãe.

A duração do aleitamento materno relaciona-se positivamente com uma melhor ingestão de frutas e vegetais em crianças nos primeiros anos de vida[2]. Além disso, crianças que foram amamentadas tem menor chance de apresentar sobrepeso ou obesidade aos 4 anos de idade, quando comparadas com crianças que foram amamentadas com fórmulas infantis[2,3].

Se depois de receber todas essas informações, sobre todos os benefícios do aleitamento materno, a família optar pelo aleitamento artificial, deve-se orienta-la para o uso de fórmulas infantis que sejam mais próximas das necessidades do lactente.

No Brasil, as fórmulas mais comumente disponíveis no mercado têm como matéria-prima o leite de vaca. Como o leite de vaca não é apropriado para o bebê humano, e o Brasil adota a recomendação do *Codex Alimentarius** que obriga as indústrias a melhorar os produtos

---

* *Codex Alimentarius – é um fórum internacional de normatização do comércio de alimentos estabelecido pela Organização das Nações Unidas (ONU), por ato da Organização para a Agricultura e Alimentação (FAO) e Organização Mundial de Saúde (OMS), com a finalidade de proteger a saúde dos consumidores. Suas diretrizes referem-se aos aspectos de higiene e propriedades nutricionais dos alimentos, abrangendo código de prática e normas de aditivos alimentares, pesticidas, resíduos de medicamentos veterinários, substâncias contaminantes, rotulagem, classificação, métodos de amostragem e análise de riscos.*

para bebês, estas fazem as seguintes adaptações para torna-lo mais digerível e absorvível:

- Promovem processo de desidratação, de modo a aumentar sua durabilidade, além de ser mais fácil para armazenar e transportar;
- Diluem-no, pois o leite de vaca tem uma grande quantidade de proteínas e minerais que produzem sobrecarga renal no bebê humano;
- Acrescentam carboidratos como lactose, sacarose, xarope de milho (frutose) e/ou maltodextrina (hidrólise do amido), para corrigir o desequilíbrio entre proteínas/gorduras e carboidratos existente no leite de vaca, em relação ao leite humano. O acréscimo de xarope de milho e outros açúcares, porém, produz um leite mais doce, que faz com que aumente o volume ingerido e a aceitabilidade, aumentado artificialmente a quantidade consumida;
- Acrescentam proteína do soro do leite para tornar o perfil proteico mais próximo do leite materno, pois o leite de vaca contém o dobro da proteína caseína, quando comparado ao leite humano. O excesso de caseína é deletério, pois essa se combina com o cálcio formando um complexo insolúvel (caseinato de cálcio), que diminui a absorção de cálcio e de gorduras e forma um coágulo de difícil digestão, que pode provocar empachamento e aumentar a constipação no bebê;
- Acrescentam ferro às fórmulas infantis, pois a biodisponibilidade de ferro do leite de vaca, ou seja, sua capacidade de aproveitamento pelo organismo, é menor. Para se ter uma ideia, enquanto 49% do ferro presente no leite humano é absorvido, no leite de vaca, esse valor cai para 10%; ao passo que, nas fórmulas fortificadas com esse mineral, o aproveitamento é de apenas 4%;
- Substituem parte da gordura do leite por uma mistura de óleos vegetais, que é adicionada para promover uma oferta de ácidos graxos, sobretudo ácido linoleico e α-linolênico, próxima à do leite materno, além de seus importantes metabólitos, como o ácido araquidônico (ARA), o ácido eicosapentaenoico (EPA) e o ácido docosa-hexaenoico (DHA). Esses ácidos graxos são importantes, pois são componentes fundamentais do cérebro, retina e outros tecidos neurais.

A adição de ácidos graxos de cadeia longa às fórmulas infantis, porém, tem sido questionada, pois um consumo excessivo, com relação ao presente no leite humano, tem efeito oxidativo e prejudicial à saúde. Assim como a adição de ácido ascórbico e ferro tem efeitos pró-oxidantes – pois podem aumentar sua susceptibilidade à oxidação lipídica, com a formação de compostos não voláteis que são prejudiciais à saúde. O aumento das substancias oxidativas é deletério para o organismo, pois geram danos às células e ao seu funcionamento. Embora as indústrias tentem mimetizar o leite humano, todos os acréscimos artificiais de nutrientes ou minerais podem gerar desbalanço entre eles, em termos de quantidade e qualidade absortiva, sendo em longo prazo, prejudicial à criança. Sabe-se também, que o leite de vaca está associado a micro-hemorragias intestinais, alergias e distúrbios respiratórios.

Por fim, ainda que as fórmulas sigam diversas normas, em termos de composição, o seu uso está associado a um ganho de peso acelerado, com maior adiposidade e ao surgimento de síndrome metabólica, como pressão alta e obesidade[3].

Um estudo investigou especificamente o perfil proteico de fórmulas infantis em bebês de até 7 meses de idade[4]. Um grupo foi alimentado com fórmula infantil comum e ganhou mais peso que aquele alimentado com fórmula de proteína extensamente hidrolisada (proteína "quebrada em tamanhos menores"). Essas fórmulas são bastante caras e indicadas, atualmente, na prática clínica para crianças com alergia estabelecida. Como alternativa mais economicamente viável, existem fórmulas com proteínas parcialmente hidrolisadas, que são aconselhadas para crianças com risco elevado de desenvolver alergia – o que depende do histórico familiar. Desse modo, embora existam fórmulas com perfil proteico mais adequado para o bebê, essas são muito caras e recomendadas apenas em patologias específicas.

> **Ao iniciar a oferta de fórmula infantil, é importante:**
> - Oferecer água ao bebê nos intervalos das refeições lácteas;
> - Higienizar adequadamente as mãos, utensílios e a superfície onde será preparada a fórmula;
> - Lavar os utensílios com água e sabão para retirar toda a sujidade e fervê-los em água limpa e panela tampada por pelo menos 15 minutos após cada uso;
> - Preparar a fórmula logo antes do momento do consumo;
> - Não oferecer à criança sobras da refeição láctea anterior;
> - Oferecer as refeições lácteas preferencialmente em copinhos, pois a mamadeira é um grande veículo de contaminação, aumentando o risco de infecções e diarreias. Sempre que possível, seu uso deve ser desestimulado.

A impossibilidade de compra de fórmula infantil é uma queixa muito comum, devido seu valor elevado, sobretudo em famílias que vivem em situação de vulnerabilidade social. Assim, é de suma importância, o fomento às políticas públicas de promoção, proteção e apoio ao Aleitamento Materno em todas as regiões brasileiras, para reversão do cenário observado[5].

Conduta

Quando um profissional de saúde se depara com uma família ou mãe decidida ou ainda indecisa sobre oferecer fórmulas infantis recomenda-se a seguinte conduta:

- A princípio é importante nos colocarmos como um apoio à família. Ouvi-la para entender os motivos da oferta da fórmula; se já começou, por que o fez.
- No caso de a mãe já ter iniciado o uso de fórmulas, pode-se propor e orientar para a relactação, dependendo do período de pausa da amamentação e da vontade da mãe (ver pergunta 20).
- Ter a preocupação sincera com a saúde da criança e ter claro o efeito prejudicial à saúde com o consumo desse tipo de leite; sem assustar a família, mas, explicar de maneira que fique claro o motivo dessa preocupação.
- Procurar ouvir e compreender as questões culturais e de hábito da família que precisam ser conhecidas, para que a família possa ser adequadamente orientada. Questões como, por exemplo: "outros filhos foram alimentados dessa maneira e hoje estão bem".
- Descrever cuidadosamente que o uso das fórmulas acarreta despesas extras para a família e que as fórmulas mais adequadas para o bebê são muito caras, sobretudo para uma família em condição de vulnerabilidade social.
- Pode-se também auxiliar a família a refletir sobre seus gastos e o orçamento disponível, e possibilitar que identifiquem quais são as prioridades de gastos no momento.
- Pode-se auxiliar a família a identificar sua rede de apoio (familiares, amigos, instituições) para que possam ajudar, de todos os modos possíveis, no período de amamentação.

Referências bibliográficas

1. Brasil. Ministério da Saúde. Cadernos de Atenção Básica – Saúde da criança: aleitamento materno e alimentação complementar. Brasília: Ministério da Saúde; 2015.
2. Lauzon-Guillain B, Jones L, Oliveira A et al. The influence of early feeding practices on fruit and vegetable intake among preschool children in 4 European birth cohorts. The American Journal of Clinical Nutrition 2013;98:804-12.
3. Remy E, Nicklaus S. Early Origins of Overeating: Tracking Between Early Food Habits and Later Eating Patterns. Current Obesity Report 2013;2:179-84.
4. Braz J. Estabilidade dos ácidos graxos poli-insaturados presentes em fórmulas infantis comerciais. Food Technol. 2011;14:145-53.
5. Moura EC. Nutrição e Bioquímica. In: Carvalho MR, Gomes CF. Amamentação – Bases Científicas. Rio de Janeiro: Guanabara Koogan; 2017:49-72.

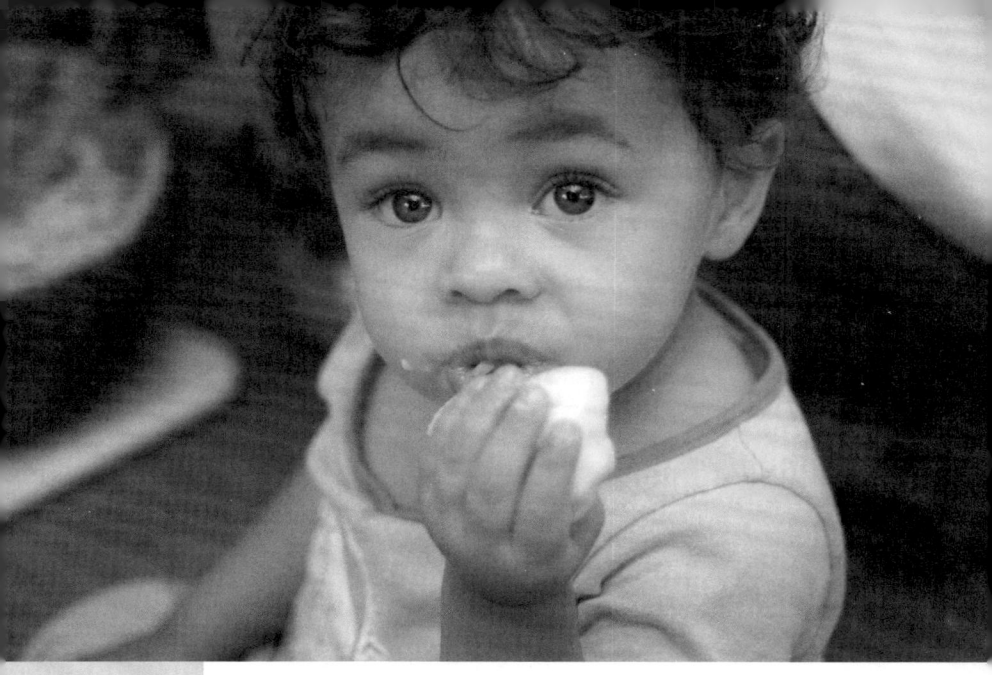

1.4 Alimentação Complementar

■ Pollyanna Fernandes Patriota
■ Juliana Dellare Calia

| 23 | Como deve ser a introdução dos alimentos para um bebê que não está mais em aleitamento materno exclusivo? É recomendável dar alimentos antes dos 6 meses para um bebê que irá para creche? |

O regresso da mãe ao trabalho, muitas vezes representa uma importante barreira para a continuidade do aleitamento materno exclusivo (AME) até o sexto mês, como preconizado pela Organização Mundial de Saúde e pela Sociedade Brasileira de Pediatria[1]. No Brasil a licença maternidade remunerada é de 120 dias para as trabalhadoras em regime CLT e somente as funcionárias públicas federais têm licença remunerada de 180 dias, a despeito de leis para o aumento do período da licença maternidade transitarem no senado desde 2017.

> O leite materno deve ser ofertado para o bebê de modo exclusivo até o sexto mês ou 180 dias de vida. Não é necessário, nem se deve oferecer água, chás ou qualquer outro alimento nesse período de vida[1].

Estudo recente observou que, mulheres com seis meses ou mais de licença de maternidade, tinham pelo menos 30% mais chances de amamentar seus filhos nos primeiros seis meses[2]. Países como Noruega e Reino Unido garantem, respectivamente, 11 meses e um ano de afastamento remunerado para as mães, o que favorece a manutenção do aleitamento e os cuidados necessários para o bom desenvolvimento infantil e relação parental[3].

Parte considerável das mulheres no Brasil, sobretudo dos extratos mais pobres da população, são trabalhadoras autônomas ou tem empregos informais. Essa condição de trabalho leva ao distanciamento da mãe de seu bebê por longas horas no dia. Como essa condição é muito frequente, torna-se uma necessidade estratégica na rotina familiar o ingresso da criança em creches antes dos 6 meses de vida, ou a permanência da criança sob os cuidados de familiares (avós, tias). Nas classes sociais mais abastadas, muitas mães, por causa das condições de trabalho, deixam seus filhos pequenos sob a atenção de cuidadores contratados. Essas são as principais causas para o desmame precoce no Brasil. Por isso, mesmo que o bebê deva ir à creche antes dos seis meses de vida, é importante fazer todo o possível para a continuidade do aleitamento materno.

> Até os 6 meses de idade, o alimento mais saudável para criança é o leite materno, não havendo necessidade de antecipação da introdução a alimentação complementar, que nada mais é do que, a introdução de alimentos *in natura* e minimamente processados na alimentação da criança, em consistência que varia de alimentos amassados, picados, bem cozidos, mas sempre mantendo uma consistência espessa, nunca liquidificada. Os alimentos devem ser de cores variadas, que respeitem a cultura alimentar da família e compradas na região onde vivem.

A creche é reconhecidamente um equipamento de proteção para a primeira infância, sobretudo em países de baixa e média renda, como o Brasil[4]. Porém, muitas mães alegam que a rotina delas, muito frequentemente, é uma barreira para o AME, e torna-se um desafio para as famílias manterem o aleitamento até os 24 meses.

Ao contrário, a creche deve ter um papel promotor do aleitamento. Ensinando, encorajando e apoiando as mães para amamentarem seus bebês. Por isso, é necessário o estabelecimento de uma rotina para a continuidade do aleitamento. A instituição deve oferecer espaço para garantir, tanto a extração, como o armazenamento do leite materno. O leite que pode ser coletado dentro ou fora da creche, deve ser acondicionado de maneira segura, e deve ser oferecido à criança, com o uso de copinhos[4]. O aleitamento materno pode ser realizado em espaço específico para essa ação, ou nas salas em que os bebês passam o dia, sendo essa uma atividade que pode ser incorporada à rotina local. Salas de amamentação podem ser disponibilizadas, quando houver espaço na creche para essa finalidade, mas, a ausência da sala não pode ser um impeditivo para a prática.

Para facilitar e estimular o aleitamento materno, a creche deve, ainda, garantir o livre acesso para mães que amamentam em diferentes períodos do dia. É ideal que, as mães que amamentam, procurem creches próximas ao seu local de moradia ou de trabalho. As mães que não podem frequentar a creche ao longo do dia, devem ser orientadas e estimuladas a oferecer uma mamada ao deixar a criança e outra ao buscá-la[4].

Para promover, proteger e apoiar o aleitamento materno no espaço da creche é necessária uma atitude proativa de seus gestores, tanto no estímulo, como no apoio a essa prática[4]. A técnica de ordenha, conservação e descongelamento do leite materno está descrita no capítulo de aleitamento materno ("Como manter o aleitamento exclusivo até o sexto mês se a mãe retorna ao trabalho no quarto mês, e se a criança for para creche?").

A alimentação complementar deverá ser oferecida apenas após os seis meses de vida, respeitando o desenvolvimento digestório, imunológico e neurológico do bebê. Antes dos seis meses, os sistemas digestório e renal são imaturos. Por causa da maior permeabilidade do epitélio intestinal, o lactente pode desenvolver hipersensibilidade a proteínas diferentes do leite materno e desenvolver quadros alérgicos, além da alimentação complementar apresentar maior carga de soluto renal[1]. A introdução de alimentos antes dos seis meses de vida ocasiona prejuízos a saúde, como o desenvolvimento de alergias, infecções por alimentos mal higienizados e acondicionados, maior risco de inadequação nutricional, além de maiores gastos financeiros para a família.

> Não há vantagens na introdução precoce dos alimentos e há inúmeras evidências de prejuízos na introdução precoce (antes dos 180 dias de vida) de outros alimentos que não o leite materno[1].

Nas crianças antes do sexto mês de vida com impossibilidade de receber o leite materno, recomenda-se o uso de fórmula infantil. Essa fórmula deve ser modificada e acrescida de micronutrientes e com perfil proteico que não acarrete sobrecarga renal (como no caso do leite de vaca puro).

> Não se deve antecipar a alimentação complementar, nem mesmo para as que usam fórmulas infantis.

Introdução de alimentos após os 6 meses de idade

Após a criança completar o sexto mês deve-se iniciar a alimentação complementar, mantendo o aleitamento materno, porém acrescentando-se refeições com fruta (anteriormente chamada de papa de fruta) e refeições com legumes e verduras, cereais, grãos (p. ex., feijões) e carnes em geral (anteriormente conhecida como papa salgada), em substituição a algumas mamadas do dia. Portanto, é importante criar uma rotina (horários) para as refeições[5].

Alimentos líquidos como sopas, caldos, sucos fornecem uma densidade energética menor e menos nutrientes, além de não contribuir para o aprendizado (educação alimentar) e desenvolvimento adequado do sistema digestório da criança, tais como mastigação, deglutição e desenvolvimento da musculatura orofacial, portanto não sendo indicados, sobretudo nos dois primeiros anos de vida[1,5].

A maioria das frutas pode ser ofertada para as crianças acima de seis meses, amamentadas ao seio materno. Deve-se iniciar a introdução dessas frutas uma a uma. A criança poderá ter em suas refeições também, todos os legumes e verduras devidamente higienizados e cozidos, assim como das carnes (bovina, suína, frango, pescados e ovos), cereais e grãos. Uma observação importante é ter muita atenção com a qualidade na compra, higienização, processamento e armazenamento das frutas, legumes e verduras, ovos e carnes em geral, sobretudo os pescados, pois se há indícios de contaminação por micro-organismos e/ou toxinas, esses alimentos não deverão ser ofertados[5-7].

A criança desenvolverá o aprendizado pelos sabores dos alimentos se conhecê-los um a um. É importante lembrar que o reflexo de protrusão que a criança possui (empurrar com a língua o alimento para fora da boca) é algo normal e não significa que a criança não goste do alimento e sim um reflexo neurológico. Cada alimento introduzido deve ser amassado ou servido em pequeninos pedaços com paciência, pausadamente e em pequenas quantidades. Sugerimos utilizar a colher de chá, preferencialmente, e que essa não esteja cheia, e sim, pela metade, para que a criança tenha tempo suficiente para mastigá-lo e engoli-lo, suavemente. Sobre a quantidade é importante lembrar que o estômago da criança suporta pequenos volumes (20 a 30 mL/kg/refeição), então não é adequado fornecer uma fruta inteira de uma só vez[5-7].

Por exemplo, uma menina de seis meses com 8 kg possui uma capacidade gástrica, para cada refeição, em média de 160 mL. Por isso, o consumo de uma fruta, considerada uma refeição pastosa, deve iniciar com 1 a 2 colheres de sopa da fruta amassada como volume total, volume esse igualmente usado nas demais refeições[5].

> A quantidade de cada refeição fornecida à criança deve ter evolução gradativa, pois faz parte do processo de aprendizagem e de aceitação de novos alimentos. Nunca pressionar a criança para aceitar logo de início o volume total da refeição preparada.

Portanto, iniciar sempre com volumes pequenos e evoluir à medida que a criança vai aceitando, oferecer grandes volumes, como modo de prevenir a obesidade. O melhor parâmetro para saber se a criança está adequadamente nutrida é por meio do acompanhamento do crescimento e desenvolvimento, realizados pelos profissionais de saúde, pela mensuração do ganho de peso e estatura[5].

Para o processo de adaptação exige-se paciência e dedicação à criança no momento da oferta de novos alimentos. O(a) cuidador(a), deve conversar com a criança enquanto oferece o alimento, apresentando-o, mantendo uma conexão de tranquilidade com a criança e aproveitando o momento para demonstrar afetividade pela mesma, tornando o momento da alimentação algo prazeroso e contribuindo para que a relação da criança com a comida seja a melhor possível. Outra questão importante é que durante o momento da refeição, a criança não deve ser distraída com uso de equipamentos eletrônicos ou televisão, nem mesmo deve fazer outras atividades como andar pela casa ou brincar, pois reduz a atenção da mesma para um momento de aprendizagem tão importante. Essa distração prejudica a atenção plena da criança, que pode favorecer o "comer em excesso", ou mesmo "comer pouco" (quantidade não suficiente e adequada), já que a mesma não tem oportunidade de perceber os sabores e a quantidade consumida de alimento, prejudicando os mecanismos de fome e saciedade. Tornar a alimentação prazerosa não deve ser confundida com favorecer distração e agitação para a criança.

Referências bibliográficas

1. Sociedade Brasileira de Pediatria. Departamento de Nutrologia. Manual de Alimentação da Infância à Adolescência. 4 ed. SBP. 2018.
2. Navarro-Rosenblatt, et al. Maternity Leave its Impact on Breastfeeding: A review of the literature. Breastfeeding Medicine 2018;13(9):589-97.
3. UNICEF. Breastfeeding policy brief. July 2019.
4. Brasil. Ministério da Saúde. A creche como promotora da amamentação e da alimentação adequada e saudável: livreto para os gestores [recurso eletrônico] – Ministério da Saúde, Universidade do Estado do Rio de Janeiro. – Brasília: Ministério da Saúde, 2018.
5. Brasil. Ministério da Saúde. CGAN. Guia alimentar para crianças menores de dois anos. Versão para consulta pública, 2018.
6. Hay, W.W. Breastfeeding newborns and infants: some new food for thought about an old practice. The American Journal Clinical Nutrition, 107(4), 499-500, April, 2018.
7. Campagnolo, P.D.B. Feeding practices and associated factors in the first year of life in a representative sample of Porto Alegre, Rio Grande do Sul, Brazil. Rev. Nutrição, 25(4):431-439, Jun, 2012.
8. Caetano, M.C et al. Alimentação complementar: práticas inadequadas em lactentes. Jornal de Pediatria, 86(3):196-201,2010.

24 Postergar a introdução de alimentos como ovo, peixe e frutos do mar protege a criança de futuras alergias alimentares?

A introdução da alimentação complementar deve ser realizada aos 6 meses de idade, momento da vida, onde o leite materno de maneira exclusiva não responde mais às necessidades nutricionais. A alimentação complementar, quando oferecida antes dos 6 meses é considerada precoce, e tardia se postergada após os 7 meses[1].

As reações adversas a alimentos são um tema importante na nutrição infantil e, dentre elas, estão as alergias alimentares, eventos de origem imunológica, que podem ser mediados ou não pela Imunoglobulina E, em resposta à fração proteica de determinado alimento. Estima-se que a prevalência de alergia alimentar, no mundo, tenha aumentado nas últimas décadas, e acometa atualmente 6% das crianças e 3,5% dos adultos[2].

Em um passado recente, acreditava-se que a exposição precoce de alimentos como leite de vaca, ovo, amendoim, castanhas e peixe, que respondem a 80% das alergias alimentares em crianças, poderia ser fator de risco e induzir o desenvolvimento de alergia alimentar. Contudo, na atualidade, as evidências científicas mostram o contrário.

A maior diversidade de alimentos ofertados no período da alimentação complementar tem efeito protetor sobre a sensibilização alimentar e previne a alergia alimentar clínica na infância, não justificando, portanto, postergar a introdução de alimentos com potencial alergênico[3].

Restrições alimentares também não são justificadas para a gestante[4]. A retirada de potenciais alimentos alergênicos foi associada à restrição de ganho de peso do feto e sem benefícios na prevenção de quadros de atopia.

No que diz respeito à nutriz, a exclusão de determinado alimento de sua dieta somente deve ser considerada se houver manifestação de sintomas pelo lactente em aleitamento materno exclusivo[4].

Cabe ressaltar que os estudos clínicos, que pesquisaram o momento ideal para a introdução de alguns alimentos potencialmente mais alergênicos, apresentaram limitações metodológicas, como populações muito heterogêneas, com relação aos fatores de risco e desfechos variáveis, o que revela a necessidade de mais pesquisas no tema[4,5].

Com relação ao uso de fórmulas especiais, como as extensamente hidrolisadas, os estudos existentes apresentam problemas metodológicos, como conflitos de interesses ou vieses em seus desenhos, o que compromete os resultados. Porém, na maior parte dos estudos não houve evidência de que as fórmulas hidrolisadas poderiam ser mais benéficas do que o leite materno. As fórmulas de soja não devem ser recomendadas para a prevenção de alergias[5].

Lactentes com risco familiar de alergia alimentar, mas que receberam aleitamento materno exclusivo até os quatro meses de vida, mostraram redução na incidência cumulativa de alergia às proteínas do leite de vaca e de dermatite atópica nos primeiros três anos de vida[6].

> As evidências científicas atuais mostram que não há restrição para a introdução dos alimentos potencialmente alergênicos (p. ex., ovo, peixe e trigo) já no início da alimentação complementar (a partir do sexto mês de vida), independentemente do risco familiar de atopias[5].

> A única medida dietética que pode, comprovadamente, reduzir a chance de desenvolver alergias alimentares no futuro é a amamentação exclusiva com leite materno até os seis meses de vida[4].

Referências bibliográficas

1. Sociedade Brasileira de Pediatria. Departamento de Nutrologia. Manual de Alimentação da Infância à Adolescência. 4 ed. SBP. 2018.
2. Perkin MR et al. Randomized trial of introduction of allergenic foods in breast-fed infants. The New England Journal of Medicine. 2016; 374:1733-1743.
3. Du Toit G et al. Food Allergy: Update on prevention and tolerance. Journal of Allergyand Clinical Immunology. 2018;141(1): 30-40.
4. Solé D et al. Consenso Brasileiro sobre Alergia Alimentar. Arq Asma Alerg Imunol. 2018;2(1):7-38.

5. Solé D et al. Consenso Brasileiro sobre Alergia Alimentar. Arq Asma Alerg Imunol.2018;2(1):39-82.
6. Rosario-Filho NA, Jacob CM, Sole D, Condino-Neto A, Arruda LK, Costa-Carvalho B, et al. Pediatric allergy and immunology in Brazil. Pediatr Allergy Immunol. 2013;24(4):402-9.

25 Considerando que a adição de sal nas papas é desencorajada como fica a oferta de iodo para o bebê? O que são e por que evitar a compra de produtos alimentares ultraprocessados? Deve-se acrescentar algum tipo de gordura na papa do bebê e qual é o melhor tipo de gordura?

Oferta de iodo

O iodo está presente em alimentos que podem ser ofertados à criança a partir de 6 meses de idade, na quantidade adequada, como, por exemplo, os peixes, os ovos e o próprio leite materno. Um filé de peixe ou posta pequena contém 50 ug de iodo aproximadamente, e um ovo contém 24,7 ug de iodo. Uma criança de 0 a 7 anos deverá receber 90 ug de iodo por dia, segundo as recomendações da OMS[1].

Oferta de sal

É importante lembrar que o consumo excessivo de sal é muito frequente hoje em dia. E isso ocorre porque há um consumo excessivo e inadequado, inclusive para os bebês, de produtos processados e ultraprocessados, que apresentam sal (sódio) em seus ingredientes em grande quantidade, tais como, temperos prontos, salgadinhos, macarrão instantâneo, biscoitos recheados, refrigerantes, etc.[2,3].

Substituir os temperos prontos por temperos naturais é a maneira mais saudável e palatável para criança formar um hábito alimentar saudável. Os temperos naturais podem ser preparados a partir de ervas aromáticas (*in natura* ou desidratadas), tais como, alho, cebola, salsa, coentro e outras especiarias do hábito alimentar da família. Esses devem ser utilizados para adicionar sabores e aromas às refeições, evitando o uso excessivo de sal das preparações comerciais[4].

O consumo excessivo de sal faz com que a criança se "acostume" com o paladar salgado e, portanto, com o tempo, preferirá alimentos mais salgados e evitará os alimentos *in natura* (verduras e legumes), que são naturalmente menos salgados[5].

Oferta de produtos ultraprocessados

Produtos ultraprocessados não devem ser oferecidos às crianças se não excepcionalmente, como nas festas e ocasiões especiais. A família deve ser muito cuidadosa na compra desses e evitar seu consumo regular ou diário.

- Os alimentos e bebidas ultraprocessados foram criados/inventados pelas indústrias para serem muito atrativos e saborosos. Sua lista é extensa e os mais comuns e que causam prejuízo na alimentação das crianças se adquiridos e consumidos regularmente pela família são[4,5]:
  - Salgadinhos, bolachas, biscoitos, salsichas, linguiças, macarrão instantâneo, refeições congeladas, refrigerantes, sucos em pó, chás e sucos de caixinha prontos para beber, bolos prontos, sucrilhos, achocolatados, e mesmo papas industrializadas.
- Contém quantidades excessivas de calorias, sal, açúcar, gorduras e aditivos e não contém vitaminas e minerais em quantidade e qualidade adequadas para o desenvolvimento e crescimento da criança. A grande maioria dos minerais e vitaminas, acrescentados artificialmente às preparações industrializadas, não é absorvida pelo organismo da criança, em quantidade adequada (tem baixa biodisponibilidade).
- Esses produtos favorecem o desenvolvimento da hipertensão, diabetes, obesidade, carie dentária e câncer no futuro. E seu efeito é tanto mais prejudicial para o organismo, quanto menor for a idade da criança.
- Seu consumo prejudica a aquisição de hábitos de consumo dos alimentos das culturas tradicionais; e faz com que a criança desenvolva preferência por eles em detrimento dos alimentos naturais. Essa troca de preferências ocorre porque os alimentos/bebidas industrializados foram produzidos para aumentar muito e de modo artificial a estimulação dos sabores, o apetite, e o prazer.
- O processo produtivo dos ultraprocessados prejudica o meio ambiente levando à produção de resíduos que poluem o ambiente.
- São produzidos em larga escala, o que favorece a monocultura e empobrecimento do solo, e aumenta de maneira excessiva o uso de água.
- Sua produção também prejudica a economia local e agricultura familiar.

Oferta de gorduras

As gorduras desempenham importante papel na absorção de vitaminas, como A, D, E e K; portanto, elas devem ser adicionadas às refeições principais.

> Para cada 5 colheres de sopa de refeição principal deve-se usar 1 ½ colher de chá de óleo, pois a recomendação é de 3 mL a cada 100 mL ou 100 g de refeição.

É importante que essas gorduras sejam de boa qualidade, como no caso de azeites, óleos vegetais (soja ou canola), pois apresentam uma boa oferta de ômega 3 e 6, com boa adequação proporcional. Essas gorduras podem ser adicionadas como tempero ou mesmo aquecidas no preparo de refogados. Frutas, como o abacate, por exemplo, também podem ser utilizadas como uma sobremesa na alimentação da criança. A gordura precisa ser sempre utilizada com moderação, para que não haja um aumento significativo na densidade calórica da preparação, promovendo o ganho de peso excessivo e consequente obesidade e suas complicações, portanto, frituras não são indicadas como maneiras de preparo dos alimentos para serem oferecidas às crianças.

Referências bibliográficas
1. Brasil. Ministério da Saúde. CGAN. Guia alimentar para crianças menores de dois anos. Versão para consulta pública, 2018.
2. Campagnolo, P.D.B.Feeding practices and associated factors in the first year of life in a representative sample of Porto Alegre, Rio Grande do Sul, Brazil. Rev. Nutrição, 25(4):431-439, Jun, 2012.
3. Caetano, M.C et al. Alimentação complementar: práticas inadequadas em lactentes. Jornal de Pediatria, 86(3): 196-201,2010.
4. Brasil. Ministério da Saúde. CGAN. Guia alimentar para população brasileira.2ª edição, 2014.
5. Monteiro CA, Cannon G, Levy RB, et al. Classificação dos alimentos, Saúde pública – Nova. A estrela brilha. World Nutrition. 2016; 7 (1-3): 28-40.

26 É necessário realizar alguma suplementação de vitaminas e minerais para crianças até 2 anos? E para famílias vegetarianas?

Mesmo na vigência de uma dieta diversificada, a criança que se encontra em uma fase da vida marcada por intenso processo de crescimento e desenvolvimento, que vai do nascimento até o 24º mês de vida, necessita da suplementação de micronutrientes. A dieta isoladamente não é capaz de ofertar todas as vitaminas e minerais necessários para o bom desenvolvimento. Nesse sentido, a suplementação rotineira desses micronutrientes faz parte dos cuidados de puericultura[1].

Quando se trata de lactentes, que pertencem a famílias vegetarianas, a vigilância para a indicação de suplementação de micronutrientes deve ser redobrada. A criança pertencente à família vegetariana

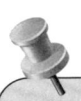

Recomenda-se a suplementação da vitamina D já na primeira semana de vida, mesmo na vigência de aleitamento materno exclusivo, na dose de 400 UI/ dia, e partir dos 12 meses até os 36 meses, 600 UI/dia[2].
Outro micronutriente que deve ser suplementado, mesmo na vigência de aleitamento materno exclusivo, é o ferro. A Sociedade Brasileira de Pediatria recomenda a suplementação de ferro a partir do 3 mês de vida até o 24º mês, dose que varia de 1 a 4 mg/kg/dia, dependendo da maturidade (termo ou pré-termo) e do peso ao nascer do bebê[1].
A deficiência de vitamina A é considerada um problema de saúde pública no Brasil[3], e em regiões de elevada prevalência, como regiões Norte e Nordeste, preconiza-se a sua suplementação em esquema de megadose com a administração por via oral a cada 4-6 meses. Crianças de 6 a 12 meses devem receber uma dose única oral de 100.000 UI, e crianças de 12 a 72 meses, devem receber 200.000UI[3].

deve receber leite materno exclusivamente até o sexto mês de vida. Na impossibilidade de aleitamento materno exclusivo até o sexto mês, ela deverá receber fórmulas a base de proteína hidrolisada de arroz ou de proteína isolada de soja. Não se deve oferecer bebidas à base de soja, arroz, amêndoa, dentre outros, como substitutos do leite materno[4].

Aqui, cabe uma diferenciação para os tipos de dietas. Para os **ovolactovegetarianos**, que consomem ovos, leite e seus derivados mas não consomem carne, e para os **lactovegetarianos** que consomem leite e seus derivados mas não consomem carne, deve-se ofertar a alimentos ricos em ferro (feijões e folhas verdes escuras) associados a alimentos ricos em ácido ascórbico (frutas cítricas), a partir do sexto mês, para favorecer a absorção do ferro não heme presente nos vegetais (que apresenta menor biodisponibilidade que o ferro heme presente nas carnes) e evitar a oferta de leite e seus derivados próximo as papas principais (o cálcio presente no leite compete com ferro pelo receptor na luz intestinal e reduz a sua biodisponibilidade). Além disso, é necessário realizar a suplementação de ferro a partir do terceiro mês para a prevenção da anemia[4].

Para **ovovegetarianos** que consomem ovos e não consomem carnes, leites e laticínios deve-se oferecer uma alimentação diversificada em vegetais, leguminosas, cereais, tubérculos (variedade de cores e sabores dos alimentos *in natura)*, após o sexto mês. Os profissionais de saúde devem ter maior atenção quanto a prevenção de deficiência de cálcio para possível suplementação além do ferro. Deve-se orientar o consumo de alimentos com maior oferta desse nutriente, como, por exemplo feijão branco, espinafre, couve, bertalha, brócolis, alho poró, tofu e amêndoas[4].

Para **vegetarianos estritos**, aqueles que não consomem carne, leite, laticínios e ovos, além do acompanhamento mais frequente do crescimento e desenvolvimento da criança, deve-se suplementar B12, ferro e cálcio[4], indicando as melhores fontes alimentares para alcançar adequação de nutrientes necessários a essa faixa etária. Se a criança está em aleitamento materno exclusivo, tanto a mãe como o recém-nascido devem receber suplementação com 0,4 µg/dia de vitamina B12[5].

Não se recomenda dietas restritivas para crianças saudáveis[4] (sem doenças prévias que necessitam de manejo dietético), por serem deficitárias em micronutrientes e aumentarem o risco de comprometimento do desenvolvimento e crescimento da criança, sobretudo nos primeiros mil dias de vida. Caso seja opção da família, a criança deverá ser monitorada e suplementada com os seguintes micronutrientes: cálcio, ferro, zinco, vitaminas A, D, B1, B3, B6 e B12.

A suplementação desses nutrientes deve ser recomendada baseada no alcance do que está preconizado como Ingestão Diária Recomendada (IDR) (Tabela 1.4.1), verificando a qualidade da ingestão alimentar da criança, como ausência ou presença de alimentos fontes desses nutrientes e, de acordo ainda, com a biodisponibilidade dos mesmos diante das combinações de alimentos em cada refeição, como também, identificando a presença ou ausência de alimentos fortificados no dia alimentar da mesma.

Tabela 1.4.1 – Ingestão diária recomendada (IDR) de vitaminas e minerais

Nutriente	IDR 0-6 meses	IDR 7-12 meses	IDR 1-3 anos
Vitamina A	1.332 UI	1.665 UI	999 UI
Vitamina C	40 mg	50 mg	15 mg

Continua...

Tabela 1.4.1 – Ingestão diária recomendada (IDR) de vitaminas e minerais – *continuação*

Nutriente	IDR 0-6 meses	IDR 7-12 meses	IDR 1-3 anos
Vitamina D	200 UI	200 UI	200 UI
Ferro	0,27 mg	11 mg	10 mg
Zinco	2 mg	3 mg	5 mg
Cálcio	210 mg	270 mg	800 mg
Ácido fólico	65 mcg	80 mcg	200 mcg
B1 (Tiamina)	0,2 mg	0,3 mg	0,5 mg
B3 (niacina)	2 mg	4 mg	6 mg
B6 (piridoxina)	0,1 mg	0,3 mg	0,5 mg
B12	0,4 mg	0,5 mg	0,9 mg

1 micrograma de betacaroteno = 0,16 micrograma de Retinol; 1 micrograma de outros carotenoides provitamina A = 0,084 microgramas de retinol; 1 UI = 0,3 microgramas de retinol equivalente; 1 micrograma de vitamina D = 40 UI 1 miligrama de Niacina = 60 mg de triptofano. De 0-6 meses = niacina pré-formada.
Fonte: Adaptada de SBP 20174 e 20181, com base na publicação de Institute of Medicine. Food and Nutrition Board Dietary Reference Intakes, 2006.

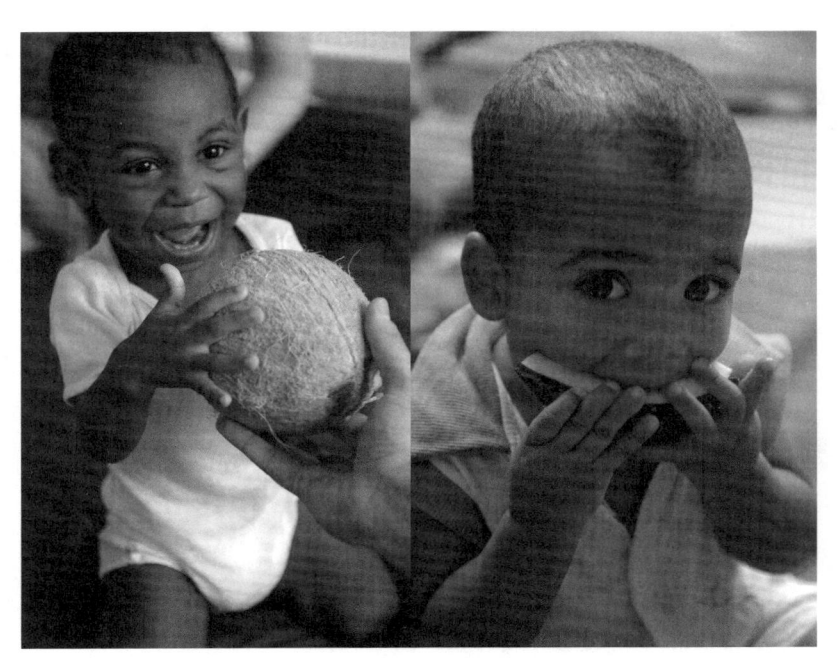

Fonte: Gerardo Lazari, Acervo CREN, 2006.

Referências bibliográficas

1. Sociedade Brasileira de Pediatria. Departamento de Nutrologia. Manual de Alimentação da Infância à Adolescência. 4 ed. SBP. 2018.
2. Sociedade Brasileira de Pediatria. Guia Prático de Atualização Departamento Científico de Endocrinologia. Hipovitaminose D em pediatria: recomendações para o diagnóstico, tratamento e prevenção. 2016.
3. Ministério da Saúde. Secretaria de Atenção à Saúde. Departamento de Atenção Básica. Manual de condutas gerais do Programa Nacional de Suplementação de Vitamina A – Ministério da Saúde, Secretaria de Atenção à Saúde, Departamento de Atenção Básica. – 2. ed. – Brasília: Ministério da Saúde, 2013.
4. Sociedade Brasileira de Pediatria. Guia Prático de Atualização: Vegetarianismo na Infância e Adolescência, SBP. Julho. 2017.
5. Dunham L, Kollar LM. Vegetarian eating for children and adolescents. J Pediatr Health Care. 2006;20(1):27-34.

27 — **Técnicas como o *Baby-Led Weaning* (desmame conduzido pelo bebê) são mais eficazes para a introdução da alimentação complementar no lactente? Quais cuidados são necessários para a introdução da alimentação complementar?**

Técnicas para alimentação complementar

O *Baby-Led Weaning* (BLW) ou seja, desmame conduzido pelo bebê, é uma técnica difundida e idealizada a partir de 2005, pela médica britânica Gill Rapley. Ela propõe que a oferta de alimentos complementares seja feita oferecendo os alimentos em pedaços em forma de bastões ou tiras. Esse procedimento visa facilitar que o desmame seja melhor conduzido pelo bebê, e tem como objetivo, diminuir a rejeição aos novos sabores. Seu emprego busca facilitar o contato direto e o conhecimento do alimento sem a interferência de um talher e sem introduzir, imediatamente, hábitos alimentares tendo como espelho seus pais[1,2].

Não há, contudo, estudos que comprovem a melhor eficácia dessas técnicas para introdução da alimentação complementar. Há ainda questionamentos por profissionais de saúde, de que os alimentos oferecidos em pedaços possam provocar engasgos com maior frequência, além da dificuldade de se avaliar, se a quantidade de alimento oferecida, de maneira separada e em pedaços, seja suficiente em cada refeição[3-5].

O que se sabe com certeza, é a importância de se oferecer a maior variedade possível de alimentos, com diferentes texturas, cores, sabores, consistências e em preparos variados. Por exemplo, no caso de uma cenoura, o ideal é apresentá-la uma vez cozida e amassada, e uma outra vez crua, cortada em filetes para que a criança possa pegar na mão[2].

Introdução da alimentação complementar

Os órgãos do sentido (boca, nariz, olhos e tato) são importantíssimos nessa fase e a oferta variada de alimentos ajuda a criança na escolha dos alimentos saudáveis futuramente. Todos esses sentidos devem ser muito bem explorados, o que significa que ela estará descobrindo e conhecendo novos alimentos facilitando assim sua aceitação[6].

Esse cuidado nessa fase da vida é o que permite que a criança não rejeite, mas aceite com facilidade diferentes alimentos ao crescer. Crianças que não entraram em contato com diferentes sabores e alimentos, os mais variados possíveis, terão muito mais fobia alimentar no futuro, aceitarão muito menos alimentos e consequentemente, sofrerão de monotonia alimentar e risco para a sua saúde. Só uma grande variedade de alimentos poderá oferecer todos os nutrientes necessários para o crescimento, como vitaminas, minerais, diferentes tipos de gorduras, proteínas e carboidratos. É nessa fase da vida que se desenvolvem os hábitos alimentares saudáveis, pois é uma fase de grande crescimento, inclusive do sistema nervoso e da memória alimentar. Quando uma criança aprende o sabor, a cor, a consistência de um dado alimento, e seu organismo reconhece que fez bem para ela nutricionalmente, o cérebro memoriza esse alimento e terá muito mais facilidade para reconhecê-lo e aceitá-lo no futuro[6].

A não oferta adequada de uma variedade grande de alimentos nessa fase da vida é uma das principais causas da rejeição das crianças a frutas e verduras no futuro. É normal que a criança rejeite um alimento novo a primeira vez que o experimenta, pois como todos os animais, seu organismo quer ter certeza que aquele alimento faz bem e não é venenoso para ele. Por isso, é preciso que o alimento seja oferecido várias vezes (alguns pesquisadores dizem entre 5 e 10 vezes) para que o organismo da criança reconheça sua capacidade nutritiva e seu sabor seja memorizado como positivo e gostoso[6].

Quando a criança diz: "não gosto disso"

Quando uma criança diz "não gosto disso" é porque o sabor daquele alimento lhe é estranho e não lhe foi oferecido logo no início da vida, durante a introdução da alimentação complementar. Por isso, os pais devem ter paciência e apresentá-lo várias vezes, preparando-o de modos diferentes. Até que a criança se familiarize com ele. Deve-se evitar o máximo possível, a oferta de papas prontas ou bebidas industrializadas nesse período, pois esses produtos são artificialmente muito saborosos e contém aditivos que facilitam o prazer e induzem à escolha por eles. Por isso, eles fazem com que as crianças desenvolvam, preferencialmente, o hábito de consumi-los e acabam por rejeitar frutas, verduras e legumes *in natura* e querem só comer "aquilo".

Em crianças, um pouco mais velhas, as propagandas de televisão são fortes indutoras de escolhas alimentares não saudáveis. Essas propagandas são apresentadas de maneira lúdica às crianças pelos meios de comunicação, inúmeras vezes, induzindo um processo associativo positivo e de familiaridade, de modo que a criança passa a exigir dos pais sua compra e prova grande prazer no seu consumo. O que muitas vezes é chamado pelo *marketing*, de processo de fidelização ao produto[6].

Em muitos países, mas infelizmente não no Brasil, a legislação proíbe que as indústrias associem seus produtos a brinquedos e personagens que são modelos para as crianças, pois é bem conhecido o efeito indutor de consumo que essa prática exerce nas crianças[6].

Oficinas para melhorar a alimentação

O Centro de Recuperação e Educação Nutricional (CREN), que trata especificamente de crianças com desnutrição (subnutrição e obesidade), desenvolveu uma metodologia para ensinar as crianças, com essas patologias, e que, por isso, não estão acostumadas ao consumo de alimentos variados, ou por falta desses, ou por excesso de consumo de alimentos e bebidas industrializados. Para tanto, realiza regularmente, durante o processo de recuperação nutricional, uma oficina chamada "Texturas e Sabores", para que as crianças aprendam a gostar de frutas, verduras e legumes, assim como, de outros alimentos saudáveis.

Para a realização dessa oficina, é escolhido um espaço bonito, calmo e acolhedor. As crianças ficam à vontade, sentadas no chão e em roda. No centro da roda, o alimento é apresentado, e cada criança explora esse alimento da maneira que achar mais interessante. Desse modo, a introdução do alimento novo ocorre em uma atividade que é como se fosse uma maneira de brincar.

Um adulto faz o papel de mediador da atividade, o qual, por meio do diálogo com as crianças, conduz o grupo a partir da sua exploração visual, táctil e aromática, até chegar no objetivo final, que é experimentar o alimento e degustá-lo sentindo o seu paladar.

Essa oficina não deve ser feita no horário das principais refeições (almoço e jantar) e sim, entre as mesmas, como uma atividade lúdica, pois, caso contrário, poderá interferir no consumo da criança. Além disso, o monitoramento e auxílio de um adulto, enquanto a criança consome o alimento, são de extrema importância nos momentos de refeição.

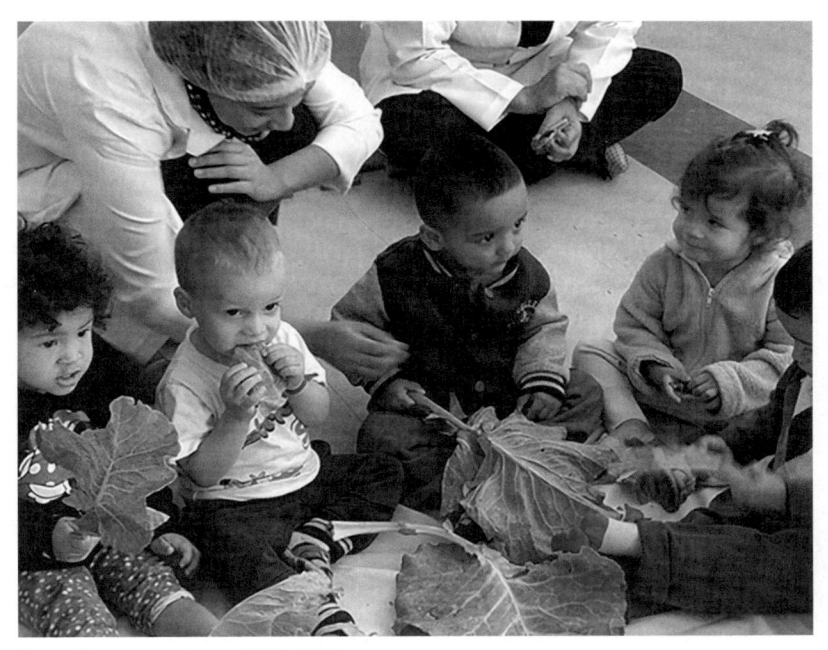

Fonte: Texturas e sabores. CREN, 2019.

Referências bibliográficas

1. Rapley, G. & Murkett, T. (2005). Baby Led Weaning: the essential guide to introducing solid foods and helping your baby to grow up a happy and confident eater. New York, NY: The experiment, LLC.

2. Arantes, A.L.A (Jul, 2018). Método Baby-Led Weaning (BLW) no contexto da alimentação complementar: uma revisão. Rev. Paul. Pediatria, 36(3).

3. Brown A, Jones SW, Rowan H. Baby-led weaning: the evidence to date. Curr Nutr Rep. 2017;6(2):148-156.

4. American Academy of Pediatrics. Starting solid foods. HealthyChildren.org website. Available at: https://www.healthychildren.org/English/ages-stages/baby/feeding-nutrition/Pages/Starting-Solid-Foods.aspx. Updated January 1, 2018. Accessed December 7, 2018.

5. Morison BJ, Taylor RW, Haszard JJ, et al. How different are baby-led weaning and conventional complementary feeding? A cross-sectional study of infants aged 6–8 months. BMJ Open 2016;6:e010665.

6. Sawaya, AL. Alimentos industrializados/comercializados e o desbalanço fisiológico: memória, aprendizagem e contexto social. In: SAWAYA, A. L. et al. (Ed.) Fisiologia da nutrição na saúde e na doença. Da biologia molecular ao tratamento. São Paulo: Atheneu; 2017.

28   O açúcar deve ser consumido por crianças abaixo de 2 anos? O mel deve substituir o açúcar?

A Sociedade Brasileira de Pediatria e o Ministério da Saúde têm orientado que as crianças abaixo de 2 anos de idade não devem consumir açúcar ou mesmo produtos ultraprocessados açucarados (bolachas, sobretudo as recheadas, iogurtes açucarados, sucos de caixinha, refrigerantes e sucos em pó).

Com o aumento da obesidade, o açúcar virou tema de diversos estudos. O alto consumo de alimentos ultraprocessados e açucarados levou a Organização Mundial de Saúde a criar recomendações e alertas quanto ao seu uso, bem como, as quantidades referentes a cada faixa etária. Alguns estudos de coorte mostraram uma associação positiva, entre o nível de ingestão de açúcares livres e a ocorrência de cáries dentárias em crianças[1]. Outro estudo de coorte prospectivo com acompanhamento de um ano ou mais, demonstrou que crianças com consumo elevado de bebidas açucaradas têm maior probabilidade de sobrepeso e obesidade[1].

A exposição ao açúcar desde cedo pode criar "dependência" do mesmo, além da obesidade e suas complicações futuras[1,2]. Sucos, também, não devem ser ofertados para crianças até os 2 anos de idade[2-5]. Além da adição de açucares nesse tipo de preparo, a criança deixa de aproveitar as fibras e trabalhar a mastigação, sendo essa uma oportunidade para estimular o desenvolvimento, melhorar o trânsito intestinal e ainda diminuir o risco de obesidade[3-5].

O consumo de açúcar desde cedo cria "dependência" do mesmo, além de promover obesidade e suas complicações futuras, como o diabetes[6].

Não é recomendado o uso de mel e quaisquer outros tipos de açúcar, sobretudo em preparações. O ideal é que a criança coma fruta, em vez de tomar sucos, acompanhando as refeições e que se hidrate com água potável[3-5].

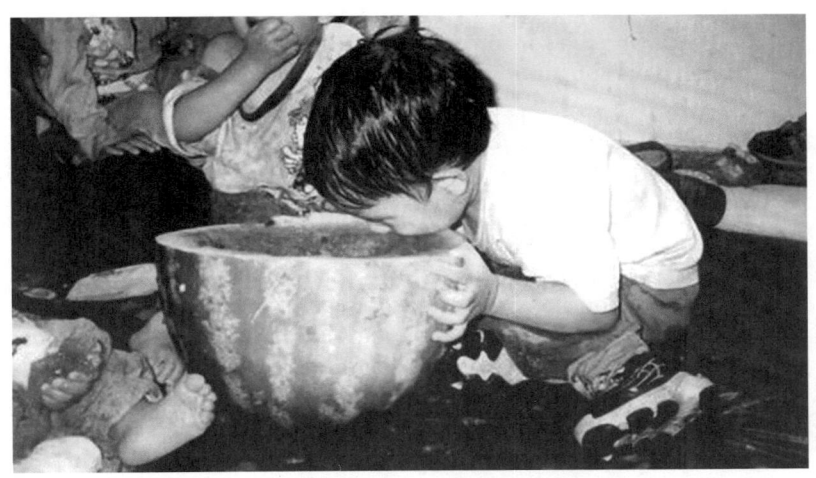

Figura 1.4.1 – Acervo CREN. Paciente do semi-internato na oficina Texturas e sabores.

Referências bibliográficas
1. Brasil. Ministério da Saúde. CGAN. Guia alimentar para crianças menores de dois anos. Versão para consulta pública, 2018.
2. Weffort VRS et al. Manual de Alimentação da Infancia à Adolescência. Departamento de Nutrologia, SBP. 4ª edição. Set, 2018.
3. Heyman MB, Abrams SA. Fruit juice in infants, children, and adolescents: Current Recommendations. Section on gastroenterology, hepatology, and nutrition, committee on nutrition. Pediatrics. 2017; 139 (6): e20170967.
4. Dallazen, C. Introduction of inappropriate complementary feeding in the first year of life and associated factors in children with low socioeconomic status. Cadernos de Saúde Pública, 34(2) (Fev, 2018).
5. Sonneville KR, Long MW, Rifas-Shiman SL, et al. Juice and water intake in infancy and later beverage intake and adiposity: could juice be a gateway?Obesity (Silver Spring). 2015; 23 (1): 170-6.
6. Sawaya, AL. Alimentos Ricos em Açúcar, Gordura e Sal Induzem à Hiperfagia e ao Vício Alimentar – Parte II. In: Sawaya AL, et al. (Ed.) Fisiologia da nutrição na saúde e na doença. Da biologia molecular ao tratamento. São Paulo: Atheneu; 2017.

29 Quais são as quantidades de alimento e água que as crianças de 6 a 24 meses devem consumir além do leite materno?

Oferta de alimentos

Nos primeiros seis meses, a criança deve receber exclusivamente o leite materno e nada mais, nem água ou chás são necessários[1,2]. É ideal que as crianças continuem recebendo leite materno até os dois anos de idade[1,2]. As mães devem fazer todo o possível para isso, mas se não for possível, pode-se ofertar fórmulas infantis sem adição de açúcar, como já foi descrito em outras perguntas.

Após a criança completar o sexto mês deve-se iniciar a alimentação complementar, mantendo o aleitamento materno, porém, acrescentando-se refeições com fruta (anteriormente chamada de papa de fruta) e refeições com legumes e verduras, cereais, grãos (ex.: feijões) e carnes em geral (anteriormente conhecida como papa salgada), em substituição a algumas mamadas do dia. Portanto, é importante criar uma rotina (horários) para as refeições, para organizar também os momentos de mamadas[1,2].

Alimentos líquidos como sopas, caldos, sucos fornecem uma densidade energética menor e com menos nutrientes, além de não contribuir para o aprendizado (educação alimentar) e desenvolvimento adequado do sistema digestório da criança, tais como, a mastigação, deglutição e desenvolvimento da musculatura orofacial, portanto, não sendo indicados, sobretudo nos dois primeiros anos de vida[1,2].

A maioria das frutas pode ser ofertada para as crianças acima de seis meses, amamentadas ao seio materno. Deve-se iniciar a introdução dessas frutas uma a uma. A criança poderá ter em suas refeições, também, todos os legumes e verduras, devidamente higienizados e cozidos, assim como, das carnes (bovina, suína, frango, pescados e ovos), cereais e grãos. Uma observação importante é ter muita atenção com a qualidade na compra, higienização, processamento e armazenamento das frutas, legumes e verduras, ovos e carnes em geral, sobretudo os pescados, pois se há indícios de contaminação por micro-organismos e/ou toxinas, esses alimentos não deverão ser ofertados[1].

Esses alimentos devem ser preparados de acordo com a tradição da família, sem adição de ultraprocessados e consumidos amassados e jamais liquidificados (Tabela 1.4.2).

Oferta de água

A água deve ser ofertada assim que iniciamos a alimentação complementar, já que a presença natural do sódio nos alimentos, maior quantidade de proteínas, além dos solutos, podem acarretar sobrecarga renal. A água deve ser ofertada em copos adequados para a idade e sempre potável (fervida, filtrada ou clorada com hipoclorito de sódio a 2,5%)[1] (Tabela 1.4.3).

Tabela 1.4.2 – Esquema de alimentação saudável para lactentes

Faixa etária	Frequência	Quantidade oferecida/ refeição
6 a 8 meses	Manter o aleitamento materno ofertando-o à criança antes da refeição + 3 refeições ao dia: lanche da manhã, almoço, jantar	Aumentar a quantidade oferecida gradativamente até chegar a 2 a 3 colheres de sopa por refeição
9 a 11 meses	Manter o aleitamento materno ofertando-o antes da refeição + 4 refeições ao dia: lanche da manhã, almoço, lanche da tarde, jantar	4 a 5 colheres de sopa por refeição
12 a 24 meses	Manter o aleitamento materno ofertando-o antes da refeição + 4 a 5 refeições ao dia (as mesmas da família)	6 a 7 colheres de sopa por refeição

Fonte: Adaptada da Sociedade Brasileira de Pediatria, 2018[2].

Tabela 1.4.3 – Recomendação do consumo de água de acordo com a faixa etária

0 a 6 meses (bebês com leite artificial/fórmula)	7 a 12 meses	1 a 3 anos
700 mL	800 mL	1,3 L

Fonte: Sociedade Brasileira de Pediatria, 2018[2].

O consumo de frutas, verduras e legumes está muito relacionado aos hábitos alimentares da família. Os pais podem ter uma influência positiva nos hábitos alimentares de seus filhos, consumindo e fazendo uma alimentação saudável. Por outro lado, se os membros da família, sobretudo os pais, não consomem esses alimentos, será difícil a aceitação dos mesmos por parte da criança que tende a imitar o comportamento dos pais[1,3]. O estímulo dado às crianças por meio de brincadeiras, ir à feira com os pais, cozinhar em família e até mesmo fazerem as refeições todos juntos, em locais calmos, iluminados, sentados à mesa, pode proporcionar a valorização da alimentação e conscientização desse hábito saudável[4].

Referências bibliográficas
1. Brasil. Ministério da Saúde. CGAN. Guia alimentar para crianças menores de dois anos. Versão para consulta pública, 2018.
2. Weffort, V.R.S et al. Manual de Alimentação da Infância à Adolescência. Departamento de Nutrologia, SBP. 4ª edição. Set, 2018.
3. Jarpe-Ratner, E. MPH et al (Ag, 2016). An Experimental Cooking and Nutrition Education Program Increases Cooking self effficacy and Vegetable Consumption in Children in grades 3-8. Journal of Nutrition Education and Behavior, 48: 697-705.
4. Alderman, H, Headey, D.D (2017). How important is parental education for child nutrition? Elsevier, 94, 448-464.

30	Para higienizar frutas, legumes e verduras é indicado o vinagre? Posso guardar a papinha ainda quente no refrigerador? Congelar as papas é uma maneira boa de eliminar bactérias?

Preparo das frutas, verduras e legumes

O manuseio e o preparo adequado de frutas, verduras e legumes para o consumo humano são cruciais para reduzir a carga microbiana desses alimentos e por consequência, diminuir a incidência de doenças transmitidas por alimentos.

O ácido acético, popularmente conhecido como vinagre (aproximadamente 7% de ácido acético, em solução aquosa) é bastante utilizado pela população com o intuito de higienizar os vegetais, no entanto, a sua composição, a base de ácidos orgânicos, e a variação da concentração do volume empregado durante a higienização de vegetais, pode comprometer a eficiência antimicrobiana e antiparasitária de sua ação.

Nesse sentido, os procedimentos de higienização recomendados para o preparo de saladas e de outros pratos que levam frutas, legumes e verduras frescas requerem o uso de hipoclorito de sódio/sanitizantes e são:

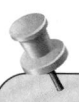

Passo 1: Tirar as folhas e alimentos danificados e apodrecidos. Não picar e não cortar os alimentos antes da desinfecção com hipoclorito de sódio/sanitizantes.

Passo 2: Lavar em água corrente para remoção de sujidades e diminuição da carga de defensivos agrícolas. As verduras/folhas deverão ser lavadas uma a uma, sempre correndo as mãos e dedos pela folha inteira e abrindo bem as flores, caso do brócolis e couve flor. No caso de legumes podem ser lavados com ajuda de uma escova reservada para alimentos.

Passo 3: Imersão em solução com hipoclorito de sódio 2,5% (oferecido em postos de saúde) ou sanitizantes adequados para alimentos (vendidos em mercados e sacolões) por 15 minutos seguido de remoção do hipoclorito com **água limpa/potável ou filtrada. Caso não se tenha segurança sobre a qualidade da água, a remoção do hipoclorito deve ser feita a seco, deixando a hortaliça secar durante 20 minutos para volatilização natural do cloro.**

É importante ler sempre o rótulo de cloros para se certificar se são apropriados na desinfecção de alimentos, sendo a cândida ou cloro para uso doméstico inapropriados no uso com alimentos. Seguir as instruções do rótulo para sua diluição adequada para evitar contaminação química.

Como conservar as papas

As preparações quentes não devem ficar expostas em temperatura ambiente, considerando que, quanto maior o tempo de exposição à temperatura ambiente, maior o risco de proliferação de microrganismos. A conservação em refrigeração a temperaturas inferiores a 5 °C previne ou reduz o desenvolvimento de bactérias perigosas. Um estudo da FAO/OMS evidenciou uma redução do risco de contaminação de 1,3 vez, quando recipientes para alimentação de lactentes ou porções são refrigerados adequadamente.

As papinhas podem ser armazenadas no refrigerador e consumidas em até 48 horas. Essas preparações somente devem ser retiradas do refrigerador imediatamente antes do horário de oferecer à criança[1].

Os utensílios indicados para esse armazenamento são os recipientes de vidro, inox e plásticos livres de bisfenol A(BPA), pois os recipientes plásticos podem conter produtos químicos possivelmente perigosos, como bisfenol A (BPA), fenol, p-terc-butilfenol (TBP) e difenilcarbonato (DPC). Esses compostos são liberados para os alimentos quando armazenados ou aquecidos. O plástico produzido com bisfenol A (BPA) produz mudanças transgeracionais nos genes e no comportamento. Além disso, esse composto químico tem sido associado à obesidade e disfunção tireoidiana[2].

Atualmente, os fabricantes são obrigados a declarar se contém ou não BPA na embalagem. Uma dica importante é armazenar a papinha de acordo com as porções que serão oferecidas para a criança, evitando manipulações excessivas ao alimento preparado, ou seja, um recipiente para cada porção que será oferecida à criança.

> Atenção! A papinha já manipulada (a criança já pôs a mão ou colher que foi levada à boca) não deve ser refrigerada para utilizar em outro momento, pois o contato com a saliva ou mãos contaminadas favorecem a proliferação de patógenos.

Congelar um alimento não constitui a única maneira de prevenção de contaminação por bactérias. Uma vez que o alimento foi preparado, já contaminado, o congelamento não resolverá. A melhor maneira de evitar contaminação dos alimentos é ter cuidados com a higiene desde a escolha dos alimentos que serão preparados (evitando alimentos que apresentem mofo ou deterioração visível), armazenamento e limpeza, pré-preparo (o manipulador de alimentos deve higienizar as mãos, evitar espirrar ou falar enquanto manipula os alimentos e preparo)[3,4].

A qualidade da água utilizada na preparação das refeições é de extrema importância. Essa deve ser potável (utilizar hipoclorito para higienização dos alimentos)[1]. Para o descongelamento é indicado transferir o recipiente com alimento congelado para o refrigerador doze horas antes da utilização, outra opção é utilizar o micro-ondas que é um equipamento adequado para tal, seguindo as orientações do fabricante quanto ao tempo e potência do mesmo para essa ação[1].

Alguns passos importantes na manipulação de alimentos[1,4,5]:

- Certificar-se que os locais onde serão fracionadas as matérias-primas estão devidamente higienizados. O ideal é destinar uma superfície própria para fracionamento de vegetais e outra para fracionamento de produtos animais. Essas devem ser higienizadas com hipoclorito sempre antes e após a utilização.
- Durante o processamento dos alimentos, evitar o contato direto ou indireto entre alimentos crus, semipreparados e prontos para o consumo (por meio de superfícies, equipamentos, utensílios e manipulação), a fim de minimizar o risco de contaminação cruzada;
- Ter cuidado para não contaminar os alimentos por produtos saneantes, partículas suspensas e pela formação de aerossóis. Não realizar

> operações de higienização concomitantemente à manipulação de alimentos;
> - Não utilizar substâncias odorizantes e ou desodorantes nas áreas de processamento e armazenamento dos alimentos;
> - Utilizar apenas produtos saneantes regularizados e seguir as instruções fornecidas nos rótulos para diluição, o tempo de contato e modo de uso/aplicação.

Para o armazenamento de alimentos e preparações culinárias são adotados parâmetros de tempo *versus* temperatura bastante criteriosos[3]:

- Leite e derivados: no máximo a 7 °C por 5 dias;
- Ovos e outros produtos: no máximo a 10 °C por 7 dias;
- Alimentos pós-cocção, exceto pescados: no máximo a 4 °C por 3 dias;
- Pescados pós-cocção: no máximo a 2 °C por 1 dia.

> Divida as preparações em pequenas quantidades/porções, dessa maneira a refrigeração do alimento pronto é mais rápida e eficiente.

Referências bibliográficas

1. Organização Mundial da Saúde. Preparação, manipulação e conservação de fórmulas desidratadas para lactentes: Manual de boas práticas – Organização Mundial da Saúde; colab. Organização das Nações Unidas para a Agricultura e Alimentação; trad. Instituto Nacional de Saúde Doutor Ricardo Jorge. – Portugal: Instituto Nacional de Saúde Doutor Ricardo Jorge, IP, 2015. – 26 p.
2. Testing baby bottles for the presence of residual and migrated bisphenol A. Ali, M., Jaghbir, M., Salam, M. et al. Environ Monit Assess (2019) 191: 7.
3. Brasil. Ministério da Saúde. Agência Nacional de Vigilância Sanitária. Resolução nº 216. Dispõe sobre regulamento técnico de boas práticas para serviços de alimentação. Brasília; 2004.
4. Ornellas LH. Técnica dietética: seleção e preparo de alimentos. 7ª ed. Rio de Janeiro: Atheneu, 2001.
5. Souza SS. Alimentos seguros: orientações técnicas. São Paulo: Secretaria Municipal de Saúde, 2004.

2

Desvios Nutricionais Primários na Infância e Adolescência

2.1 – Obesidade

2.2 – Subnutrição e Baixa Estatura de Causa Nutricional

2.3 – Deficiência de Vitamina D – Anemia Ferropriva

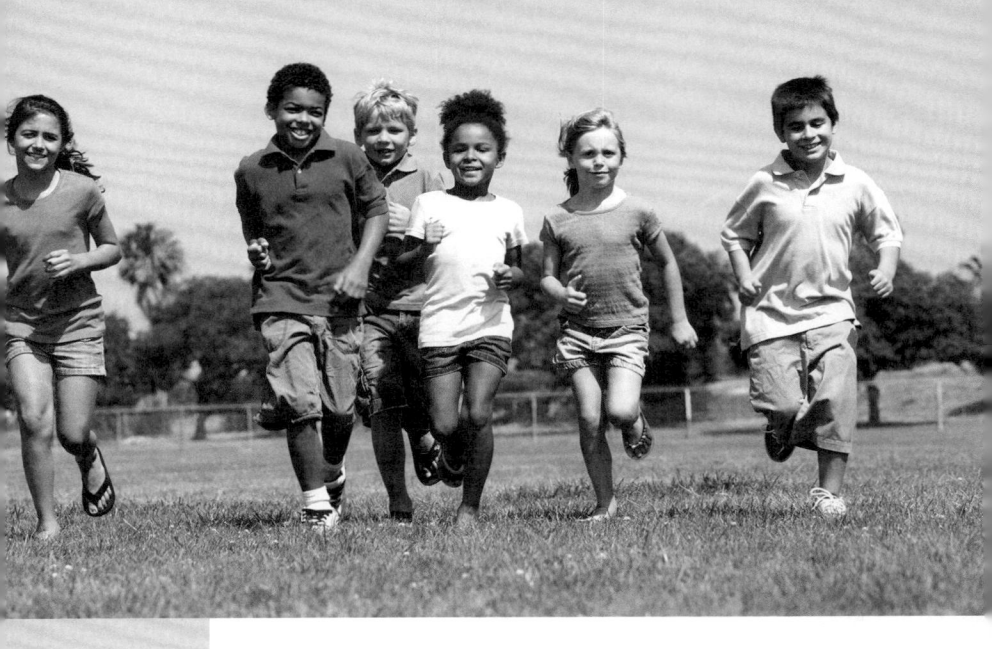

2.1 Obesidade

■ Ana Carolina Viegas
■ Pollyanna Fernandes Patriota

31 | Como diagnosticar excesso de peso em crianças e adolescentes?

O estado nutricional na infância e adolescência é avaliado por meio da mensuração do peso e da estatura em relação ao sexo e a idade (Figura 2.1.1). Para tanto, estabeleceu-se o cálculo do índice de massa corporal para a idade (IMC/idade), conforme recomendado pelo Ministério da Saúde do Brasil (MS)[1], Sociedade Brasileira de Pediatria (SBP)[2] e pela Organização Mundial de Saúde (OMS)[3]. Esse índice é calculado da seguinte maneira:

IMC = peso em kg dividido pela estatura em metros ao quadrado

Uma vez calculados os valores de IMC, é preciso compará-los com curvas de referência de indivíduos saudáveis para se mensurar quanto

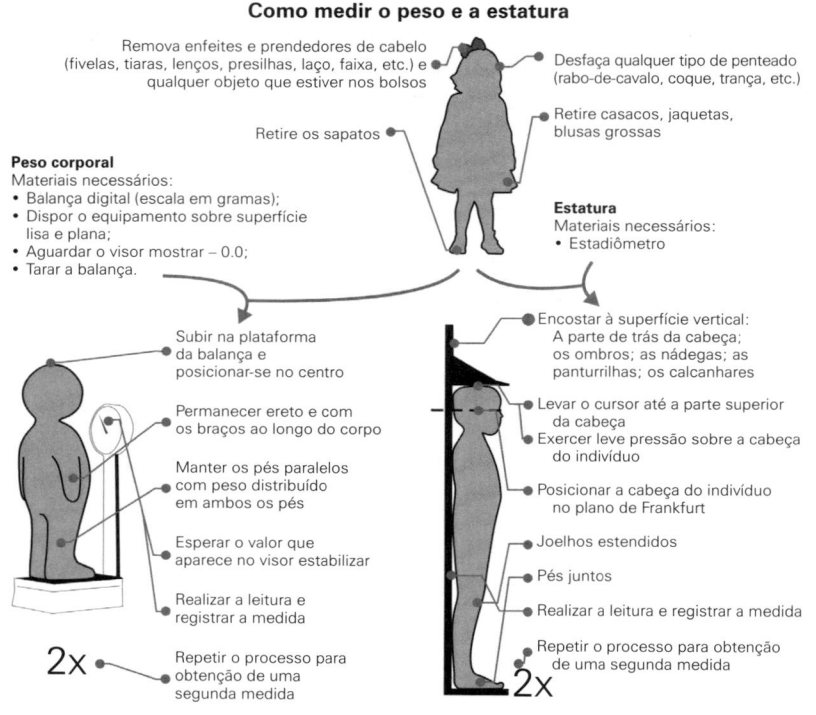

Figura 2.1.1 – Técnica para aferição de peso e altura.
Fonte: Ilustração Ana C. Viegas. 2019.

a criança ou o adolescente está acima dos valores de IMC esperados para a idade. Por isso, para o diagnóstico do excesso de peso se utilizam pontos de corte ou valores críticos, ou seja, valores acima dos quais considera-se que a criança ou o adolescente apresenta desvios nutricionais e por isso, precisa de cuidados e correções na sua alimentação. Os valores críticos são definidos a partir da comparação com indivíduos saudáveis e são calculados em unidades de percentis ou escore z (Figuras 2.1.2 a 2.1.5) por gênero e idade, de acordo com os seguintes critérios (Quadro 2.1.1).

O sistema de classificação em percentis permite a comparação de um indivíduo em relação à distribuição normal da população de referência. Um percentil indica a posição do valor medido em relação a todas as medidas da população de referência (100%), ordenadas de acordo com a magnitude. Por exemplo, um menino que apresente um valor de IMC que corresponda ao percentil 97% significa que apenas 3% das crianças nessa faixa etária possuem valor de IMC superior ao encontrado, e 97% possuem valor de IMC menor ou igual[4].

Ainda considerando os dados antropométricos como uma distribuição normal, o escore Z atribui a cada criança, afastamentos da mediana em unidades de desvio-padrão. Por exemplo, uma menina que possua um escore-Z de +3 está três desvios-padrões acima da mediana para a sua idade[4].

Quadro 2.1.1 – Diagnóstico de excesso de peso na infância e adolescência

		Faixa etária		
		0 a 5 anos incompletos		5 a 19 anos
Valores críticos		Peso para estatura	IMC para a idade	IMC para a idade
> percentil 97 e ≤ percentil 99,9	> escore Z 2 e ≤ escore Z 3	Sobrepeso	Sobrepeso	Obesidade
> percentil 99,9	> escore z 3	Obesidade	Obesidade	Obesidade

Fonte: Sociedade Brasileira de Pediatria, 2019[1].

IMC por Idade MENINAS
Do nascimento aos 5 anos (escores-z)

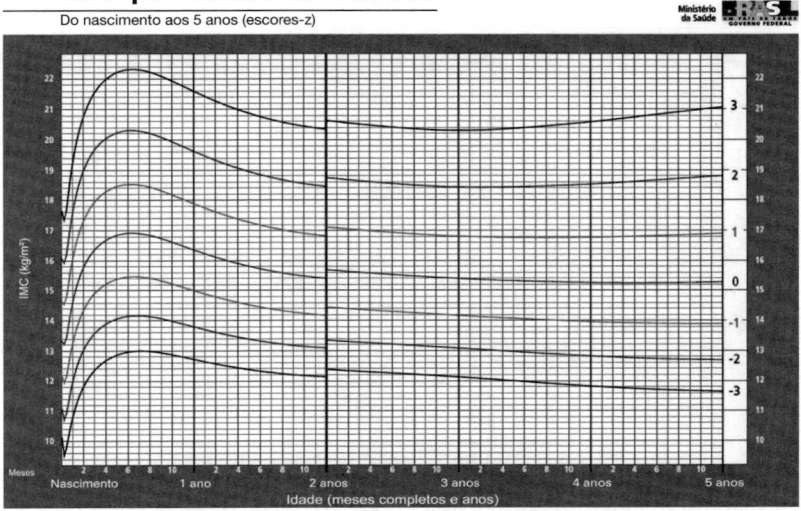

Figura 2.1.2 – Curvas com distribuição em escore Z de índice de massa corporal segundo idade e gênero.

Fonte: WHO Child Growth Standards, 2006 (http://www.who.int/childgrowth/en/).

IMC por Idade MENINAS

Dos 5 aos 19 anos (escores-z)

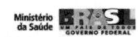

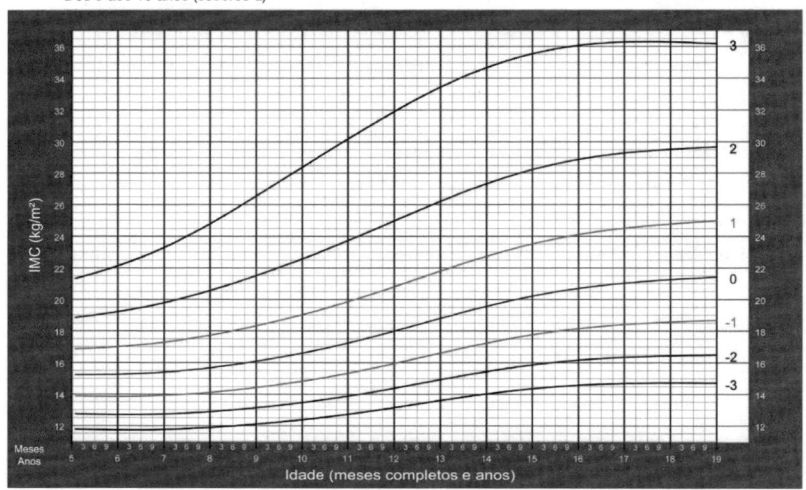

Figura 2.1.3 – Curvas com distribuição em escore Z de índice de massa corporal segundo idade e gênero.
Fonte: WHO Growht reference data for 5-19 years, 2007 (http://www.who.int/growthref/en/).

IMC por Idade MENINOS

Do nascimento aos 5 anos (escores-z)

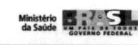

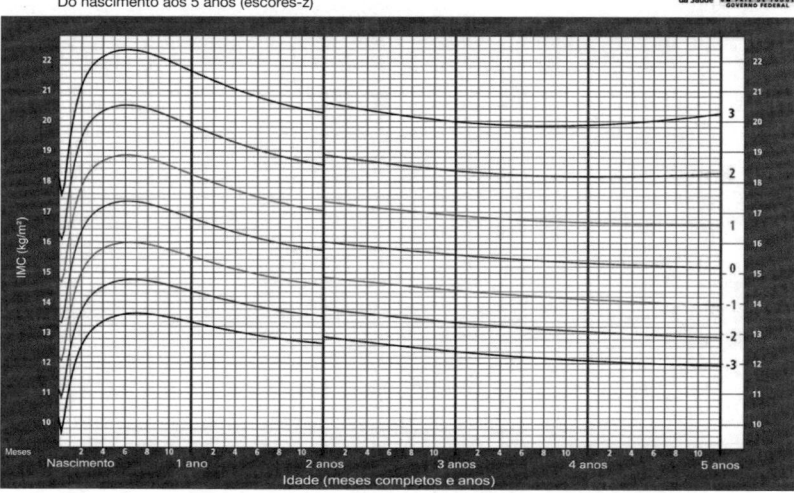

Figura 2.1.4 – Curvas com distribuição em escore Z de índice de massa corporal segundo idade e gênero.
Fonte: WHO Child Growth Standards, 2006 (http://www.who.int/childgrowth/en/).

IMC por Idade MENINOS

Dos 5 aos 19 anos (escores-z)

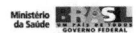

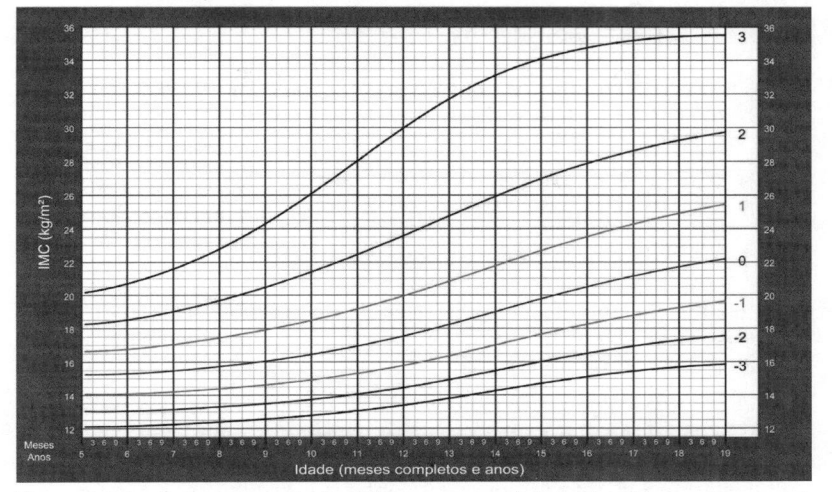

Figura 2.1.5 – Curvas com distribuição em escore Z de índice de massa corporal segundo idade e gênero.
Fonte: WHO Growht reference data for 5-19 years, 2007 (http://www.who.int/growthref/en/)

O monitoramento do crescimento deve ser realizado nas consultas de puericultura. Rotineiramente, essas consultas devem ser realizadas[5]:

- Duas a três consultas mensais, entre 5 e 30 dias de vida;
- Uma vez ao mês, entre 2 e 6 meses de vida;
- Uma vez a cada dois meses, entre 6 e 12 meses de vida;
- Trimestral, entre 12 e 24 meses de vida;
- Semestral, entre 2 e 5 anos de idade;
- Anual, entre 6 e 18 anos de idade.

Referências bibliográficas

1. Sociedade Brasileira de Pediatria. Departamento Científico de Nutrologia. Obesidade na infância e adolescência: manual de orientação. 3. ed. rev. ampl. São Paulo: SBP, 2019. 236 p.

2. Brasil. Ministério da Saúde. Secretaria de Atenção à Saúde. Departamento de Ações Programáticas e Estratégicas. Proteger e cuidar da saúde de adolescentes na atenção básica – Ministério da Saúde, Secretaria de Atenção à Saúde, Departamento de Ações Programáticas e Estratégicas. – 2. ed. – Brasília: Ministério da Saúde, 2018. 233 p.: il. ISBN 978-85-334-2627-6.

3. WHO. Fact Sheet on Obesity and Overweight. Disponível em https://www.who.int/en/news-room/fact-sheets/detail/obesity-and-overweight. Acesso em 01/04/2019.

4. Fernandes Benedito Scaranci, et al. Vencendo a desnutrição: abordagem clínica e preventiva. 2nd ed. São Paulo: Salus Paulista; 2004. 155 p. ISBN: 8589114066.

5. Sociedade Brasileira de Pediatria. Departamento de Pediatria Ambulatorial. Manual Prático de Atendimento em Consultório e Ambulatório de Pediatria. Disponível em https://www.sbp.com.br/fileadmin/user_upload/2015/02/ManPraticaAtend.pdf Acessado em novembro de 2019.
6. Sociedade Brasileira de Pediatria. Departamento de Nutrologia. SBP. Manual de avaliação nutricional. 2012. Disponível em http://www.sbp.com.br/pdfs/MANUAL-AVAL-NUTR2009.pdf. Acessado em novembro de 2019.

32 **Para a criança ou adolescente com excesso de peso é preciso iniciar o tratamento com foco na qualidade da dieta ou na quantidade ingerida?**

As dietas muito restritivas, em termos de quantidade de energia/calorias e inflexíveis, geralmente não se mantêm em longo prazo, além de não mostrarem benefícios em comparação com as dietas que propõem a mudança na qualidade dos alimentos ingeridos, modificando o hábito alimentar e favorecendo o consumo de alimentos *in natura*, como frutas, verduras, legumes, carnes, peixes, grãos, dentre outros. Evitar ao máximo produtos alimentares e bebidas industrializados e comprados prontos.

Dietas restritivas podem ainda levar a complicações como colelitíase, hipotensão ortostática, anemia e declínio da síntese proteica. Na infância e na adolescência, em especial, podem ainda levar a desaceleração da velocidade de crescimento e perda de massa muscular[1].

Planos terapêuticos, traçados em conjunto com a família, visando mudanças graduais são mais eficazes nessa faixa etária. O foco deve ser a educação nutricional, desestimulando hábitos sabidamente obesogênicos e promovendo rotinas de alimentação saudável a médio e longo prazo, não só para a criança ou adolescente com excesso de peso, mas também, para todos os familiares.

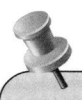

As mudanças de maior impacto para combater o excesso de peso são[2-4]:
• Redução do consumo de lanches, biscoitos, bolachas, salgadinhos, balas, doces, chocolates;
• Redução de consumo de açúcar adicionado às preparações;
• Eliminação de bebidas adoçadas com açúcar, como sucos artificiais e em pó e refrigerantes;

- Redução do consumo de alimentos ultra processados ou processados que contém excesso de gorduras, sódio e açúcar;
- Consumo da fruta inteira, ao invés de suco de fruta;
- Redução da ingestão de gorduras saturadas;
- Consumo de refeições em horários regulares;
- Evitar o hábito de "beliscar" fora das refeições;
- Identificar e evitar situações que estimulem o consumo exagerado, como, sensação de vazio, tédio, estresse, solidão ou tempo de tela excessivo ou acima de duas horas por dia (computador, televisão, tablet, celular);
- Estimular a ingestão de água, levando garrafinhas de água para a escola e para a prática de atividade física;
- Estimular o hábito de dormir e acordar sempre no mesmo horário;
- Buscar fazer as refeições à mesa e junto com a família, em um ambiente calmo e livre de distrações de telas.

O plano terapêutico para crianças e adolescentes com excesso de peso pode ser sistematizado em cinco etapas (Quadro 2.1.2).

Quadro 2.1.2 – Etapas do plano terapêutico para crianças e adolescentes com excesso de peso

Etapa	Conduta
Etapa 1: Esclarecimentos	• Conhecer com detalhes os hábitos alimentares da criança; • Desmistificar crenças sobre emagrecimento, como dietas restritivas ou com baixas calorias; • Explicar que alimentos com maior densidade energética podem ser consumidos, mas com moderação; • Estimular que a família busque conhecimento sobre alimentação saudável.
Etapa 2: Avaliação do comportamento	• Identificar hábitos que favorecem o ganho de peso: - Mastigação rápida; - Comer na frente da TV; - Ausência de horários para se alimentar; - "Pular" refeições. • Definir com a família quais mudanças serão corrigidas primeiro e iniciar com aquelas que eles consideram mais simples;

Continua...

Quadro 2.1.2 – Etapas do plano terapêutico para crianças e adolescentes com excesso de peso – *continuação*

Etapa	Conduta
Etapa 2: Avaliação do comportamento	• Progredir aos poucos para as mudanças mais difíceis; • Estimular que a criança faça seis refeições ao dia, aproximadamente a cada três horas; • Duração adequada das refeições – aproximadamente 20 minutos; • Estimular que as refeições sejam feitas à mesa e em família; evitar o consumo solitário.
Etapa 3: Quantidade	• Redução gradativa da quantidade de alimentos consumidos em excesso, com redução das porções e de repetições; • Evitar reduções abruptas da quantidade de alimentos.
Etapa 4: Qualidade	• Incentivar o consumo crescente de alimentos que a família esteja menos habituada, como frutas, legumes e cereais integrais.
Etapa 5: Manutenção	• A família pode utilizar o aprendizado das fases anteriores para se adaptar a situações fora da rotina, controlando os excessos ou fazendo substituições.

Fonte: Adaptada de Sociedade Brasileira de Pediatria[1].

Os objetivos a serem alcançados são a manutenção do peso para crianças abaixo de 7 anos de idade, redução gradativa de peso para as demais e redução do risco de doenças associadas ao excesso de peso, como diabetes e hipertensão. Para adolescentes que já encerraram o estirão de crescimento, a redução energética deve ocorrer prevendo a perda em torno de 0,5 kg/semana[1].

Referências bibliográficas

1. Sociedade Brasileira de Pediatria. Departamento Científico de Nutrologia. Obesidade na infância e adolescência: manual de orientação. 2. ed. rev. ampl. São Paulo: SBP, 2012. 142 p.
2. National Clinical Guideline Centre (UK). Obesity: identification, assessment and management of overweight and obesity in children, young people and adults: partial update of CG43. London: National Institute for Health and Care Excellence (UK); 2014.
3. ESPGHAN Committee on Nutrition, Agostoni C, Braegger C, Decsi T, Kolacek S, Koletzko B, et al. Role of dietary factors and food habits in the development of childhood obesity: a commentary by the ESPGHAN Committee on Nutrition. J Pediatr Gastroenterol Nutr. 2011 Jun;52(6):662–9.
4. Styne DM, Arslanian SA, Connor EL, Farooqi IS, Murad MH, Silverstein JH, et al. Pediatric Obesity-Assessment, Treatment, and Prevention: An Endocrine Society Clinical Practice Guideline. J Clin Endocrinol Metab. 2017 Mar 1;102(3):709–57.

33 | É importante avaliar os níveis de colesterol ou perfil lipídico em crianças e adolescentes com excesso de peso?

Uma vez que a doença aterosclerótica é crônica e sabe-se que a formação de placas de ateromas já pode se iniciar na infância, guias nacionais e internacionais definiram critérios de quando deve-se avaliar o lipidograma ou perfil lipídico nessas faixas etárias, de acordo com o custo-efetividade e a probabilidade de prevenção de desfechos cardiovasculares desfavoráveis no futuro[1,2].

Essas recomendações definiram que **abaixo dos 2 anos de idade não é necessária a solicitação rotineira de lipidograma**, já que nessa faixa etária é requerida maior ingestão de gorduras para a mielinização e formação do tecido nervoso[1]. Entretanto, deve-se analisar cada caso individualmente. Por isso, crianças que tenham outras doenças que possam estar associadas com dislipidemia (perfil lipídico alterado), apresentem alterações no exame físico relacionadas à dislipidemia e tenham história familiar de dislipidemias hereditárias ou de etiologia genética podem precisar de avaliação do perfil lipídico mais precocemente (Quadro 2.1.3).

Quadro 2.1.3 – Classificação das principais causas de dislipidemia na infância e adolescência

Causas	Exemplos
Relacionadas a medicações	Ácido valproico, betabloqueador, anticoncepcionais, corticosteroides, nutrição parenteral, amiodarona, isotretinoína e antipsicóticos.
Relacionadas a hábitos de vida	Dieta inadequada, sedentarismo, tabagismo, alcoolismo.
Causas genéticas	Hipercolesterolemia familiar, hiperlipidemia combinada familiar, hipertrigliceridemia grave familiar.
Secundárias a condições médicas	Síndrome da imunodeficiência humana, colestases crônicas, hipotireoidismo, síndrome nefrótica, insuficiência renal crônica, obesidade, doenças inflamatórias crônicas, diabetes *mellitus*, doenças de depósito e lipodistrofias.

Fonte: Sociedade Brasileira de Cardiologia, 2017.

Já na faixa etária entre **2 e 10 anos**, recomenda-se realizar triagem do perfil lipídico nas seguintes situações[1]:
• História familiar de doença arterial isquêmica precoce (pais ou avós);
• Pais com colesterol total superior a 240 mg/dL;

- Caso apresentem outras doenças ou fatores de risco para ateroscle-rose, como diabetes e obesidade (Quadro 2.1.4);
- Portadores de doenças associadas com dislipidemia;
- Uso de medicações que interfiram no perfil lipídico;
- Manifestações ao exame físico de dislipidemia (xantomas, xante-lasma, arco corneal, dores abdominais recorrentes e pancreatite).

Quadro 2.1.4 – Condições clínicas e fatores de risco associados à aterosclerose desde a infância, segundo sua gravidade

Doenças de alto risco	Diabetes *mellitus*, doença renal crônica, trans-plante cardíaco ou renal, doença de Kawasaki (inflamação da parede dos vasos sanguíneos mais comum da infância) com aneurismas.
Doenças de moderado risco	Doenças inflamatórias crônicas, infecção pelo HIV, história familiar de doença arterial isquêmi-ca precoce (homens com menos de 55 anos ou mulheres com menos de 65 anos).
Fatores de alto risco	Hipertensão arterial (acima do 99º percentil + 5 mmHg)[3] em uso de medicação, tabagismo, obesidade (acima do 97º percentil)[4].
Fatores de moderado risco	Hipertensão sem necessidade de medicação, obesidade (entre o 95º e o 97º percentil), HDL inferior a 40 mg/dL.

Fonte: Sociedade Brasileira de Cardiologia, 2017.

Avaliações de perfil lipídico **durante a puberdade** devem ser ana-lisadas com cautela, tendo em vista que nessa faixa etária os níveis de colesterol total e LDL podem reduzir entre 10% e 20%.

A avaliação do colesterol não HDL é recomendada nas faixas etária entre 9 e 11 anos e entre 17 e 21 anos. A dosagem do colesterol não HDL é mais preditiva de dislipidemia persistente do que as demais dosagens isoladas, além de não ser necessário jejum para a sua coleta. Se os valores estiverem alterados, deverá ser realizado o perfil lipídico completo após um período entre duas semanas e três meses.

Os pontos de corte ou limites de normalidade para definição de dislipidemia na infância e adolescência estão descritos na Tabela 2.1.1.

O padrão de dislipidemia mais comum encontrado na infância é o relacionado à obesidade, com elevação moderada a grave dos níveis de triglicerídeos, com níveis de LDL normais ou levemente alterados e re-dução do HDL-colesterol. Essas alterações estão fortemente associadas ao início e à progressão de lesões ateroscleróticas nessa faixa etária vistos

Tabela 2.1.1 – Valores aceitáveis, limítrofes e aumentados de lipoproteínas em crianças e adolescentes

Categoria	Baixo (mg/dL)	Aceitável (mg/dL)	Limítrofe (mg/dL)	Alto (mg/dL)
Colesterol total	–	< 170	170-199	≥ 200
LDL-colesterol	–	< 110	110-129	≥ 130
Não HDL colesterol	–	< 120	120-144	≥ 145
Triglicérides				
0 a 9 anos	–	< 75	75-99	≥ 100
10 a 19 anos	–	< 90	90-129	≥ 130
HDL-colesterol	< 40	> 45	40-45	–

Fonte: Traduzida e adaptada de Grundy, 2018.

em estudos de patologia e de imagem. Além disso, hipertrigliceridemia e baixo HDL-colesterol fazem parte do conjunto de alterações relacionadas à síndrome metabólica na infância e sua presença é uma alerta para as demais alterações relacionadas a ela, como esteatose hepática não alcoólica (gordura no fígado) e resistência à insulina.

Referências bibliográficas

1. Faludi, AA e cols. Atualização da diretriz brasileira de dislipidemias e prevenção da aterosclerose – 2017. Arquivos Brasileiros de Cardiologia 109 (2 Supl 1),pp.1-76.
2. Grundy, SM e cols. Guideline on the management of blood cholesterol: A report of the american college of cardiology/American Heart Association Task Force on clinical practice guidelines. Journal of the American College of Cardiology.
3. Sociedade Brasileira de Pediatria – Departamento Científico de Nefrologia. Hipertensão arterial na infância e na adolescência [Internet]. Sociedade Brasileira de Pediatria; 2019. p. 1–24. Disponível em: https://www.sbp.com.br/fileadmin/user_upload/21635c-MO_-_Hipertensao_Arterial_Infanc_e_Adolesc.pdf
4. Sociedade Brasileira de Pediatria – Departamento de Nutrologia. Obesidade na infância e adolescência – Manual de Orientação / Sociedade Brasileira de Pediatria. Departamento Científico de Nutrologia. 3ª. Ed. – São Paulo: SBP. 2019.

34 Uma criança com excesso de peso em tratamento na Unidade Básica de Saúde (UBS) com orientação nutricional para mudança de hábitos não apresenta melhora. Quando deve-se encaminhá-la a um serviço especializado?

Nesse caso, é preciso, em primeiro lugar, que se confirme que o problema é de obesidade exógena, ou seja, por causa do hábito de vida. Pois, em alguns casos, a obesidade infantil pode ser em decorrência de alterações genéticas ou hormonais. Achados de anamnese, exame físico e exames laboratoriais podem ajudar a diferenciar possíveis causas endocrinológicas (Quadro 2.1.5) e genéticas (Quadro 2.1.6)[1]. Em casos suspeitos, deve-se encaminhar ao médico geneticista e/ou ao médico endocrinologista para propedêutica adequada.

Quadro 2.1.5 – Características de doenças endocrinológicas associadas a ganho de peso excessivo

Características	Doenças
Microfalo, hipoglicemia neonatal, hepatite com células gigantes.	Deficiência de hormônio de crescimento, hipopituitarismo.
Estrias hemorrágicas ou violáceas largas (> 1 cm), perda de massa muscular, osteoporose, fratura vertebral.	Síndrome de Cushing.
Bócio.	Hipotireoidismo.
Falta de saciedade, comportamento alimentar alterado, instabilidade de temperatura, ataques de raiva.	Obesidade hipotalâmica.
Galactorreia.	Hiperprolactinemia.
Hipoventilação, instabilidade da temperatura, hipossensibilidade à dor, tumores da crista neural.	Síndrome de obesidade de instalação rápida associada à disfunção hipotalâmica, hipoventilação e desregulação autonômica.

Fonte: Adaptada de Mason et al. 2014.

Quadro 2.1.6 – Características de doenças monogênicas e sindrômicas associadas a ganho de peso excessivo

Achado	Doença
Alta estatura	Deficiência de receptor de melanocortina
Infecções recorrentes	Deficiência de leptina, mutações no receptor de leptina
Crise adrenal	Deficiência de proopiomelanocortina
Diarreia	Deficiência de proproteína convertase
Hipotonia, má evolução ponderal seguida por hiperfagia e ganho de peso, mãos e pés pequenos, insensibilidade à dor, comportamento obsessivo-compulsivo	Síndrome de Prader-Willi
Disfunção visual, polidactilia, anomalias cardíacas, genitourinárias ou renais	Síndrome de Bardet-Biedl

Fonte: Adaptadoa de Mason et al., 2014.

É necessário ainda, verificar se há comportamentos sugestivos de compulsão alimentar, que podem estar presentes entre 1% e 3% da população pediátrica. Para caracterizar esse distúrbio, segundo a quinta edição do Manual de Diagnóstico e Estatístico de Transtornos Mentais[2], é necessário que a criança apresente pelo menos três ou mais dos seguintes sintomas, pelo menos uma vez por semana, nos últimos três meses:

- Hábito de comer mais rápido que o normal;
- Comer sem interrupção até que se sinta desconfortável;
- Comer uma grande quantidade de comida, mesmo que sem fome;
- Isolar-se durante o ato de comer, por sentir vergonha devido à quantidade ingerida;
- Sentimento de tristeza ou culpa depois de comer[3].

Nesses casos, indica-se a avaliação por médico psiquiatra infantil e equipe de saúde mental.

O acompanhamento por uma equipe multidisciplinar especializada em obesidade infantil é necessário quando não há melhora no Índice de Massa Corpórea (IMC, ver Pergunta 2.1), entre 3 e 6 meses de acompanhamento na UBS, apesar de orientações de adequação de hábitos alimentares, aumento do tempo de atividade física diária e limitação do tempo de tela[4].

O Centro de Recuperação e Educação Nutricional (CREN), em São Paulo, é um serviço especializado e de referência nacional para desvios nutricionais primários na infância e adolescência. Existem duas unidades na cidade, uma na zona leste, em Vila Jacuí e outra na zona sul, em Mirandópolis (www.cren.org.br). O encaminhamento pode ser realizado pela Unidade Básica de Saúde, com agendamento de primeira consulta pelo sistema de regulação de consultas (SIGA), por livre demanda, ou por busca ativa, por meio da realização de censos antropométricos para diagnóstico do excesso de peso, realizados diretamente na comunidade (Figura 2.1.6).

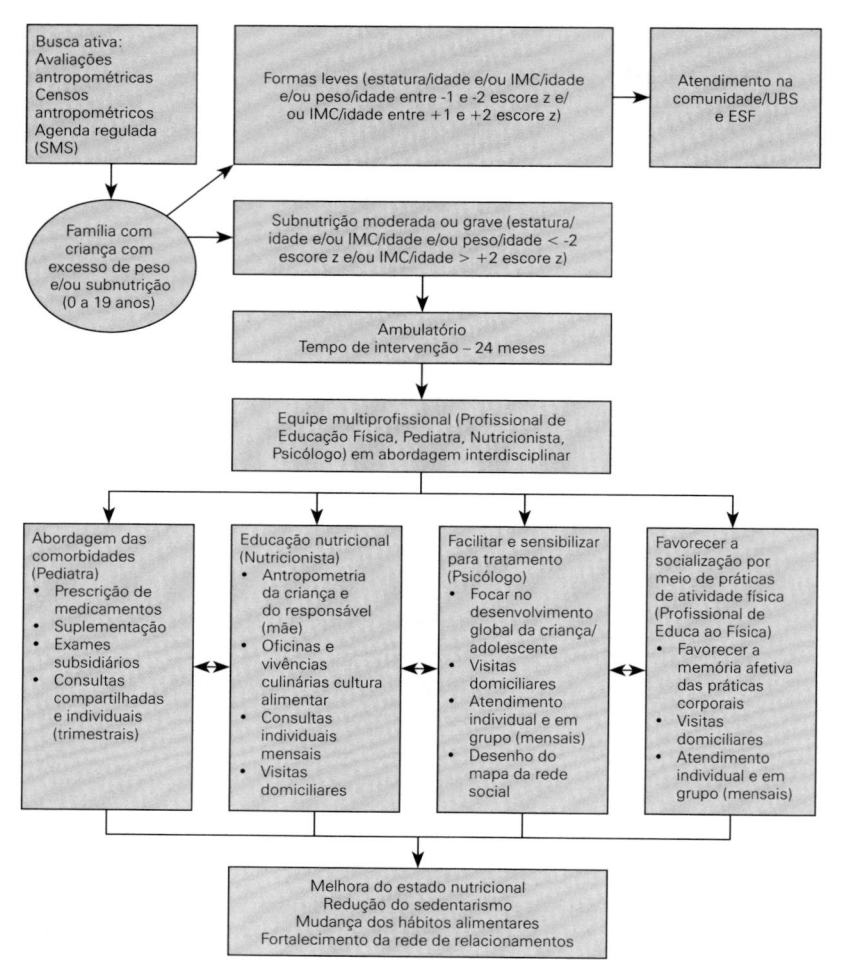

Figura 2.1.6 – Fluxo de entrada e atendimento no ambulatório do CREN.

Fonte: Centro de Recuperação e Educação Nutricional (CREN). Protocolo de Atendimento Ambulatorial 2019.

Referências bibliográficas

1. Mason K, Page L, Balikcioglu PG. Screening for hormonal, monogenic, and syndromic disorders in obese infants and children. Pediatr Ann. 2014 Sep;43(9):e218-24.
2. American Psychiatric Association. Diagnostic and Statistical Manual of Mental Disorders, Fifth Edition (DSM-V). Arlington, VA: American Psychiatric Association, 2013.
3. Sacco B, Kelley U. Diagnosis and evaluation of eating disorders in the pediatric patient. Pediatr Ann. 2018 Jun 1;47(6):e244–9.

4. Barlow SE, Expert Committee. Expert committee recommendations regarding the prevention, assessment, and treatment of child and adolescent overweight and obesity: summary report. Pediatrics. 2007 Dec;120 Suppl 4:S164-92.

35 Algumas famílias têm dificuldade de reconhecer o sobrepeso/obesidade dos filhos, pois estes lhes parecem saudáveis e bem cuidados, "fortes" e "fofinhos". Como enfrentar tal situação?

Estima-se que uma criança possui chance de 80% de ter excesso de peso se for filho de pais obesos[1]. Além disso, a chance de uma pessoa se tornar obesa aumenta em 57% se ela tiver um amigo que se tornou obeso no período – mesmo sem nenhum laço familiar[2]. Além da obesidade ser um fator de risco para doenças de elevada mortalidade na vida adulta, sabe-se ainda que as crianças com excesso de peso na infância possuem chance de 40% de serem obesas na adolescência[1]. Mais de 75% dos adolescentes obesos manterão o excesso de peso na vida adulta[1].

Embora sejam conhecidos esses riscos, a obesidade ainda é uma doença invisível para muitos pais. Um estudo realizado na Áustria, mensurou a percepção dos pais quanto ao estado nutricional dos filhos. Mais de 90% das crianças com diagnóstico de sobrepeso eram vistas como eutróficas, ou seja, saudáveis, pelos seus pais. No grupo das crianças obesas, 63% dos pais acreditavam que os filhos possuíam peso adequado[3]. Reconhecer e identificar o excesso de peso é muito importante, pois pais que reconhecem os filhos como portadores de excesso de peso são mais propensos a reconhecer os riscos à saúde consequentes do quadro nutricional e a evitá-los[4].

Na pergunta 31, encontram-se as indicações de como mensurar o peso em relação à estatura para diagnosticar o excesso de peso para cada idade e de acordo com o sexo.

A obesidade é uma doença de caráter multifatorial, portanto, o profissional de saúde e os pais devem levar em consideração que essa condição exigirá mudanças no estilo de vida de todos os membros da família. Para isso, é necessário conhecer a fundo, os hábitos alimentares e a dinâmica familiar, com a ajuda de profissionais da saúde. A partir dessa observação, deve-se pensar em estratégias de enfrentamento razoáveis, dentro do contexto familiar, que levem em conta as condições sociais, econômicas, religiosas e relacionais. O método de tratamento deve se adequar às particularidades de cada criança ou adolescente. É necessário ainda, valorizar a liberdade do indivíduo, como agente capaz de efetuar as suas próprias mudanças, e cuidar para que esse compreenda o valor positivo e o significado das ações necessárias para a perda de peso, tornando-se protagonista da mudança no estilo de vida. O profissional não deve se substituir ao paciente, mas agir oferecendo-lhe apoio para a mudança e estar ao seu lado. Deve fazer parte da estratégia de sucesso no tratamento o trabalho em rede e a construção de redes de apoio para o indivíduo e sua família. A rede ideal é composta por parcerias com Organizações da Sociedade Civil, como o Centro de Recuperação e Educação Nutricional (www.cren.org.br) que atuem na área de saúde, educação e atividade física, universidades e demais componentes da rede de assistência à saúde como as UBS[5].

Referências bibliográficas

1. Lifshitz F. Obesity in children. J Clin Res Pediatr Endocrinol. 2008 Nov 1;1(2):53–60.
2. Christakis NA, Fowler JH. The spread of obesity in a large social network over 32 years. N Engl J Med. 2007 Jul 26;357(4):370-9.
3. Nemecek D, Sebelefsky C, Woditschka A, Voitl P. Overweight in children and its perception by parents: cross-sectional observation in a general pediatric outpatient clinic. BMC Pediatr. 2017 Dec 22;17(1):212.
4. Park MH, Falconer CL, Saxena S, Kessel AS, Croker H, Skow A, et al. Perceptions of health risk among parents of overweight children: a cross-sectional study within a cohort. Prev Med. 2013 Jul;57(1):55-9.
5. Sawaya, Ana L.; Massimi, M. (Org.). Educar para a Liberdade. 1. ed. São Paulo: Companhia Ilimitada, 2018. v. 1. 222p.

36 — Uma criança obesa tem dores no joelho, mas muita vergonha de nadar. Qual seria a melhor orientação para redução do sedentarismo?

Crianças em idade escolar e adolescentes devem realizar, ao menos 60 minutos, por dia, de atividades físicas apropriadas para a sua idade e que sejam agradáveis e interessantes para elas[1] (Quadro 2.1.7).

Quadro 2.1.7 – Atividade física na infância e adolescência

60 minutos diários de atividade física		
Atividade física aeróbia vigorosa ao menos três vezes na semana	Fortalecimento muscular ao menos três vezes na semana	Fortalecimento ósseo ao menos três vezes na semana

Fonte: U.S. Department of Health and Human Services, 2018.

Na maior parte do tempo, deve-se privilegiar atividade física aeróbica, como correr, saltar, nadar, dançar e pedalar. A intensidade deve ser de moderada a vigorosa, e deve incluir atividade física vigorosa ao menos três vezes na semana[1].

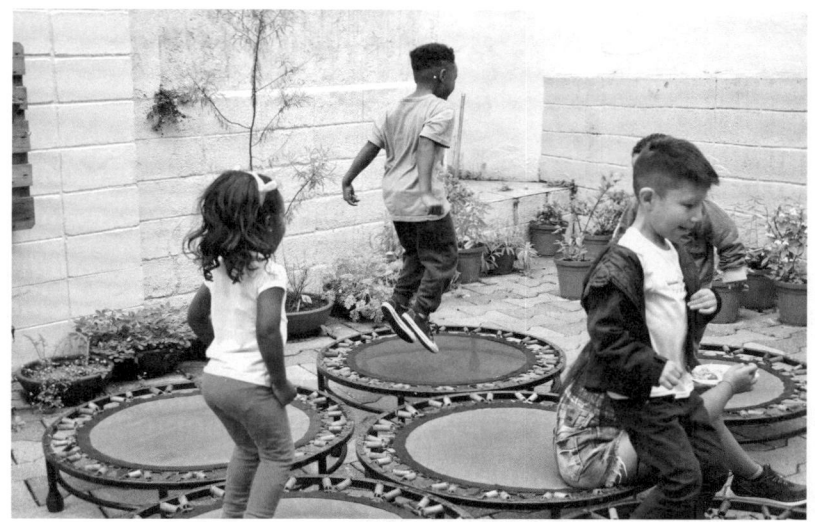

Figura 2.1.7 – Promoção de atividade física no CREN. Crianças explorando o *jump* sob supervisão do profissional de educação física.
Fonte: Foto de Giovanna Brandão. Acervo CREN, 2019.

Atividades de fortalecimento muscular são recomendadas ao menos três vezes na semana. Essas atividades podem ser não estruturadas, como brincadeiras em equipamentos de *playground*, subir em árvores ou brincar de cabo de guerra. Podem ainda, ser realizadas de maneira estruturada, como levantamento de peso ou treino com faixas elásticas. Embora menos comuns em nosso meio, esses programas estruturados de fortalecimento muscular são seguros para as crianças e adolescentes, desde que, supervisionados por profissional de Educação Física[1].

Ainda como parte desse tempo ativo diário, deve-se incluir atividades de fortalecimento ósseo, como correr, pular corda, jogar basquete ou pular amarelinha. Essas atividades de fortalecimento ósseo podem ser também, simultaneamente, aeróbicas ou de fortalecimento muscular[1].

Além disso, recomenda-se evitar comportamentos sedentários e limitar o tempo de tela a duas horas diárias, excluindo o tempo do uso dessas tecnologias para fins escolares[2].

Entretanto, é preciso atenção na prescrição de atividade física para crianças e adolescentes portadores de obesidade. Esses indivíduos podem apresentar complicações ortopédicas em decorrência do excesso de peso, como dor em joelhos, epifisiólise da cabeça do fêmur, geno valgo, tíbia vara, maior prevalência de fraturas e desconfortos

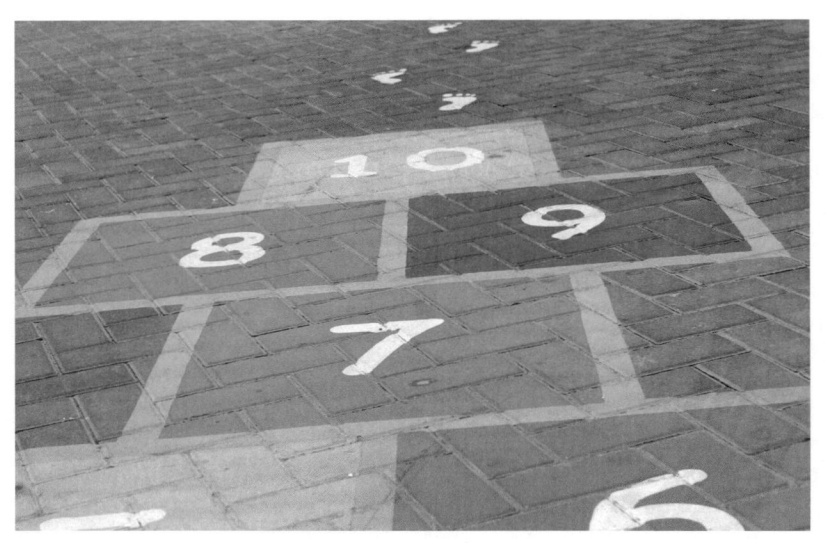

Figura 2.1.8 – A brincadeira de amarelinha simultaneamente melhora a capacidade aeróbica e promove o fortalecimento ósseo.
Fonte: Imagem de Abby Haukongo por Pixabay.

articulares. Considerando esses aspectos, os programas de atividade física nesse grupo devem incluir exercícios com pouco ou nenhum impacto articular, como a musculação, andar de bicicleta ergométrica, nadar e outras atividades na água[2].

Especialmente lidando com pacientes portadores de excesso de peso, situação que propicia maior tendência a serem vítimas de *bullying*[3], deve-se investigar se esse sofrimento é um fator impeditivo para prática de exercício – como no exemplo, em que a criança tem vergonha de ir à piscina. Deve-se, portanto, incentivar a prática de outras atividades físicas que possam melhorar a autoestima, como lutas e danças[2]. É útil apresentar a variedade de opções de exercícios, sejam estruturados ou não estruturados, aulas individuais ou em grupo, esportes coletivos ou individuais, academias de musculação ou ginástica ao ar livre, esportes competitivos ou não competitivos, enfim, a escolha deve considerar as preferências de cada indivíduo.

Por fim, é preciso identificar as dificuldades para a prática regular de atividade física como, "falta de tempo, "falta de companhia", "falta de condições financeiras", "não gosta dessa modalidade esportiva", etc., para partir disso, traçar em conjunto estratégias individualizadas e viáveis para superá-las.

Referências bibliográficas
1. U.S. Department of Health and Human Services. Physical Activity Guidelines for Americans, 2nd edition. Washington, DC: U.S. Department of Health and Human Services; 2018. Disponível em https://health.gov/paguidelines/second-edition/pdf/Physical_Activity_Guidelines_2nd_edition.pdf. Acesso em 01 de abril de 2019.
2. Sociedade Brasileira de Pediatria. Grupo de Trabalho em Atividade Física. Promoção da Atividade Física na Infância e Adolescência. Rio de Janeiro: SBP, 2017. Disponível em https://www.sbp.com.br/fileadmin/user_upload/19890e-MO-Promo_AtivFisica_na_Inf_e_Adoles-2.pdf. Acesso em 01 de abril de 2019
3. Griffiths LJ, Wolke D, Page AS, Horwood JP, ALSPAC Study Team. Obesity and bullying: different effects for boys and girls. Arch Dis Child. 2006 Feb;91(2):121–5.

37 Como uma criança que faz as refeições na creche/escola pode se tornar obesa?

Nos dias letivos, ao menos uma refeição de crianças e adolescentes é realizada na escola – o que equivale a 200 refeições por ano. Esse número de refeições pode chegar até quintuplicar, considerando que crianças que estudam em regime integral podem realizar até cinco refeições por dia na escola. Portanto, a merenda escolar deve ser compreendida como uma refeição importante para o desenvolvimento global nessa faixa etária, com implicação no enfrentamento dos distúrbios nutricionais.

As crianças que estudam em escolas públicas são beneficiadas pelo Programa Nacional de Alimentação Escolar (PNAE), que oferece alimentação escolar a todos os estudantes de todas as etapas da educação básica pública[1]. O governo federal realiza repasses, de caráter suplementar, diretamente aos Estados e municípios, com base, no Censo Escolar realizado no ano anterior. O programa prevê a obrigatoriedade de haver um nutricionista responsável técnico na elaboração dos cardápios oferecidos, bem como que 30% do valor repassado deva ser investido na compra direta de produtos de agricultura familiar (Lei nº 11.947, de 16/6/2009). Crianças que consomem duas ou mais refeições escolares ingerem menos alimentos ultraprocessados e consomem mais alimentos *in natura* ou minimamente processados comparado a crianças que não consomem alimentação escolar, inclusive com efeito de dose-resposta na proteção da alimentação[2].

Apesar desses esforços, nem sempre é possível que a escola consiga controlar a quantidade oferecida nas porções, nem se uma criança fez várias repetições da refeição, mesmo que no cardápio ela tenha sido considerada nutricionalmente equilibrada para aquela faixa etária.

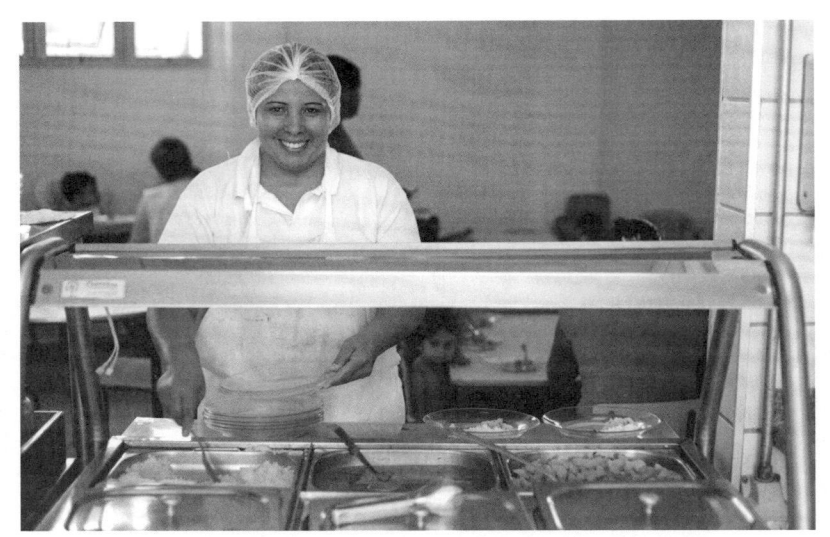

Figura 2.1.9 – Cardápio escolar: preferencialmente com ingredientes *in natura* ou minimamente processados, respeitando as diferenças culturais de cada região.
Fonte: Gabriel Quintão. Acervo CREN.

Além disso, sabemos que existe o comércio de alimentos ultra-processados, ricos em açúcar e de baixo teor nutricional no ambiente escolar, tanto em escolas públicas como privadas. São alimentos de potencial risco para o desenvolvimento de vício alimentar e já conhecidos riscos à saúde se consumidos em excesso, oferecidos a "consumidores" ainda em formação de julgamento crítico sobre os próprios hábitos alimentares. Considerando esse panorama, é imperativo discutir a qualidade do lanche disponível para compra em instituições de ensino.

Referências bibliográficas

1. Brasil. Ministério da Educação. Fundo Nacional de Desenvolvimento da Educação (FNDE). Conselho Nacional dos Procuradores Gerais do Ministério Público dos Estados, do Distrito Federal e da União. Grupo Nacional de Direitos Humanos. Cartilha Nacional de Alimentação Escolar. 1ª ed. Brasília: MEC, FNDE, 2014.
2. Bento BMA, Moreira AC, Carmo AS, Santos LCD, Horta PM. A higher number of school meals is associated with a less-processed diet. Jornal de Pediatria. 2018;94(4),404-9.

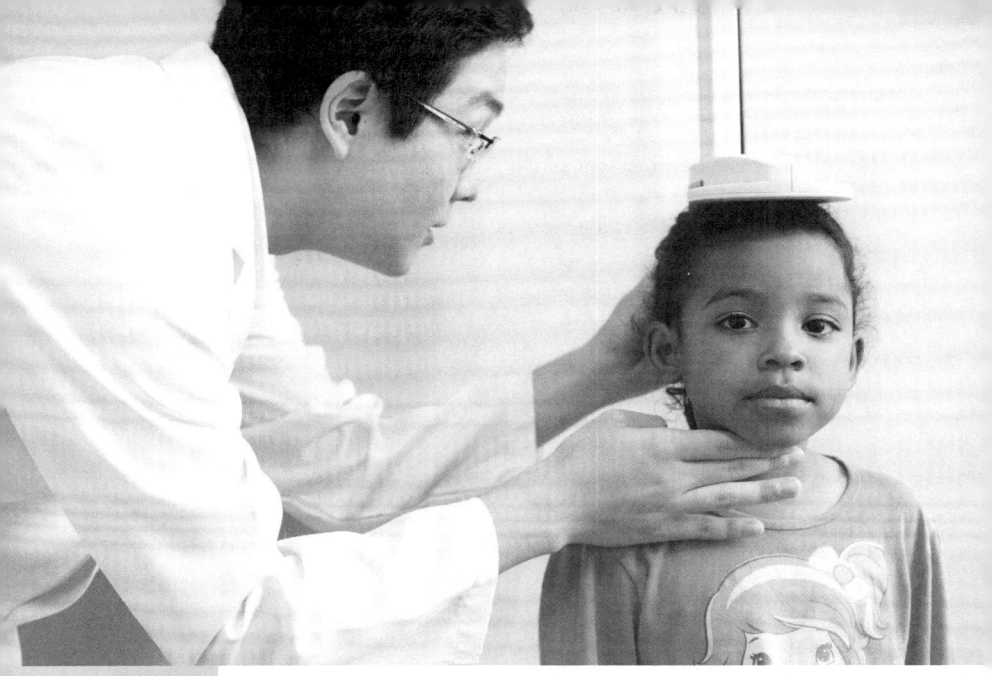

2.2 Subnutrição e Baixa Estatura de Causa Nutricional

■ Maria Paula de Albuquerque
■ Adolfo Pereira de Mendonça

38 Em uma família cujos pais possuem baixa estatura como diferenciar déficit de crescimento ou subnutrição de padrão genético familiar?

A presença da baixa estatura em adultos pode ser resultado de um processo de subnutrição iniciado na infância e que se apresenta como consequência de uma oferta inadequada de macro e micronutrientes, frequentemente associados a infecções recorrentes em períodos críticos de crescimento[1]. No mundo, e também no Brasil, o tipo mais prevalente de subnutrição é a baixa estatura, que é considerado um bom indicador de iniquidade social e pobreza[2]. Hoje, sabe-se que o fator ambiental, e suas implicações epigenéticas, responde por até 80% da estatura final de um indivíduo.

O crescimento linear é resultado da interação entre a carga genética e os fatores do meio ambiente, que permitirão a maior ou menor expressão do potencial genético.

> Os fatores ambientais de maior risco para a ocorrência da baixa estatura de causa nutricional são: desnutrição materna, falha no aleitamento materno exclusivo até seis meses, introdução tardia de alimentos complementares, alimentação complementar em quantidade e qualidade inadequadas, absorção de nutrientes prejudicada por infecções recorrentes e parasitoses intestinais.

O risco de baixa estatura é três vezes maior no quartil mais pobre da população, quando comparado ao quartil mais rico[3]. A chance de baixa estatura aumenta com o número de irmãos, sendo o triplo, para aqueles com três ou mais irmãos, comparados aos filhos únicos, o que possivelmente representa outro indicador de condições socioeconômicas familiares menos privilegiadas e menor disponibilidade materna para o cuidado da criança.

Em 2006, a Organização Mundial de Saúde publicou[4] o estudo multicêntrico que acompanhou longitudinalmente recém-nascidos a termo, amamentados exclusivamente, em seio materno, por pelo menos quatro meses, filhos de mães não tabagistas, que realizaram acompanhamento pré-natal e com renda familiar mínima para o acesso adequado a alimentos. Os países que fizeram parte da pesquisa foram Brasil, Gana, Índia, Noruega, Omã e EUA. Esse estudo identificou um desenvolvimento físico semelhante nessas crianças, mesmo se de diferentes origens étnicas e contextos culturais. Desse estudo, nasceram as curvas de referência utilizadas pelo Ministério da Saúde, na caderneta de saúde da criança, para avaliar o crescimento e desenvolvimento de bebês e crianças até 5 anos, de acordo com o sexo[4].

Para avaliação da situação nutricional da criança, os dados de peso e estatura devem ser anotados na caderneta durante as consultas de puericultura, e em seguida, plotados nas curvas de referência de peso e estatura (Figuras 2.2.1 e 2.2.2). Esse procedimento permite obter uma imagem representativa do ritmo de ganho de peso e estatura da criança ao longo do tempo.

Esse é um instrumento valioso e bastante intuitivo para as famílias entenderem a evolução adequada, ou não, do crescimento de seus filhos. Qualquer profissional de saúde capacitado pode atualizar a curva/gráfico de acompanhamento antropométrico da caderneta de saúde. Deve-se reconhecer na abscissa a idade da criança em anos e meses (deve-se considerar a idade gestacional corrigida no caso de prematuros até os 24 meses – tema abordado no capítulo *Recém-nascido de Risco*) e na coordenada o peso em quilos e o comprimento/altura em centímetros. Quanto menor a distância entre cada ponto e maior o número de pontos plotados no gráfico melhor será o monitoramento do crescimento da criança.

Nas Figuras 2.2.1 e 2.2.2, é possível observar linhas diferentes. A linha 0 corresponde à média/mediana de peso e estatura da população daquela idade e sexo e que corresponde ao ideal ou esperado. Conforme o peso e estatura da criança se afasta da linha 0, e avança para as outras linhas, maior a chance de estarmos frente à um quadro de má nutrição. A linha 2 (– ou +) corresponde a dois desvios-padrão da mediana (linha 0), e caracteriza quadros moderados de desvios nutricionais e a linha 3 (– ou +), três desvios-padrão, os quadros graves.

A sociedade deve oportunizar as melhores condições ambientais para o desenvolvimento pleno da criança e os equipamentos de saúde devem monitorar sistematicamente o crescimento de seus pacientes pediátricos, por meio de antropometria e da utilização das curvas de referência presentes na caderneta da saúde da criança[5].

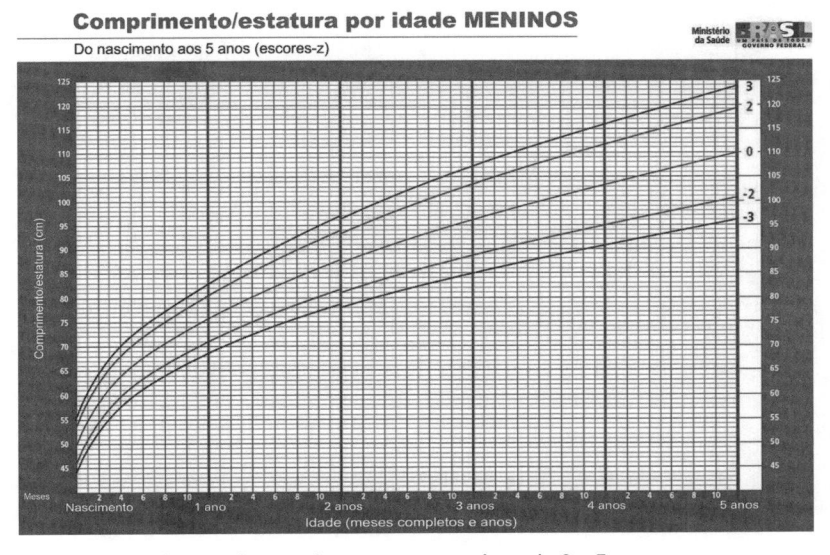

Figura 2.2.1 – Curvas de crescimento para meninos de 0 a 5 anos.
Fonte: Ministério da Saúde, caderneta da saúde da criança, 2017.

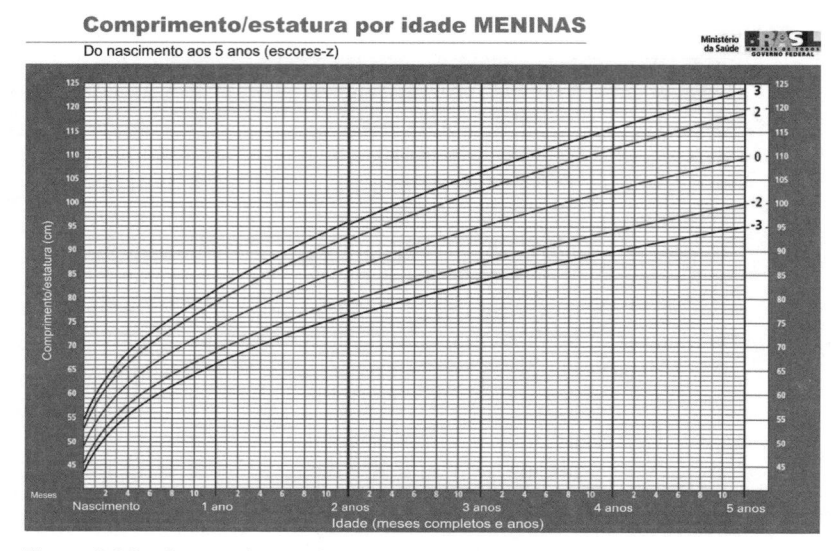

Figura 2.2.2 – Curvas de crescimento para meninas de 0 a 5 anos.
Fonte: Ministério da Saúde, caderneta da saúde da criança, 2017.

É possível que uma criança com baixa estatura tenha pais que foram previamente subnutridos na infância e, como consequência, persistem com baixa estatura na vida adulta. Portanto, considerar a estatura dos pais como a estatura almejada ou esperada para essa criança é limitar a potencialidade de seu crescimento e subnotificar um déficit de crescimento em função de causas nutricionais e de infecções de repetição. Além disso, a baixa estatura em situação de pobreza e vulnerabilidade pode ser um fenômeno transgeracional por causa das condições ambientais (epigenéticas) e não somente genéticas.

Referências bibliográficas
1. Sawaya AL, Martins PA, Baccin Martins VJ. et al. Malnutrition, long-term health and the effect of nutritional recovery. Nestle Nutr Workshop Ser Pediatr Program. 2009; 63:95-108.
2. The World Bank. Poverty measurement and PPPs: The World Bank explains. 2014. [Online], http://www.worldbank.org/en/topic/poverty

3. IBGE. Pesquisa de Orçamentos Familiares 2008-2009. Antropometria e análise do estado nutricional de crianças e adolescentes no Brasil. 2010. Rio de Janeiro.
4. World Health Organization. Multicenter Growth Reference Study Group. WHO child growth standards based on length/height, weight and age. Acta Paediatr Suppl. 2006 450,76-85.
5. Ministério da Saúde. Caderneta da saúde das crianças, passaporte da cidadania. Brasília. 2017.

39 — É possível uma criança com alimentação adequada apresentar déficit de crescimento?

A despeito da baixa estatura, de origem nutricional, ser o modo mais prevalente de subnutrição no Brasil e no mundo, aspectos hormonais, imunológicos e genéticos são de grande importância para a garantia do crescimento adequado, e desordens que afetem esses sistemas e funções podem ter como resultado clínico a baixa estatura. Nesses casos, a baixa estatura é considerada secundária e pode se apresentar de maneira isolada ou associada a outros sinais e/ou sintomas em um grande número de doenças.

> Doenças sistêmicas, como doença inflamatória intestinal, doença celíaca, cardiopatias congênitas, doenças pulmonares, nefropatias, doenças do colágeno, doenças infecciosas com HIV/AIDS, anemias e neoplasias podem levar a déficit de crescimento. É importante observar que a baixa estatura nesses casos, raramente, se apresenta com o único achado clínico da doença.

Outro grupo de doenças, que frequentemente apresentam algum déficit de crescimento, são as síndromes (Sd) ou anormalidades cromossômicas. Dentre as mais frequentes, que cursam com algum grau de baixa estatura, estão as síndromes de Silver Russel, de Cornélia de Lange, de Williams, de Turner, de Noonan, de Down, de DiGeorge, de Rubstein-Taybi, de Prader-Willi, de Seckel, a deleção do cromossomo 18 q e a neurofibromatose. Muitos desses quadros apresentam algum comprometimento da capacidade cognitiva, além de outros desvios fenotípicos. Na avaliação antropométrica é importante estar atento a desproporção dos segmentos corporais (segmento inferior, segmento superior e envergadura), o que reforça a hipótese de baixa estatura de causa genética.

Ainda, frente a uma criança com a alimentação adequada e com uma velocidade de crescimento abaixo do esperado para a sua idade deve-se ponderar a presença de doenças endócrinas, como deficiências múltiplas do hormônio hipofisário, quadros de puberdade precoce, hipotireoidismo, hiperplasia adrenal congênita, síndrome de Cushing, pseudo-hipoparatiroidismo, diabetes *mellitus* tipo I, a deficiência do hormônio de crescimento (GH) isolada clássica.

Nesse sentido, o uso sistemático da caderneta da saúde da criança, com a plotagem dos valores de comprimento/estatura nas curvas de crescimento presentes nesse documento são uma importante estratégia para acompanhar a velocidade de crescimento.

Crianças que apresentam curvas de crescimento não ascendentes ou com desaceleração sem uma causa nutricional clara devem ser investigadas clínica e laboratorialmente.

No Quadro 2.2.1, encontram-se os exames complementares para auxiliar no diagnóstico diferencial de baixa estatura de causa não nutricional.

Quadro 2.2.1 – Exames complementares no diagnóstico diferencial de baixa estatura

Hemograma completo
Glicemia de jejum
Lipidograma completo
Proteína total e frações
TGO e TGP
Cálcio, fósforo e fosfatase alcalina
Ureia e creatinina
Urina tipo I
Parasitológico de fezes
TSH e T4 livre
VHS
IGF-1 e IGFBP3
Provas de secreção de GH
Anticorpos antiendomísio e antitransglutaminase
Idade óssea
Cariótipo
Rx de esqueleto
RNM ou TC de crânio e de sela

Fonte: Adaptado Tratado de Pediatria, 2014.

Aqui cabe um maior detalhamento sobre a deficiência do Hormônio de Crescimento (GH) posto que essa deficiência hormonal nem sempre é tão clara, os exames não são suficientemente discriminatórios e a terapêutica existente é onerosa, injetável e de uso diário (Quadro 2.2.2).

Quadro 2.2.2 – Deve-se ponderar a presença de deficiência de GH quando houver

• Baixa estatura grave: Z escore estatura/idade < ou igual a -3 da curva da OMS (2007);
• Baixa estatura com Z escore entre -3 e -2 da estatura prevista para idade e sexo (OMS, 2007) + redução da velocidade de crescimento, definida como velocidade de crescimento inferior ao percentil 25 da curva de velocidade de crescimento;
• Estatura acima de -2 Z escore para idade e sexo, associada a baixa velocidade de crescimento (abaixo de -1 desvio – padrão da curva da velocidade de crescimento em 12 meses);
• Lesão predisponente pregressa como lesão intracraniana e irradiação do SNC;
• Deficiência de outros hormônios hipofisários;
• Sinais e sintomas de deficiência de GH/Hipopituitarismo no período neonatal (hipoglicemia, icterícia prolongada, micropênis, defeitos da linha média).

Fonte: Ministério da Saúde, 2017.

O diagnóstico laboratorial inicial deve ser feito com dosagem do hormônio fator estimulador do hormônio de crescimento (IGF1) ou Somatomedina C. Se o resultado estiver acima da média para idade e sexo, é forte evidência contra a deficiência do GH. Outro exame necessário é o RX de idade óssea para crianças maiores de 2 anos. Na deficiência de GH, a idade óssea geralmente tem atraso maior do que dois desvios padrão.

Assim, havendo indicação de descartar deficiência do GH segundo o protocolo acima, deve-se encaminhar o paciente ao endocrinologista infantil.

No entanto, mesmo na presença de doenças que acarretam a baixa estatura, é necessário investigar cuidadosamente a alimentação desse paciente, corrigir as inadequações do consumo de macro e micronutrientes e oferecer à família opções para uma alimentação mais saudável. Pacientes do Centro de Recuperação e Educação Nutricional (CREN), que posteriormente confirmaram o diagnóstico de baixa estatura de etiologia sistêmica, endócrina ou genética, apresentaram melhora no escore Z do índice de estatura para idade (Figura 2.2.3) após intervenção com foco em Educação Alimentar e Nutricional (EAN). Isso demonstra como, a despeito da presença de uma doença de base, é possível otimizar o crescimento com intervenções em EAN.

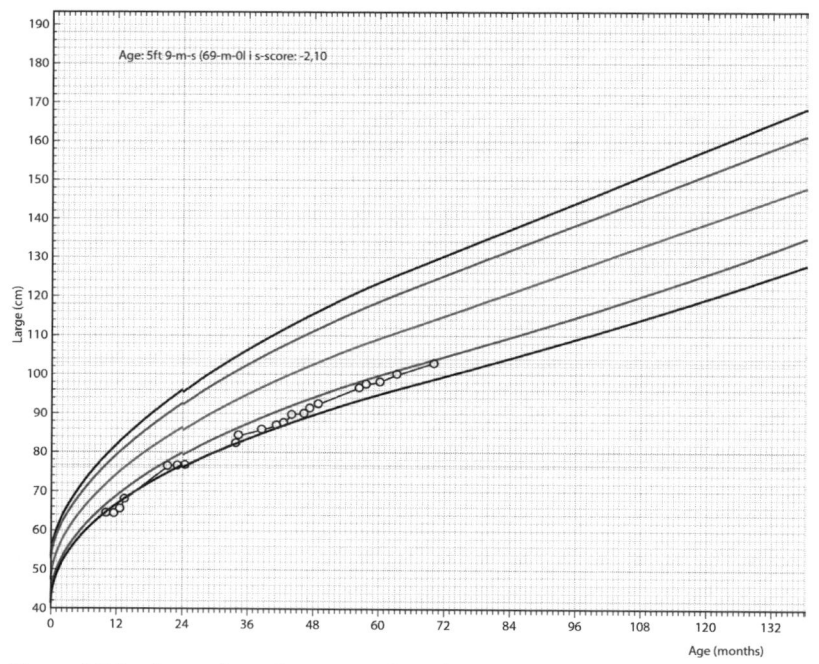

Figura 2.2.3 – Curva de paciente com diagnóstico de Síndrome de Silver-Russell em intervenção nutricional.

Fonte: Programa Anthro, WHO. CREN – Centro de Recuperação e Educação Nutricional, 2014.

Referências bibliográficas

1. Paula, LCP et al. Baixa estatura: investigação diagnóstica e detecção da deficiência de hormônio do crescimento. Revista HCPA, v.23, 2003.
2. Sawaya, A. Desnutrição: Consequências em longo prazo e efeitos da recuperação nutricional. Estud. Av, São Paulo, v.20, n.58, p.147-158, dez. 2006.
3. Ministério da Saúde. Protocolo Clínico e Diretrizes Terapêuticas para Deficiência de Hormônio de Crescimento. 2017.
4. Hoineff, C. & Collet-Solberg, PF. Crescimento normal e alterado. IN: Campos Jr, D. & Burns, DAR. Tratado de Pediatria. 3 Ed. Manole, 2014. p 913.

40 — No tratamento da criança com baixo peso, é preciso aumentar a densidade energética acrescentando óleos e carboidratos na dieta?

No paciente pediátrico, para um melhor diagnóstico nutricional e intervenção adequada, é importante termos acesso à dois ou mais índices antropométricos. A criança que apresenta exclusivamente baixo peso para idade, ou baixo peso para estatura, mas seu índice de estatura para idade está adequado, apresenta, portanto, uma situação aguda de subnutrição. Já a criança que apresenta baixo peso e baixa estatura, e, portanto, está proporcionada, apresenta uma subnutrição crônica. Essas duas condições pedem abordagens diferenciadas.

Na vigência de quadros agudos graves de subnutrição (Peso para Estatura < -3 Z score) acompanhados ou não de edema as crianças devem receber os cuidados conforme o protocolo do manual de atendimento da criança com subnutrição grave em nível hospitalar do Ministério da Saúde[1], por causa do elevado risco de morte desses pacientes.

Para crianças que apresentam baixo peso e se encontram clinicamente em condições de tratamento ambulatorial, deve-se, a princípio, corrigir as inadequações de macro e micronutrientes.

Deve-se harmonizar a dieta para que não exista desequilíbrio na proporção de macronutrientes ofertados, de modo que o consumo de carboidratos contemple de 45% a 65%, as proteínas de 5% a 20% e os lipídios de 30% a 40%, do valor energético total (VET)[2].

Para que ocorra a recuperação nutricional é necessário um acréscimo na oferta energética, em torno de 20% a 30%, das necessidades basais.

A monitorização do ganho de peso deve ser realizada de modo frequente e sistemático para que não exista ganho de peso demasiado rápido, com repercussões metabólicas indesejáveis, mas com meta de ganho de peso não inferior a 10 g/kg/dia.

Portanto, todo aumento da densidade energética da dieta deve ser resultado de um incremento balanceado de todos os macronutrientes (proteínas, lipídios e carboidratos) e micronutrientes.

Na presença de baixa ingestão alimentar, geralmente associada à presença de processos infecciosos, uma das estratégias é reduzir o intervalo das refeições, com maior fracionamento da dieta. Essa estratégia leva em consideração a capacidade e esvaziamento gástrico reduzidos que esses lactentes com baixo peso podem apresentar.

Outro aspecto importante é a consistência dos alimentos ofertados, que devem ser sólidos ou cremosos, mas não líquidos em forma de sopas ou sucos, posto que, se reduz sobremaneira a densidade energética dessas preparações.

A alimentação não é importante somente para satisfazer as necessidades nutricionais da criança com baixo peso, mas deve ser vista também, como uma ferramenta educacional na promoção do desenvolvimento, favorecendo a mastigação, a deglutição e o contato com novos sabores, tornando a alimentação um processo prazeroso.

O aumento da oferta de açucares simples ou gorduras acrescidos no leite ou em outras preparações não é recomendado. O maior consumo de açúcar acarreta em lipogênese (produção de gordura) e pode, em médio e longo prazo, favorecer o surgimento de resistência insulínica. Estratégias que não apostam na aquisição de bons hábitos alimentares, mas tem como meta tão somente o aumento da oferta energética levam a desequilíbrios metabólicos.

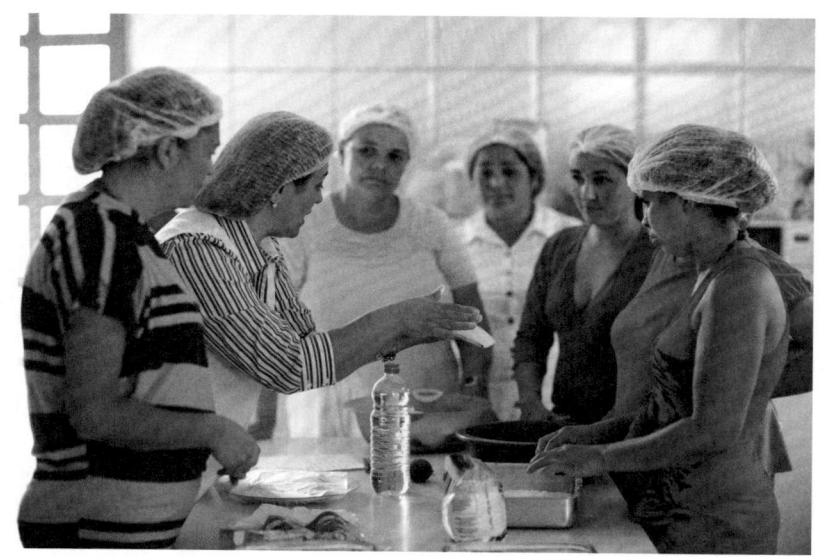

Figura 2.2.4 – Oficina de Educação Alimentar e Nutricional ofertada às mães dos pacientes com subnutrição – resgate de habilidades culinárias.
Fonte: Foto de Renato Stockler. Acervo CREN, Jundiaí, 2011.

Referências bibliográficas
1. Brasil. Ministério da Saúde. Secretaria de Atenção à Saúde. Coordenação Geral da Política de Alimentação e Nutrição. Manual de atendimento da criança com desnutrição grave em nível hospitalar / Ministério da Saúde, Secretaria de Atenção à Saúde, Coordenação Geral da Política de Alimentação e Nutrição – Brasília: Ministério da Saúde, 2005.
2. Manual de Alimentação: orientações para alimentação do lactente ao adolescente, na escola, na gestante, na prevenção de doenças e segurança alimentar / Sociedade Brasileira de Pediatria. Departamento Científico de Nutrologia. – 4ª ed. – São Paulo: SBP, 2018.172 p.

41 Crianças que foram subnutridas no início da vida terão dificuldades de aprendizado?

A subnutrição, quando ocorre nas fases iniciais da vida, pode afetar de maneira significativa o sistema nervoso, posto que, do momento da concepção até os dois anos de vida pós-natal encontra-se em desenvolvimento e crescimento acelerados. Esse é o período em que ocorre a multiplicação de células e a mielinização, com aumento do número de conexões sinápticas e diferenciação de suas terminações. Injúrias nutricionais graves nessa fase do desenvolvimento da vida podem comprometer o complexo metabolismo do encéfalo em seus aspectos morfológicos, estruturais e bioquímicos[1]. Dados de necropsia de lactentes gravemente subnutridos apontam para alterações na morfologia dos dendritos apicais, que se apresentam curtos, e com anormalidades nas espinhas dentríticas[1].

Sabe-se, portanto, que a subnutrição, sobretudo nas formas graves, afeta negativamente a morfologia do sistema nervoso, mas o que dizer quanto ao aspecto funcional? Lactentes com anemia ferropriva têm maior risco de apresentar atraso em seu desenvolvimento a curto prazo e esse risco se mantém, a despeito de terapia medicamentosa adequada. No entanto, o maior desafio, e também limitação desses estudos, é que os estados de carência de ferro estão frequentemente associados a situações de maior vulnerabilidade socioeconômica, o que por si só tem efeito independente no desenvolvimento infantil[1].

Os efeitos de uma nutrição inadequada podem ser acentuados por um ambiente hostil, ou atenuados ou até mesmo revertidos por um processo de recuperação nutricional e uma abordagem psicossocial adequada. Ao contrário, sem a recuperação nutricional, a retomada do desenvolvimento pode ser prejudicada, especialmente entre as crianças menores.

A maior parte dos estudos sobre subnutrição e desenvolvimento cognitivo baseia-se em avaliações de desempenho, medidas por testes cognitivos padronizados e, geralmente, construídos a partir de populações de tradições culturais diferentes das estudadas. Sabe-se que a capacidade intelectual de uma pessoa é influenciada por uma multiplicidade de fatores (emocionais, socioculturais, educacionais) e que seu potencial intelectual é um processo complexo de interação com o meio social que se dá desde seu nascimento, e está impregnado de valores sociais, culturais e históricos. Esse potencial de aprendizagem se expressa de diferentes maneiras em diferentes contextos, refletindo as experiências a que a pessoa está exposta em cada ambiente. Desse modo, não é possível isolar os efeitos da subnutrição sobre o desenvolvimento dos efeitos de tudo que cerca a criança (incluindo a situação artificial de resposta a um teste cognitivo).

É inegável que a subnutrição é um indicador de pobreza e iniquidade social e, traz consigo, a perda de oportunidades que o ciclo da pobreza perpetua. Indivíduos que apresentaram subnutrição na infância alcançam menos anos de escolaridade, apresentam maior evasão escolar, ganham salários menores e tem desempenho pior em testes de lógica[2].

A plasticidade do sistema nervoso, que abrange as capacidades do cérebro de ser moldado pela experiência, de aprender e recordar e de reorganizar-se e recuperar-se após uma lesão, uma injúria, seja física como após um período de déficit nutricional, emocional ou social é um mecanismo de sobrevivência que ainda encerra muitos mistérios[1]. A coexistência de má nutrição e de baixo estimulo se confundem como importantes fatores de risco para o déficit de aprendizagem. Afirmar qual deles é mais relevante na origem desse déficit é improdutivo, posto que, ambos apresentam raízes profundas na pobreza e desigualdade social.

Por fim, é preciso maior atenção aos instrumentos de avaliação do desempenho intelectual de crianças com subnutrição atual ou pregressa, com vistas a reduzir pareceres prematuros de déficit cognitivo e incapacidade de aprendizado, o que aumenta ainda mais a situação de exclusão social dessas crianças e de suas famílias[3].

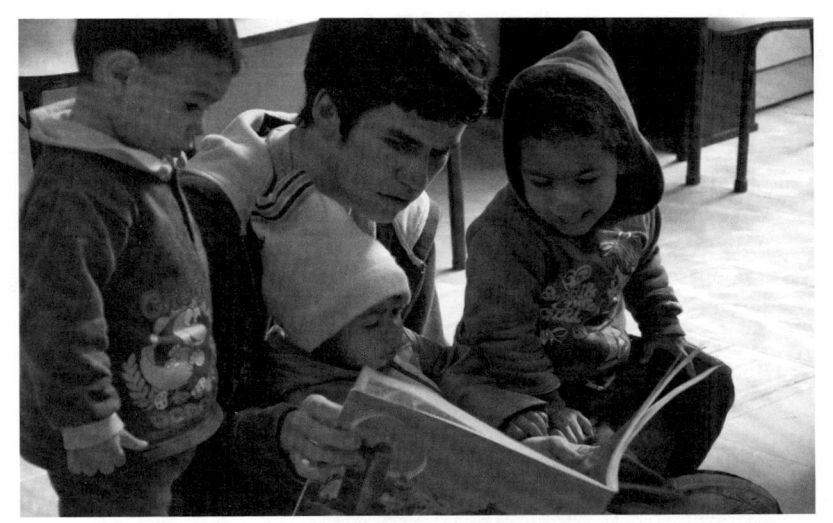

Figura 2.2.5 – Crianças do semi-internato Vila Mariana em oficina de contação de estórias.
Fonte: Foto Mariam Joshi. Acervo CREN, 2011.

Referências bibliográficas

1. O papel do ambiente no crescimento e desenvolvimento infantil. de Albuquerque MP et al. In: O Papel dos Nutrientes no Crescimento e Desenvolvimento Infantil. Savier, 2008;155.
2. Onis F, Branca F. Childhood stunting: A global perspective. Department of Nutrition for Health and Development, World Health Organization, Geneva, Switzerland, 2016.
3. Sawaya SM. Desnutrição e baixo rendimento escolar: contribuições críticas. Estudos Avançados 20 (58), 2006.

42 É necessária a suplementação de zinco e outros micronutrientes para baixa estatura?

A oferta adequada de macro e micronutrientes é fundamental para o ótimo crescimento e desenvolvimento infantil. Crianças que não tiverem atendidas as suas necessidades nutricionais básicas não alcançarão seus potenciais genéticos de crescimento, acarretando assim em déficits de estatura. Nesse sentido, o zinco, o ferro e a vitamina A, merecem atenção especial, pois são os micronutrientes que limitam o crescimento e desenvolvimento infantil e representam os estados deficitários mais prevalentes com importantes inter-relações metabólicas. Na abordagem terapêutica da baixa estatura de causa nutricional deve-se considerar a oferta desses micronutrientes, seja por meio dietético ou suplementação terapêutica. Acredita-se que a maioria dos pacientes com baixa estatura de causa nutricional esteja associada com a deficiência concomitante de mais de um micronutriente.

O zinco é micronutriente essencial e sua ingestão regular é necessária, já que o corpo humano não é capaz de produzi-lo, nem possui mecanismos adequados para estoca-lo. O zinco desempenha importante função estrutural, enzimática e de regulamentação, facilita a síntese de proteínas e regula processos tais como a expressão genica e apoptose. A deficiência grave de zinco afeta vários sistemas, como o imunológico, o gastrointestinal, o ósseo, o reprodutivo e o sistema nervoso central. Mesmo uma deficiência marginal pode estar associada à disfunção do sistema imunológico e restrição do crescimento.

A recomendação do zinco:
- Lactentes de 0 a 6 meses: 2 mg/dia;
- 7 a 36 meses: 3 mg/dia;
- Crianças (4 a 8 anos): 5 mg/dia;
- Adolescentes (9 a 13 anos): 8 mg/dia;
- Adolescentes (14 a 18 anos): meninos 11 mg/dia e meninas 9 mg/dia.

Dentre os fatores considerados de risco para a deficiência de zinco estão o baixo consumo de proteína de origem animal e a ocorrência de doença diarreica, que está associada ao fornecimento de água e saneamento básico inadequado, geralmente presentes em comunidades desfavorecidas[1]. Essa condição inadequada de saneamento básico leva a uma maior exposição de patógenos gastrointestinais, acarreta quadros de má absorção e eleva as taxas de diarreia e outras infecções, com consequente aumento da excreção desse micronutriente.

A Organização Mundial de Saúde recomenda dose suplementar de zinco na vigência de quadro diarreico em crianças de 6 a 59 meses de idade (Quadro 2.2.3) suplementação que reduz a morbidade da doença, com redução do tempo de duração da diarreia e esse efeito é mais evidente em crianças subnutridas.

Com relação ao possível efeito benéfico da suplementação do zinco no crescimento linear, uma metanálise[2] concluiu que os estudos dedicados ao tema apresentaram qualidade moderada e tiveram como resultado discreta melhora na estatura de crianças suplementadas, sem necessariamente implicar em relevância clínica. Ainda não existem recomendações padronizadas para dose, frequência e duração da suplementação de zinco com objetivo de prevenção ou tratamento para a baixa estatura, sobretudo em populações em situação de maior vulnerabilidade[1,2].

Quadro 2.2.3 – Uso de zinco na vigência de diarreia

Definição de diarreia: Três ou mais episódios de fezes líquidas ao dia, acompanhados ou não de febre.   Uso do sulfato de zinco: • Abaixo de 6 meses de idade 10 mg/dia – por via oral, com duração de 10 a 14 dias;   • 6 a 59 meses de idade 20 mg/dia – por via oral, com duração de 10 a 14 dias.

Fonte: WHO, Clinical management of acute diarrhea. 2004.

Com relação ao ferro, na faixa etária do lactente, seja por apresentar elevada velocidade de crescimento ou maior risco de consumir dietas pobres nesse micronutriente, o risco para o desenvolvimento da deficiência de ferro é maior, sobretudo quando associado a antecedentes de prematuridade e baixo peso ao nascer[3]. No Quadro 2.2.4, encontram-se as recomendações de suplementação de ferro para essa faixa etária, segundo a Sociedade Brasileira de Pediatra.

Quadro 2.2.4 – Recomendação quanto à suplementação de ferro

Situação	Recomendação
Recém-nascido a termo, de peso adequado para idade gestacional em aleitamento materno exclusivo ou não	1 mg de ferro elementar/kg peso/dia a partir do 3º mês de vida
Recém-nascido a termo, de peso adequado para a idade gestacional em uso de 500 mL de fórmula infantil por dia	1 mg de ferro elementar/kg peso/dia a partir do 3º mês até 24º mês de vida
Recém-nascido a termo com peso inferior a 2.500 g	2 mg/kg de peso/dia, a partir de 30 dias durante um ano. Após esse período 1 mg/kg/dia mais um ano
Recém-nascido pré-termo com peso entre 2.500 e 1.500 g	2 mg/kg de peso dia, a partir de 30 dias durante um ano. Após esse período 1 mg/kg/dia mais um ano
Recém-nascido pré-termo com peso entre 1.500 e 1.000 g	3 mg/kg de peso/dia, a partir de 30 dias durante um ano. Após esse período 1 mg/kg/dia mais um ano
Recém-nascido pré-termo com peso inferior a 1.000 g	4 mg/kg de peso/dia, a partir de 30 dias durante um ano. Após esse período 1 mg/kg/dia mais um ano

Fonte: Consenso sobre Anemia Ferropriva. Departamento de Nutrologia e Hematologia – SBP, 2018.

Alimentos fontes de ferro incluem carne, peixe, aves, gema de ovo, cereais fortificados com ferro, cereais integrais, vegetais verde-escuros (espinafre, couve), feijão e ervilha.

A beterraba por seu conteúdo em ferro baixo (0,8 mg/100 g) e de baixa biodisponibilidade não substitui a carne vermelha. A absorção do ferro de origem animal é de 20% a 30% enquanto a de origem vegetal é de aproximadamente 2% a 10%. O consumo de frutas cítricas como laranja, acerola ou limão, ricas em vitamina C, aumentam a absorção do ferro não heme da dieta e devem ser recomendadas como sobremesa nas dietas principais dos lactentes.

Em regiões com alta prevalência de deficiência de vitamina, a OMS, o Ministério da Saúde e a Sociedade Brasileira de Pediatria[3], preconizam o esquema para suplementação medicamentosa de vitamina A, na forma de megadoses por via oral, que devem ser administradas a cada quatro a seis meses:

- Crianças de 6 a 12 meses: 100.00 UI;
- Crianças de 12 a 72 meses 200.000 UI.

É importante saber se a criança está recebendo polivitamínico que contenha vitamina A, para não receber a megadose.

A vitamina A está presente nos peixes e seus óleos, em especial o bacalhau, fígado, ovos, leite e seus derivados e a pró-vitamina A pode ser encontrada em hortaliças e frutas amarelo alaranjadas e verdes escuras como cenoura, abóbora, batata doce, mamão, caju, dentre outros, alimentos ricos em carotenoides que são convertidos em vitamina A no organismo.

Outros sinais e sintomas podem estar presentes na deficiência desses micronutrientes além do déficit de crescimento linear. As manifestações clínicas mais frequentes estão descritas no Quadro 2.2.5[4].

Quadro 2.2.5 – Manifestações clínicas das deficiências

Vitamina A	Zinco	Ferro
Déficit de crescimento linear	Déficit de crescimento linear e retardo do desenvolvimento puberal	Déficit de crescimento linear
Anemia	Anemia	Anemia
Predisposição a infecções	Predisposição a infecções	Predisposição a infecções
Falta de apetite e alteração do paladar	Falta de apetite e alteração do paladar	Falta de apetite e alteração do paladar

Continua...

Quadro 2.2.5 – Manifestações clínicas das deficiências – *continuação*

Vitamina A	Zinco	Ferro
Xerodermia e hiperqueratose folicular (pele ressecada)	Deficiência periférica de vitamina A (↓ síntese de proteínas ligadoras do retinol)	Sopro cardíaco
Alterações da visão (de xerose conjuntival, manchas de Bitot até cegueira noturna)		Prejuízo no desenvolvimento cognitivo

Fonte: Adaptado Barreto, 2014.

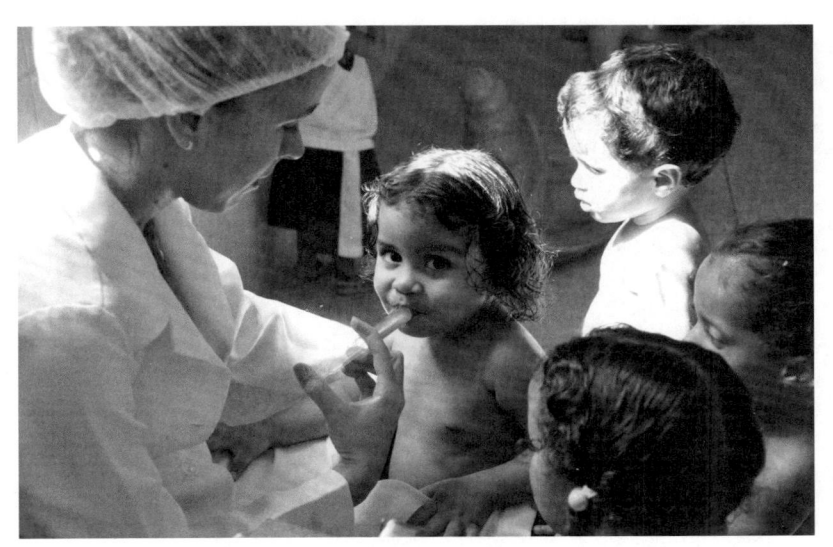

Figura 2.2.6 – Crianças em tratamento com quadro de má nutrição recebendo quelato de zinco em semi-internato do CREN.
Fonte: Foto de Mariam Joshi. Acervo CREN, 2011.

Referências bibliográficas

1. Mayo-Wilson E, Junior JA, Imdad A, Dean S, Chan XHS, Chan ES et al. Zinc supplementation for preventing mortality, morbidity, and growth failure in children aged 6 months to 12 years of age. Cochrane Database of Systematic Reviews 2014, Issue 5. Art. No.: CD009384. DOI: 10.1002/14651858.CD009384.pub

2. Goudet SM, Bogin BA, Madise NJ, Griffiths PL. Nutritional interventions for preventing stunting in children (birth to 59 months) living in urban slums in low- and middle-income countries (LMIC). Cochrane Database of Systematic Reviews 2019, Issue 6. Art. No.: CD011695. DOI: 10.1002/14651858.CD011695.pub2

3. Sociedade Brasileira de Pediatria – Departamento de Nutrologia Manual de Alimentação: orientações para alimentação do lactente ao adolescente, na escola, na gestante, na prevenção de doenças e segurança alimentar / Sociedade Brasileira de Pediatria. Departamento Científico de Nutrologia. – 4ª. ed. – São Paulo: SBP, 2018. 172 p
4. Barreto, JR e cols. Micronutrientes. IN: Campos Jr, D. & Burns, DAR. Tratado de Pediatria. 3ª ed. Manole, 2014. p 2035-2053.

43 Esportes com saltos como ginástica olímpica prejudicam o crescimento? Esportes, como basquete e natação, favorecem o crescimento?

A prática regular de atividade física na infância favorece o crescimento, desenvolvimento, aprimoramento da coordenação motora, prevenção da obesidade, incremento da massa óssea, aumento da sensibilidade à insulina, melhora do perfil lipídico e diminuição da pressão arterial[1]. Além disso, oferece desenvolvimento da socialização e da capacidade de trabalhar em equipe, produzindo melhor convívio social, oportunidade para o lazer e desenvolvimento de aptidões que levam a uma maior autoestima e confiança[1].

Em estudo que analisou a prática de atividade física em adolescentes de 13 a 15 anos, em 105 países, observou-se que mais de 80% desses adolescentes não alcançavam a recomendação diária de 60 minutos de atividade física de intensidade moderada a vigorosa[2]. No Brasil, dados da Pesquisa Nacional de Saúde do Escolar demonstraram que, em 2015, 65,6% dos estudantes do 9º ano do ensino fundamental não acumularam ao menos 300 minutos de atividades físicas por semana[2].

Dentro das práticas para o movimento corporal o **brincar** é a atividade mais importante para as crianças, em especial para os menores. O **brincar** é definido como sendo, por si só, ato voluntário, sem um objetivo específico, imaginativo e apreciado pelos participantes. Pode ser solitário ou social, com ou sem a presença de objetos, e que propicia intenso desenvolvimento para a criança[3].

Por causa do fato do sedentarismo estar fortemente associado à Doenças Crônicas Não Transmissíveis (DCNT), grupo de doenças responsáveis por mais de 70% das mortes prematuras no mundo, hoje se tem várias publicações com orientações das práticas de atividade física para os profissionais de saúde, de educação e pais e responsáveis.

Com relação a prática de atividade física, tempo de sono de qualidade e atividades sedentárias e tempo de tela (*smartphones*, *tablets*, televisão e outros tipos de tela) a Organização Mundial de Saúde[3] recomenda para crianças de 0 a 5 anos, diariamente (Tabela 2.2.1):

Para crianças e jovens de 5 a 17 anos, no intuito de melhorar as condições cardiovasculares, musculares e saúde óssea, marcadores bioquímicos e reduzir sintomas de ansiedade e depressão são necessários pelo menos 60 minutos de atividade física de moderada a vigorosa diariamente.
Essas atividades podem ser alcançadas por meio de brincadeiras, jogos, prática de esportes, aulas de educação física, deslocamentos (transporte), que podem acontecer em um contexto familiar, escolar ou comunitário[2].

Tabela 2.2.1 – Recomendações de atividade física e tempo de sono para crianças menores de 5 anos

Idade	Atividade física	Sono de qualidade	Tempo de tela
0 a 3 meses	Pelo menos 30' Posição pronada (barriga para baixo)	14 a 17 horas	Nenhum
4 a 11 meses	Pelo menos 30' Não ficar restrito a cadeiras, bebê conforto ou carrinhos por mais de 1 hora	12 a 16 horas	Nenhum
12 a 23 meses	Pelo menos 180' Não ficar restrito a cadeiras, bebê conforto ou carrinhos por mais de 1 hora	11 a 14 horas	Nenhum
24 a 35 meses	Pelo menos 180' Atividades físicas variadas ao longo do dia	11 a 14 horas	1 hora
36 a 48 meses	Pelo menos 180' Atividades físicas variadas ao longo do dia e 60' de atividade física moderada a vigorosa	10 a 13 horas	1 hora

Fonte: Adaptada WHO, 2019.

> Atividades com intensidade moderada a vigorosa podem ter efeitos positivos no crescimento, pois podem contribuir para aumentar os níveis circulantes do hormônio de crescimento (GH) e o fator estimulador do hormônio de crescimento (IGF1), por meio do estímulo aferente dos músculos para a adeno-hipófise, além do estímulo das catecolaminas, lactato, óxido nítrico e mudanças no balanço acidobásico, importante, portanto para o crescimento linear dos pré-púberes[2].

No entanto, se houver exagero na intensidade da prática de atividade física ou se essa atividade física tiver forte aspecto competitivo, pode-se observar efeitos negativos no crescimento linear, além de aumentar a predisposição a lesões musculoesqueléticas e ósseas.

> Em atividades físicas extenuantes, com déficit energético, por causa do jejum, sobretudo, quando prolongado ou crônico, pode ocorrer a estimulação das citocinas pró-inflamatórias culminando com a inibição do eixo GH/IGF1 e repercutindo negativamente no crescimento linear.

Outro aspecto importante e que deve ser evitado é a especialização precoce em único esporte. Tal prática poderá limitar o desenvolvimento e habilidades que a criança possui. A prática de esportes, sobretudo os de contato físico, especialmente na puberdade, colocam em competição indivíduos em situações maturacionais muito diferentes e favorecem a ocorrência de lesões. O excesso de treinamento, além de reforçar o potencial de promover lesões por excesso de uso, podem levar os atletas infantojuvenis à saturação psíquica em decorrência do acúmulo de responsabilidades e cobranças contínuas por resultados positivos provenientes de treinadores e familiares[1].

> Recomenda-se oferecer atividades diversas, como jogos com bola, natação, capoeira, dança, caratê, judô, e outras atividades de cunho colaborativo.

Não é o tipo de esporte que favorece ou prejudica o crescimento linear, mas sim, a sua intensidade e a presença de monitoramento, que deve ser orientado pelas dimensões corporais, pelo nível maturacional do jovem e sobretudo pelo objetivo a ser alcançado[4]. Cabe ressaltar que as práticas de atividade física não devem se restringir ao esporte.

> O brincar deve ser a prática mais estimulada.

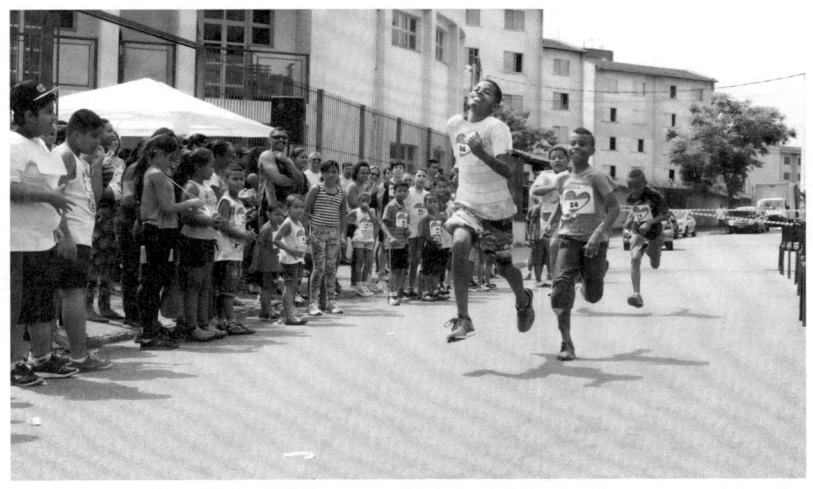

Figura 2.2.7 – Corridinha CREN na comunidade de Vila Jacuí, com a participação de pais ou responsáveis.
Fonte: Foto de Giuliano Giovanetti. Acervo CREN, 2015.

Referências bibliográficas

1. Sociedade Brasileira de Pediatria. Departamento Científico de Nutrologia. Atividade física na infância e na adolescência: guia prático para o pediatra. Rio de Janeiro: SBP; 2008.
2. Sociedade Brasileira de Pediatria. Promoção da Atividade Física na Infância e Adolescência. Documento científico. Grupo de trabalho em Atividade Física. 2017.
3. WHO guidelines on physical activity, sedentary behavior and sleep for children under 5 years of age. Geneva: World Health Organization, 2019.
4. Crésio, A; Lima, R. Impacto de atividade física e esportes sobre o crescimento e puberdade de crianças e adolescentes. Rev. Paul. Pediatr, Salvador, v.26, n.4, p. 383-391, jun, 2008.

44 — Estimulantes de apetite devem ser indicados para crianças de baixo peso?

A prescrição de substâncias ditas como "estimulantes de apetite" ou orexígenos é frequentemente requisitada por pais e/ou responsáveis como recurso para uma rápida solução das dificuldades alimentares que seus filhos apresentam, como recusa alimentar, seletividade, baixo apetite e que podem cursar com baixo peso.

Estima-se que, no Brasil, em torno de 5% da população já utilizou algum tipo de estimulante de apetite. Efeitos adversos, como sonolência, irritabilidade, sedação, tontura e dificuldades motoras são relatados no uso desses medicamentos.

É importante diferenciar a inapetência associada a quadros orgânicos, como, por exemplo, doenças que cursam com a falta de apetite e ingestão alimentar inferior às necessidades nutricionais como parte do quadro clinico, das dificuldades alimentares, como, por exemplo, a seletividade (ato de selecionar e recusar alimentos) geralmente de origem comportamental.

> São utilizadas as mais variadas composições de vitaminas e anti-histamínicos nos estimulantes de apetite, um dos mais estudados é a ciproeptadina. Não há evidências científicas que respaldem o seu uso isolado nos quadros de dificuldades alimentares[1].

Quadros de deficiência de micronutrientes podem cursar com inapetência e baixo peso e, portanto, a suplementação vitamínica se torna indicada nesses casos.

A investigação sobre a alimentação da criança e quais são as expectativas dos pais pode evidenciar uma interpretação equivocada por parte dos pais do que representa um "consumo adequado". Muitas vezes, ainda marcados pelo rápido crescimento nos primeiros dois anos de vida, os pais esperam o mesmo consumo de seus filhos, não considerando as diferentes fases de crescimento na infância[2]. Essa desinformação pode acarretar em atitudes coercitivas ou falta de limites e excessiva permissividade por parte dos cuidadores no momento da refeição[2,3]. Nesse sentido, muitas vezes os orexígenos agem como "tranquilizantes" para uma mãe aflita, pois favorecem a relação mãe/filho, e podem ter como consequência o aumento do consumo. No entanto, essa ação é transitória, já que as causas fundamentais prevalecem.

> Para cultivar bons hábitos alimentares deve-se reforçar a importância da organização da rotina alimentar, não permitir que a criança "belisque" entre as refeições, limitar o tempo da refeição entre 20 e 30 minutos, de maneira que ela permaneça à mesa por esse período, mas que também, não estenda o tempo de refeição, reduzir as distrações durante a refeição com televisão, jogos ou brinquedos[3].

A família é responsável pela transmissão da cultura alimentar, e é nela que a criança imita os adultos, experimenta novos alimentos e amplia o repertório de sabores e desenvolve as suas preferências, iniciando a formação do seu comportamento alimentar. Esses fatores, tornam a recuperação de peso um processo mais tranquilo e natural do que a oferta de estimulantes de apetite.

Outro importante espaço de pertença da criança para a aquisição de bons hábitos alimentares é o ambiente escolar. Trata-se de local muito favorável para a prática de uma alimentação saudável[4]. A implementação de programas voltados à educação alimentar e nutricional (EAN) favorece a aquisição de hábitos alimentares adequados desde a introdução da alimentação complementar em CEIs até a prática de oficinas de EAN no ensino médio.

> "Medicalizar" questões alimentares é estratégia de pouca eficácia e sem cunho educativo, promovendo resultados que não se sustentam no tempo.

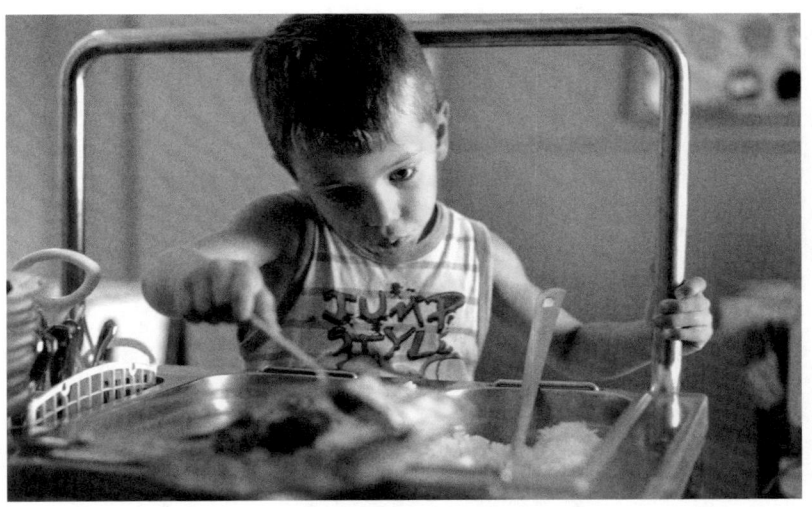

Figura 2.2.8 – Criança em oficina de *self service* e porcionamento no semi-internato do CREN.
Fonte: Foto de Gabriel Quintão. Acervo CREN, 2013.

Referências bibliográficas

1. Harrison ME, Norris ML, Robinson A, Spettigue W, Morrissey M, Isserlin, L. Use of cyproheptadine to stimulate appetite and body weight gain: A systematic review. Appetite. 2019 (1);137:62-72.
2. Cardoso AL & de Albuquerque MP. Dúvidas frequentes do pediatra na área da nutrição infantil. Revista Paulista de Pediatria, 22(3), 2004.
3. Brasil ALD & Moraes DEB. Recusa alimentar na infância. IN: Nutrição e dietética em clínica pediátrica. Lopez FA & Brasil ALD. São Paulo. Atheneu. 2004.
4. Brasil. Ministério da Saúde. Secretaria de Atenção à Saúde. Departamento de Atenção Básica. Manual operacional para profissionais de saúde e educação: promoção da alimentação saudável nas escolas. Brasília, 2008. 152 p.

45	Duas meninas da mesma idade apresentam estaturas bem diferentes, em função dos diferentes estágios de maturação sexual. Como avaliar se as duas estão com o crescimento adequado?

A puberdade é a fase na vida do indivíduo marcada por grandes modificações fisiológicas e psíquicas, com marcante crescimento biológico. Nesse período a velocidade de crescimento aumenta em razão da presença de esteroides sexuais. Nessa etapa, a diferença entre meninos e meninas fica mais evidente. As meninas iniciam esse período, em média, de um a dois anos antes que os meninos e também finalizam esse processo com o fechamento das epífises antes[1].

Na menina, a puberdade geralmente ocorre entre 8 e 13 anos de idade, variando conforme a etnia e local em que vive. Já os meninos podem iniciar a puberdade entre 9,6 e 14 anos. A identificação do estágio de maturação sexual do adolescente, por meio do reconhecimento do desenvolvimento dos caracteres sexuais secundários – mamas (M), volume peniano e testicular – genitália (G) e pelos pubianos (P) – indica a cronologia dos eventos presentes no estirão de crescimento e as modificações da composição corpórea, permitindo identificar em que fase de seu desenvolvimento puberal o mesmo se encontra.

O estadiamento dessa maturação foi sistematizado por Tanner, em 1989, e está disponível para *download* no site da Sociedade Brasileira de Pediatria (https://www.sbp.com.br/departamentos-cientificos/endocrinologia/desenvolvimento-puberal-de-tanner/).

Os principais achados são[2] (Quadro 2.2.6):

Quadro 2.2.6 – Características de mamas, genitálias e pelos pubianos por sexo de acordo com cada estágio de maturação

Sexo feminino
Mamas (M)
• M1 – mama infantil
• M2 (8-13 anos) – fase de broto mamário, com elevação da mama e aréola como pequeno montículo
• M3 (10-14 anos) – maior aumento da mama, sem separação dos contornos
• M4 (11-15 anos) – projeção da aréola e das papilas para formar montículo secundário por cima da mama
• M5 (13-18 anos) – fase adulta, com saliência somente nas papilas.

Continua...

Quadro 2.2.6 – Características de mamas, genitálias e pelos pubianos por sexo de acordo com cada estágio de maturação – continuação

Sexo feminino
Pelos pubianos (P)
• P1 – fase de pré-adolescência (não há pelugem)
• P2 (9-14 anos) – presença de pelos longos, macios e ligeiramente pigmentados ao longo dos grandes lábios
• P3 (10-14,5 anos) – pelos mais escuros e ásperos sobre o púbis
• P4 (11-15 anos) – pelugem do tipo adulto, mas a área coberta é consideravelmente menor que a do adulto
• P5 (12-16,5 anos) – pelugem do tipo adulto, cobrindo todo o púbis e a virilha
Sexo masculino
Pelos pubianos (P)
• P1 – fase de pré-adolescência (não há pelugem)
• P2 (11-15,5 anos) – presença de pelos longos, macios e ligeiramente pigmentados na base do pênis
• P3 (11,5-16 anos) – pelos mais escuros e ásperos sobre o púbis
• P4 (12-16, 5 anos) – pelugem do tipo adulto, mas a área coberta é consideravelmente menor que a do adulto
• P5 (15-17 anos) – pelugem do tipo adulto, estendendo-se até a face interna das coxas
Genitália (G)
G1 (9,5-13,5 anos) – pré-adolescência (infantil)
G2 (10-13,5 anos) – crescimento da bolsa escrotal e dos testículos, sem aumento do pênis
G3 (10,5-15 anos) – ocorre também aumento do pênis, a princípio, em toda a sua extensão
G4 (11,5-16 anos) – aumento do diâmetro do pênis e da glande, crescimento dos testículos e do escroto, cuja pele escurece
G5 (12,5-17 anos) – tipo adulto

Fonte: https://www.sbp.com.br/departamentos-cientificos/endocrinologia/desenvolvimento-puberal-de-tanner/.

O pediatra, hebiatra ou médico da família, deve estar atento a essas mudanças no acompanhamento clínico do seu paciente. Estudos que avaliaram a confiabilidade (coeficiente *kappa*) de dados autorreferido por adolescentes, se utilizando de lâminas com fotos ou desenhos das diversas fases do estadiamento de Tanner, em comparação com a classificação feita por médicos especialistas apresentaram divergências. Por isso, essas maneiras de autodiagnóstico devem ser usadas com cautela[3].

O estadiamento puberal permite ao profissional da área da saúde, compreender o momento maturacional do adolescente, fazer correlações entre diversos fenômenos puberais, estimar a provável idade da menarca, a época do estirão de crescimento e a estatura final, oferecendo ao jovem orientação antecipada sobre os próximos eventos da puberdade e também tratar patologias associadas às idades correspondentes (Figura 2.2.9).

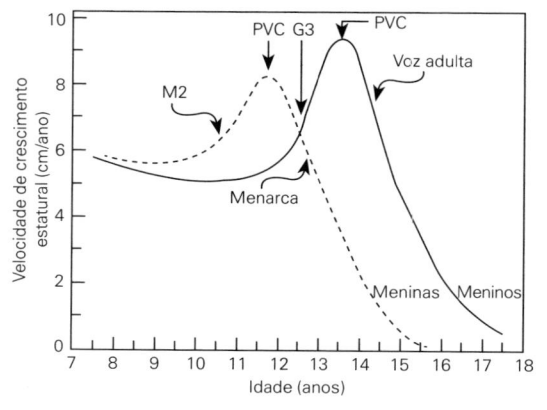

Figura 2.2.9 – Velocidade de crescimento estatural.

M_2 = mama no estádio M_2; PVC = pico de velocidade de crescimento; G3 = testículos no estádio G_3.
Fonte: WHO, 1995.

É comum para os dois sexos, uma variabilidade individual dos fenômenos pubertários, tanto em relação ao seu momento inicial, como em relação ao ritmo de sua progressão.

> Adolescentes de mesma idade podem estar em fases diferentes da puberdade, assim como adolescentes que a iniciam com a mesma idade podem chegar ao término em idades diferentes. É importante verificar na história familiar o início da puberdade e reconhecer se existe um padrão familiar de início de puberdade[4].

Portanto, a avaliação adequada do crescimento dessas duas meninas deve levar em consideração a velocidade de crescimento concomitantemente ao estágio puberal em que elas se encontram.

Referências bibliográficas

1. Chulani VL & Gordon LP. Adolescent growth and development. Prim Care. 2014; 41(3):465-87. doi: 10.1016/j.pop.2014.05.002.
2. https://www.sbp.com.br/departamentos-cientificos/endocrinologia/desenvolvimento-puberal-de-tanner/).
3. Meneses C, O Campos DL, Toledo TB. Estagiamento de Tanner: um estudo de confiabilidade entre o referido e o observado. Adolesc Saude. 2008;5(3):54-56.

4. Sociedade Brasileira de Pediatria. Departamento de Nutrologia. Manual de Alimentação da Infância à Adolescência. 4 ed. SBP. 2018.
5. Ré AHN. Crescimento, maturação e desenvolvimento na infância e adolescência: Implicações para o esporte. Motri. [Internet]. 2011; 7(3): 55-67.

46 — Por que encontramos crianças com peso e altura adequados e crianças subnutridas convivendo no mesmo ambiente?

A subnutrição é resultado da oferta reduzida de alimentos, somados a uma dieta de qualidade inadequada (falta proteínas de boa qualidade, vitaminas e minerais) e o aumento da frequência, duração e intensidade de infecções. A subnutrição, em sua forma primária, ocorre mais frequentemente nas derivações da desigualdade social, mais frequentes, como a baixa escolaridade materna, a ocorrência de gravidez na adolescência, desemprego, violência e isolamento social, drogadição, condições de moradia e saneamento inadequadas, maus hábitos alimentares por desinformação e acesso inadequado à serviços de saúde[1]. As combinações desses fatores e a intensidade que eles acontecem podem ser diferentes nas famílias que habitam a mesma comunidade, trazendo diferentes resultados no desenvolvimento e crescimento das crianças, como ilustra a Figura 2.2.10.

Outro ponto importante para responder essa questão é reconhecer o conjunto de recursos que as pessoas, famílias e comunidades

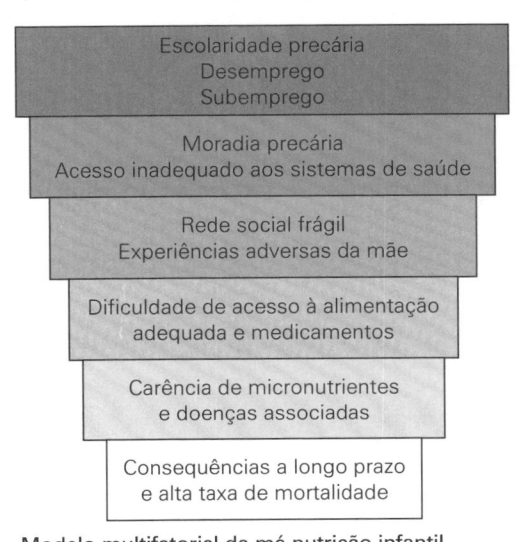

Figura 2.2.10 – Modelo multifatorial da má nutrição infantil.
Fonte: Adaptado de Coleção "Vencendo a Desnutrição". Sawaya. 2002.

dispõem para garantir maior segurança e melhor padrão de vida[2]. Esses recursos, como, por exemplo, trabalho, saúde, moradia, educação, habilidades pessoais e relacionais, muitas vezes velados pela precariedade do ambiente, caracterizam o tecido de uma rede de proteção para a criança. Essa rede de proteção social, a depender da densidade e força de sua trama, responde porque algumas famílias estão mais ou menos suscetíveis ao ambiente inadequado das comunidades mais pobres e, portanto, suas crianças apresentem-se subnutridas ou não[1,2].

Por último, deve-se diferenciar a fome da subnutrição. A fome, situação aguda, que está diretamente associada à diminuição da quantidade de alimento consumido por falta ou dificuldade de acesso. A fome está associada a elevadas taxas de mortalidade[3]. Acontece em baixa prevalência no Brasil, em geral no Nordeste rural, quando há seca. A melhor maneira de se medir a presença de fome em uma população, seja em crianças ou adultos, é a avaliação das reservas energéticas dos indivíduos[3], representadas pela quantidade de gordura corporal, a partir da aferição da relação peso/estatura ou do Índice de Massa Corporal (ver pergunta 31 de obesidade).

Pobreza, subnutrição e fome apresentam distintas definições e podem coexistir e/ou sobrepor-se (Figura 2.2.11). A percepção que a subnutrição/desnutrição possa também ocorrer na ausência da pobreza extrema indica a multifatoriedade da doença e sua complexidade[1,2,4].

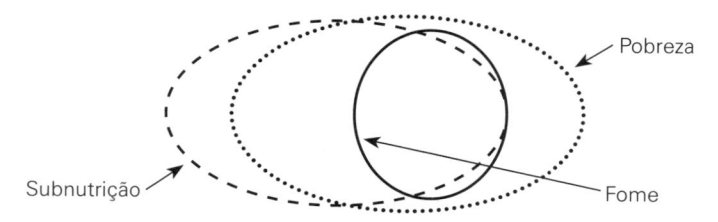

Figura 2.2.11 – Pobreza, subnutrição e fome.
Fonte: Adaptada de "A dimensão da pobreza, da desnutrição e da fome no Brasil". Monteiro, 2003.

Referências bibliográficas
1. Sawaya AL et al. Os dois Brasis: quem são, onde estão e como vivem os pobres brasileiros. Estudos Avançados, 17 (48). 2003.
2. Soares MLPV. Coleção Vencendo a Desnutrição. Abordagem Social. Salus Paulista, 2004.
3. Monteiro CA. A dimensão da pobreza, da desnutrição e da fome no Brasil. Estudos Avançados. 2003;17(48).
4. World Bank. 2018. Poverty and Shared Prosperity 2018: Piecing Together the Poverty Puzzle. Washington, DC: World Bank. ©World Bank. https://openknowledge.worldbank.org/handle/10986/30418 License: CC BY 3.0 IGO.

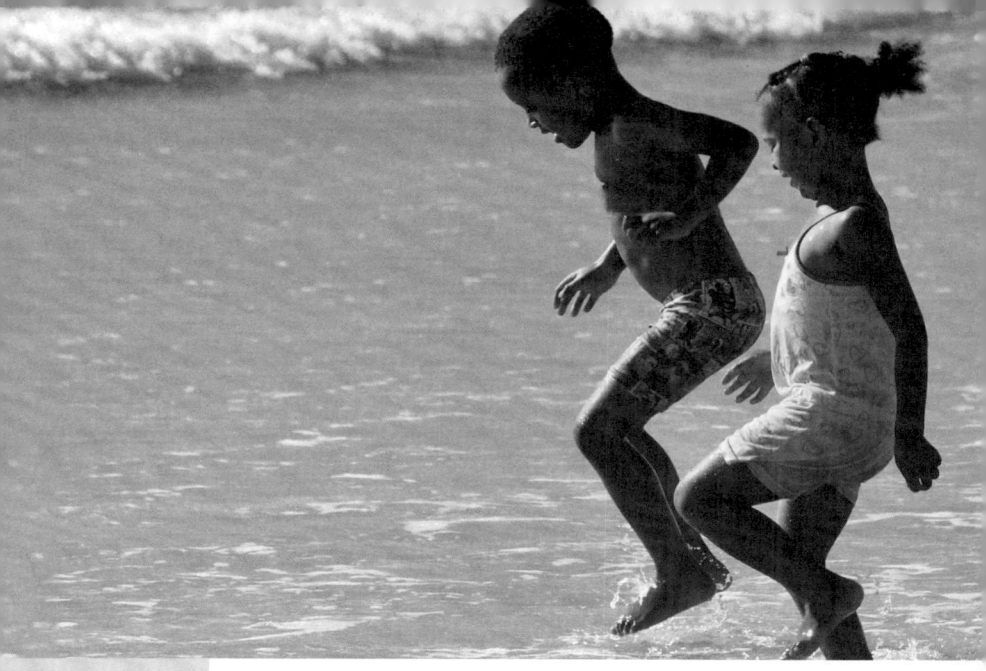

2.3 Deficiência de Vitamina D – Anemia Ferropriva

- Pollyanna Patriota
- Ana Carolina Viegas

47 **Por que há um aumento de crianças e adolescentes com hipovitaminose D?**

A hipovitaminose D pode ser causada por vários fatores, como a ingestão nutricional inadequada de vitamina D, exposição insuficiente à luz solar, atingindo sobretudo indivíduos mais jovens que passam muito tempo dentro de casa assistindo à televisão, usando computadores, jogando videogames ou no celular, e que fazem pouca atividade física. A hipovitaminose D, também está associada a patologias que reduzem a absorção de vitamina D, como doenças renais e hepáticas, e condições que prejudiquem a conversão da vitamina D em metabólitos ativos, como, por exemplo, o excesso de peso[1,2].

A síntese da vitamina D ocorre, sobretudo, pela exposição aos raios ultravioletas (correspondendo a 80%-90% da síntese endógena) e cerca de 10%-20% proveniente do consumo dietético[3]. A deficiência da vitamina D produz mineralização óssea anormal que pode acarretar no raquitismo. Além disso, a vitamina D atua em cerca de 3% do genoma humano, sendo necessária para o crescimento, atividade e formação celular, manutenção dos sistemas imunológico, cardiovascular e metabolismo da insulina, dentre outras funções vitais[4].

> Ao avaliar o *status* de vitamina D verificar:
> Idade, sexo, níveis de atividade física e exposição ao sol, aspectos ambientais do local de moradia, cor da pele, uso de suplementos dietéticos.

Na infância e adolescência, ocorre grande acréscimo de tecido ósseo, sendo fundamental, o equilíbrio da vitamina D. Importante ressaltar que durante a fase de crescimento rápido na adolescência será acumulada quase 50% da massa óssea adulta[5]. São considerados, também, com maior risco para hipovitaminose D, os lactentes, por estarem em período de crescimento acelerado e sobretudo os prematuros, filhos de mães que tiveram hipovitaminose D na gestação ou de pele escura[6].

Fatores de risco para nível sérico baixo de vitamina D (25[OH]D) em crianças e adolescentes[8-12] (Figura 2.3.1)

A pigmentação da pele também tem sido um fator associado a uma menor síntese de vitamina D. Indivíduos com pigmentação da pele mais escura necessitam de maior exposição à radiação ultravioleta para alcançar concentrações séricas suficientes de vitamina D[7].

> Menor tempo de exposição solar tem sido o principal fator para a hipovitaminose D.

Nas áreas urbanas a hipovitaminose D associa-se a condições ambientais precárias, como domicílios pequenos, com grande número de moradores, acesso limitado aos serviços de saúde, consumo alto de alimentos não saudáveis, falta de oportunidade para atividades físicas seguras, acessíveis e de qualidade, e também recreação externa insuficiente[13]. Crianças que vivem mais tempo fechadas em casa são mais propensas a receberem alimentação não saudável e desenvolverem sobrepeso ou obesidade com aumento de risco de hipertensão, diabetes e deficiência de vitamina D[14-16].

> A obesidade aumenta o risco de hipovitaminose D.

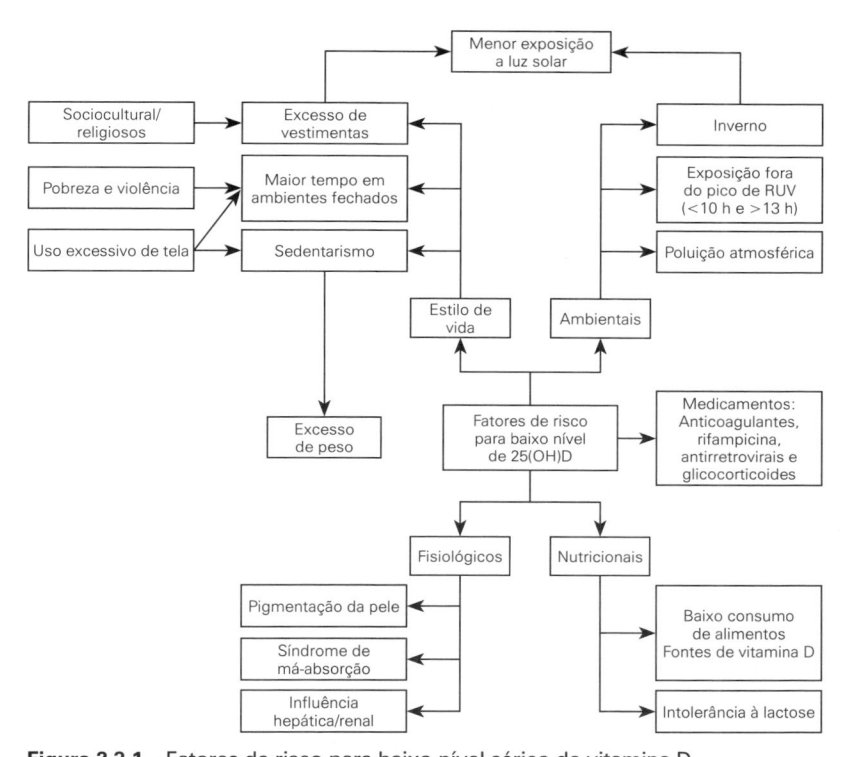

Figura 2.3.1 – Fatores de risco para baixo nível sérico de vitamina D.
Fonte: Savastano et al., 2017. Van-schoor, 2017. Hossein-nezhad & Holick, 2013. Sawaya et al., 2018. OPAS, 2009.

Um estudo francês mostrou que a população com baixa renda e com menor acesso aos serviços de saúde tinha, também, maiores taxas de deficiência de vitamina D, concluindo que o baixo nível socioeconômico se apresentou como um fator de risco independente para deficiência de vitamina D[17].

O aumento da violência nas favelas, que vem sendo documentado em nosso país, tem impacto também na saúde da população, por meio da exacerbação do que é conhecido como "efeito negativo da vizinhança" (fatores que afetam a comunidade toda, e são independentes daqueles ligados às condições familiares ou domiciliares). Assim, a violência crescente aumenta a segregação, prejudica o acesso aos serviços de saúde e a prática de atividade física, e condiciona a criança e ao adolescente a ficarem fechados em casa[11].

Referências bibliográficas

1. Antonucci R, Locci C, Clemente MG, Chicconi E, Antonucci L. Vitamin D deficiency in childhood: Old lessons and current challenges. Journal of Pediatric Endocrinology and Metabolism. 2018.

2. Golzarand M, Hollis BW, Mirmiran P, Shab-bidar CLWS. Vitamin D supplementation and body fat mass: a systematic review and meta-analysis. Eur J Clin Nutr. 2018.

3. Holick MF, Binkley NC, Bischoff-Ferrari HA, Gordon CM, Hanley DA, Heaney RP, et al. Evaluation, treatment, and prevention of vitamin D deficiency: An endocrine society clinical practice guideline. J Clin Endocrinol Metab. 2011;96(7):1911–30.

4. Bikle DD, Malmstroem S, Schwartz J. Current Controversies: Are Free Vitamin Metabolite Levels a More Accurate Assessment of Vitamin D Status than Total Levels? Vol. 46, Endocrinology and Metabolism Clinics of North America. 2017. p. 901–18.

5. Gil A, Plaza-Diaz J, Mesa MD. Vitamin D: Classic and Novel Actions. Ann Nutr Metab [Internet]. 2018;72(2):87-95. Available from: https://www.karger.com/Article/FullText/486536.

6. Castro LCG de. O sistema endocrinológico vitamina D. Arq Bras Endocrinol Metabol [Internet]. 2011;55(8):566-75.

7. Ross AC, Manson JE, Abrams SA, Aloia JF, Brannon PM, Clinton SK, et al. The 2011 Report on Dietary Reference Intakes for Calcium and Vitamin D from the Institute of Medicine: What Clinicians Need to Know. J Clin Endocrinol Metab [Internet]. 2011;96(1):53–8. Available from: https://academic.oup.com/jcem/article-lookup/doi/10.1210/jc.2010-2704.

8. Savastano S, Barrea L, Savanelli MC, Nappi F, Di Somma C, Orio F, et al. Low vitamin D status and obesity: Role of nutritionist. Vol. 18, Reviews in Endocrine and Metabolic Disorders. 2017. p. 215-25.

9. Van Schoor N, Lips P. Global Overview of Vitamin D Status. Endocrinol Metab Clin North Am. 2017;46(4):845-70.

10. Hossein-nezhad A, Holick MF. Vitamin D for Health: A Global Perspective. Mayo Clin Porc. 2013;88(7):720-55.

11. Ana Lydia Sawaya; Maria Paula de Albuquerque; Semiramis Martins Alvares Domene. Violência em favelas e saúde. Estud Avançados. 2018;32(93):243-250.

12. Organização Pan-Americana da Saúde. Obesidade e Pobreza: um novo desafio à saúde pública. Pena, M; Bacallao J, editor. São Paulo: Roca; 2009. 144 p.

13. Pescud M, Pettigrew S. Treats: Low socioeconomic status Australian parents' provision of extra foods for their overweight or obese children. Heal Promot J Aust. 2014;25(2):104-9.

14. Gangloff A, Bergeron J, Lemieux I, Després J-P. Changes in circulating vitamin D levels with loss of adipose tissue. Curr Opin Clin Nutr Metab Care [Internet]. 2016;19(6):464*70. Available from: http://content.wkhealth.com/linkback/openurl?sid=WKPTLP:landingpage&an=00075197-201611000-00011.

15. Wojcik M, Janus D, Kalicka-Kasperczyk A, Sztefko K, Starzyk JB. The potential impact of the hypovitaminosis d on metabolic complications in obese adolescents – Preliminary results. Ann Agric Environ Med. 2017 Dec;24(4):636-9.

16. Binns C, Howat P, Smith JA, Jancey J. Children, poverty and health promotion in Australia. Heal Promot J Aust. 2016;27(3):181-3.

17. Leger-Guist'hau J, Domingues-Faria C, Miolanne M, Peyrol F, Gerbaud L, Perreira B, et al. Low socio-economic status is a newly identified independent risk factor for poor vitamin D status in severely obese adults. J Hum Nutr Diet. 2017 Apr;30(2):203-15.

48 Como diagnosticar e tratar a hipovitaminose D em crianças e adolescentes?

Ainda não há consenso sobre os valores de normalidade para classificação da vitamina D. A Sociedade Brasileira de Pediatria (SBP), por exemplo, indicou três pontos de corte ou valores de normalidade diferentes para de vitamina D 25(OH)D[1].

> A Sociedade Brasileira de Pediatria recomenda que o monitoramento da concentração sérica de vitamina D, para crianças e adolescentes com hipovitaminose D, deve ser feito a cada três meses, até que atinjam valores entre 20 ou 30 ng/mL.

Já a Sociedade Brasileira de Endocrinologia e Metabologia (SBEM), adotou em 2014, os pontos de cortes definidos pela *Endocrine Society* para definição de normalidade, insuficiência e deficiência a partir dos níveis séricos de 25(OH)D, conforme descrito na Tabela 2.3.1[2,3].

Tabela 2.3.1 – Classificação da adequação da vitamina D em crianças e adolescentes por meio de pontos de corte da concentração sérica de 25(OH)D[2,3]

Diagnóstico	Pontos de Corte da The *Endocrine Society*, 2011 adotados pela Sociedade Brasileira de Endocrinologia e Metabologia (SBEM, 2014)
	Níveis de 25(OH)D
Normalidade	30-100 ng/mL
Insuficiência	20-29 ng/mL
Deficiência	< 20 ng/mL

Fonte: Holick et al., 2011; Maeda et al., 2014.

O tratamento da deficiência de vitamina D preconizado pela Sociedade Brasileira de Pediatria está descrito no Quadro 2.3.1[4].

Quadro 2.3.1 – Suplementação de vitamina D para crianças e adolescentes com hipovitaminose D

Tratamento com dose diária
• Menores de 1 mês: 1.000 UI/dia por 2 a 3 meses • Entre 1 a 12 meses: 1.000 a 5.000 UI/dia por 2 a 3 meses • Maiores de 12 meses: 5.000 UI/dia por 2 a 3 meses Manutenção: 400 a 1.000 UI/dia

Continua...

Quadro 2.3.1 – Suplementação de vitamina D para crianças e adolescentes com hipovitaminose D – *continuação*

Tratamento com dose semanal
0 a 1 ano: • Tratamento: 50.000 UI/dia uma vez por semana por 6 semanas até atingir concentrações séricas de 25(OH)D superiores a 30 ng/mL Manutenção: 400 – 1.000 UI/dia 1 a 18 anos: • Tratamento: 50.000 UI uma vez por semana por 6 semanas até atingir concentrações séricas de 25(OH)D superiores a 30 ng/mL Manutenção: 600 – 1.000 UI/dia
Tratamento com altas doses
• Tratamento: 100.000 – 600.00 UI por 1-5 dias, que pode ser repetida a cada 3 meses. • Manutenção: 400-1.000 UI/dia ou 50.000 UI oral semanalmente por 8 semanas (adolescentes e adultos).

Fonte :Sociedade Brasileira de Pediatria, 2014.

Manutenção e monitoramento

A SBP preconiza que após o início do tratamento, a dosagem sérica de vitamina D na forma de 25(OH)D deve ser realizada a cada três meses, até que os valores adequados sejam atingidos. Exames complementares incluem cálcio, fósforo, fosfatase alcalina e magnésio. No caso de raquitismo, é necessária a dosagem de PTH e a realização de raios X de crânio e ossos longos[4].

No Brasil, a fortificação de alimentos com vitamina D não é uma estratégia utilizada para a população geral com finalidade de prevenção da hipovitaminose D. O Ministério da Saúde apresenta como iniciativa para suplementação de micronutrientes, o NutriSus, cujo objetivo é suplementar por meio da administração de um sachê contendo um *mix* de micronutrientes, inclusive vitamina D (5 microgramas/sachê), a alimentação de crianças de zero a 3 anos e 11 meses, matriculadas em creches participantes do Programa Saúde na Escola[5].

Atividade física e exposição solar

Como parte de um estilo de vida saudável, crianças e adolescentes necessitam de um tempo adequado de exposição à luz solar, para prevenção de hipovitaminose D. Essa exposição pode ser garantida por uma prática de atividade física regular e/ou de lazer, pelo menos três vezes por semana. Um fator importante é a redução do tempo de tela para menos de duas horas/dia, o que pode reduzir o confinamento (TVs, jogos eletrônicos ou uso de computador de mesa)[6]. Recomenda-se a utilização dos equipamentos públicos que possibilitem maior exposição ao sol e à prática de atividade física como, complexos esportivos abertos, praças com equipamentos de lazer, parques, passeios promovidos por instituições de educação e/ou religiosas[7]. O fortalecimento da rede social e de relações de amizade das crianças e adolescentes é importante para auxiliar na promoção da saúde, contribuindo para práticas mais saudáveis e modificação do estilo de vida.

Consumo alimentar

O consumo de alimentos ricos em vitamina D deve ser incentivado, desde o período da alimentação complementar aos 6 meses de idade, e de acordo com o padrão e cultura alimentar da família. Alimentos *in natura* e alimentos minimamente processados devem ser a base da alimentação da criança e do adolescente[8].

Os alimentos que são considerados fontes alimentares de vitamina D estão apresentados no Tabela 2.3.2[9,10].

Tabela 2.3.2 – Fontes alimentares de vitamina D

Alimento	Porção	Vitamina D (UI)
Arenque cru	100 gramas	1.628
Salmão selvagem	100 gramas	600-1.000
Salmão criado em cativeiro	100 gramas	100-250
Sardinha ou atum enlatados	100 gramas	224-332
Cogumelos shitake frescos	100 gramas	100
Óleo de fígado de bacalhau	1 colher de chá	400-1.000
Leite fortificado	244 mL	100
Iogurte fortificado	100 gramas	89
Fígado de boi	100 gramas	50

Fonte: U.S. Department of Agriculture, 2011; Dietitians of Canada, 2012.

Referências bibliográficas

1. Regina K, Cargnin N, Cientí C, Cristina L, Paula P De, Garcia LS, et al. Hipovitaminose D em pediatria: recomendações para o diagnóstico, tratamento e prevenção. Sociedade Brasileira de Pediatria. Departamento Científico de Endocrinologia. 2016.
2. Holick MF, Binkley NC, Bischoff-Ferrari HA, Gordon CM, Hanley DA, Heaney RP, et al. Evaluation, treatment, and prevention of vitamin D deficiency: An endocrine society clinical practice guideline. J Clin Endocrinol Metab. 2011;96(7):1911-30.
3. Maeda SS, Borba VZC, Camargo MBR, Silva DMW, Borges JLC, Bandeira F, et al. Recomendações da Sociedade Brasileira de Endocrinologia e Metabologia

(SBEM) para o diagnóstico e tratamento da hipovitaminose D. Arq Bras Endocrinol Metabol [Internet]. 2014;58(5):411–33. Available from: http://www.scielo.br/scielo. php?script=sci_arttext&pid=S0004-

4. Sociedade Brasileira de Pediatria. Departamento de Nutrologia. Deficiência de Vitamina D em crianças e adolescentes. São Paulo; 2014.
5. Brasil. Ministério da Saúde. NutriSus – Estratégia de fortificação da alimentação infantil com micronutrientes. 2015.
6. World Health Organization (WHO). Report of the Commission on Ending Childhood Obesity. World Health Organization -WHO. 2016.
7. Almeida ACF. Vitamina D em pediatria. Int J Nutrology. 2017;10(4):123-35.
8. Brasil. Ministério da Saúde. Secretaria de Atenção à Saúde. Departamento de Atenção Básica. Guia alimentar para a população brasileira. 2014. 210 p.
9. U.S. Department of Agriculture ARS. USDA National Nutrient Database for Standard Reference, Release 24. Nutrient Data Laboratory. 2011.
10. Dietitians of Canada. Food Sources of Vitamin D. 2012;1-3.

49 Toda anemia é por falta de ferro?

De acordo com a Organização Mundial de Saúde (OMS), anemia é uma doença causada por concentração de hemoglobina no sangue insuficiente, portanto, incapaz de atender completamente as demandas fisiológicas. Na Tabela 2.3.3, encontram-se os valores para diagnosticar a anemia de acordo com a idade e condição[1].

Tabela 2.3.3 – Concentrações de hemoglobina no sangue para o diagnóstico de anemia ao nível do mar (g/L)

População	Não anêmicas	Anemia		
		Leve	Moderado	Grave
Crianças de 6 a 59 meses	110 ou acima	100-109	70-99	Abaixo de 70
Crianças de 5 a 11 anos	115 ou acima	110-114	80-109	Abaixo de 80
Crianças de 12 a 14 anos	120 ou acima	110-119	80-109	Abaixo de 80
Mulheres acima de 15 anos não gestantes	120 ou acima	110-119	80-109	Abaixo de 80
Gestantes	110 ou acima	100-109	70-99	Abaixo de 70
Homens maiores de 15 anos	130 ou acima	110-129	80-109	Abaixo de 80

Fonte: Adaptada de WHO, 2011.

Em todo o mundo, a deficiência de ferro é a principal causa de anemia, estando associada a mais de 60% dos casos. Porém, trata-se de uma doença de etiologia multifatorial. Pode ser causada por falta de outros nutrientes, como o ácido fólico e a vitamina B12, perdas sanguíneas, doenças crônicas, processos infecciosos, uso de alguns medicamentos que prejudiquem a absorção de ferro e ainda causas genéticas[2]. No Quadro 2.3.2, destacamos o diagnóstico diferencial das anemias mais comuns.

Quadro 2.3.2 – Diagnóstico laboratorial das anemias e possíveis etiologias

Anemia normocítica e normocrômica
Eritrócitos, hemoglobina e hematócrito diminuídos VCM e HCM normais Ocorrências: anemias hipoproliferativas por doenças da medula óssea, doença renal, inflamações, fase inicial de deficiência de ferro, anemias hemolíticas e hemorrágicas
Anemia microcítica e hipocrômica
Eritrócitos normais, diminuídos ou aumentados Hemoglobina e hematócrito diminuídos VCM e HCM diminuídos Ocorrências: deficiência de ferro crônica, talassemias menor e intermediária, anemia sideroblástica hereditária
Anemia macrocítica e normocrômica
Eritrócitos, hemoglobina e hematócrito diminuídos VCM aumentado Ocorrências: deficiência de vitamina B12 ou ácido fólico; doenças intrínsecas da medula óssea, quimioterapia, doenças hepáticas

Fonte: Adaptada de Naoum[4].

Estima-se que quase dois bilhões de pessoas apresentem anemia no mundo, e que 27% a 50% da população mundial possua deficiência de ferro. No Brasil, a prevalência varia de 40% a 50% das crianças estudadas, sendo maior na faixa etária até os 3 anos de idade e nas regiões Nordeste e Norte[3].

Além de comum, a anemia ferropriva possui consequências deletérias para o indivíduo, como pior desenvolvimento de habilidades cognitivas, comportamentais, de linguagem e capacidade motora, além de predispor a cáries dentárias, alterações de imunidade não específica e resposta alterada ao estresse metabólico. Os efeitos negativos podem, ainda, permanecer mesmo após o tratamento, sendo fundamental o seu reconhecimento e tratamento imediato como uma urgência médica[1].

A deficiência de ferro é vista pelos valores de ferritina, que quando abaixo de 15 µg/dL sugere deficiência grave. O desejável para crianças é ter valores de ferritina acima de 30 µg/dL, e valores intermediários devem ser avaliados após suplementação de ferro. Cabe lembrar que a ferritina pode estar falsamente aumentada em situações de infecção, portanto, é fundamental sua análise em conjunto com a proteína C-reativa para descartar processos subjacentes[3].

A microcitose pode estar presente na anemia ferropriva, mas nem sempre nos quadros iniciais, e pode também, ser reflexo de outras doenças, como as talassemias. Na Tabela 2.3.4, ressaltamos as alterações laboratoriais da anemia ferropriva.

Tabela 2.3.4 – Diagnóstico laboratorial de anemia ferropriva

VCM, HCM	Reduzidos
RDW	Elevados
Porcentagem de hemácias hipocrômicas	Elevada
Contagem de reticulócitos	Reduzida
Ferro sérico	Reduzido
Capacidade total de ligação do ferro à transferrina	Elevado
Saturação de transferrina	Reduzida
Ferritina sérica	Reduzida

Fonte: Adaptada de Grotto[5].

As doses recomendadas pelo Ministério de Saúde para o tratamento da anemia ferropriva são:
- Crianças: 3 a 6 mg/kg/dia de ferro elementar, sem ultrapassar 60 mg/dia;
- Gestantes: 60 a 200 mg/dia de ferro elementar associadas a 400 mcg/dia de ácido fólico;
- Adultos: 120 mg/dia de ferro elementar;
- Idosos: 15 mg/dia de ferro elementar.

Não há diferença de eficácia entre as diferentes preparações de sais ferrosos (sulfato, fumarato, gluconato). A fim de melhorar a absorção do ferro, recomenda-se a ingestão em jejum de 30 a 60 minutos, acompanhada de laranja. Porém, apesar do baixo custo, a adesão costuma ser baixa, por causa dos efeitos colaterais gastrointestinais frequentes (35% a 55%).

Como alternativa, pode-se usar os sais férricos, os aminoquelatos (ferro polimaltosado, ferro aminoquelado, EDTA e ferro carbonila) e o ferro quelato. A absorção deles não sofre alterações com a dieta, e podem ser tomados antes, durante ou após as refeições, além de provocarem menos efeitos adversos (10% a 15%).

Deve-se dosar novamente a hemoglobina 8 semanas após o tratamento, e a ferritina após 3 meses. O tratamento deverá ser mantido por 6 meses após a normalização da hemoglobina, que é o tempo necessário para reposição do estoque de ferro.

Instituído em 2005, o Programa Nacional de Suplementação de ferro (PNSF) recomenda a suplementação profilática com sulfato ferroso oral para gestantes, lactantes e lactentes. Gestantes e lactantes até o terceiro mês pós-parto devem receber 40 mg/dia de ferro elementar para mulheres não anêmicas e com 60-120 mg/dia para portadoras de anemia, por mínimo de 60 dias. A recomendação para a suplementação de ferro, segundo a sociedade Brasileira de Pediatria (2018), em lactentes varia de acordo com o peso, a idade gestacional e o modo de aleitamento, conforme já descrito na pergunta 42.

Referências bibliográficas

1. WHO. Haemoglobin concentrations for the diagnosis of anaemia and assessment of severity. Vitamin and Mineral Nutrition Information System. Geneva, World Health Organization, 2011 (WHO/NMH/NHD/MNM/11.1).
2. Sociedade Brasileira de Pediatria. Consenso sobre anemia ferropriva: mais que uma doença, uma urgência médica. São Paulo: Departamento Científico de Nutrologia; 2018.
3. Portaria MS/SAS nº 1.247, de 10/11/2014. Anemia por Deficiência de Ferro. Disponível em http://portalms.saude.gov.br/images/pdf/2014/novembro/11/Publica----o-nov-2014-Anemia-por-Deficiência-de-Ferro.pdf. Acesso em janeiro de 2019.
4. Naoum PC. Capítulo 3 – Avaliação técnica da Série Vermelha. Hematologia Laboratorial – Eritrócitos. 2a. São José do Rio Preto: Academia de Ciência e Tecnologia; 2008. p. 41–105.
5. Grotto HZW. Diagnóstico laboratorial da deficiência de ferro. Rev Bras Hematol Hemoter. 2010 Jun;32:22-8.
6. Brasil. Ministério da Saúde. Secretaria de Atenção à Saúde. Programa Nacional de Suplementação de Ferro: manual de condutas gerais. Brasília: Ministério da Saúde, 2013.

50	É indicado o uso da panela de ferro para tratar ou prevenir a anemia? A panela de alumínio é segura para o cozimento de alimentos?

Utensílios para cozinha podem liberar componentes durante o processo de cocção, alterando o sabor, a cor e a composição do alimento. A liberação desses componentes inertes pode ser interessante, se tratando de elementos cuja carência é de elevada prevalência em nosso o meio, como o ferro. Entretanto, existe a preocupação quanto à liberação de elementos possivelmente tóxicos, como o alumínio e o níquel.

A panela de ferro foi tradicionalmente utilizada no Brasil até a segunda metade do século XX. Ainda há poucos trabalhos sobre o seu papel na prevenção e tratamento de anemia por deficiência de ferro. Enquanto alguns estudos encontraram melhora da anemia com o uso da panela de ferro, outros não encontraram diminuição da prevalência da anemia ferropriva na adoção dessa prática[1]. Por isso, os resultados são controversos e, provavelmente, dependem de outros fatores ambientais que impactam no possível efeito positivo do uso dessas panelas.

Um outro problema para a adoção dessa prática para tratamento ou prevenção da anemia ferropriva é a baixa aceitação de panelas de ferro em comunidades que tradicionalmente utilizam outros materiais.

De modo geral, para a prevenção da anemia ferropriva, cabem políticas públicas de redução da pobreza, melhoria do acesso às dietas diversificadas, promoção do saneamento básico e melhor acesso aos serviços de saúde, assistência pré-natal adequada, aleitamento materno exclusivo até os 6 meses de idade ou o uso de fórmulas infantis adequadas na impossibilidade do aleitamento. Deve-se ainda recomendar a ingestão de alimentos ricos em ferro nas refeições principais, como leguminosas, carnes vermelhas, vísceras, carne de aves, peixes e hortaliças verde-escuras. A absorção do ferro desses alimentos é otimizada quando há ingestão concomitante de alimentos ricos em vitamina C, como as frutas cítricas. Entretanto, recomenda-se desencorajar a ingestão de alimentos que prejudiquem a absorção do ferro nas refeições principais, como chás, café, leite e derivados lácteos[2].

É importante frisar que oferecer uma porção de leite, após as refeições principais, quando a criança não aceita bem a dieta, além de não suprir adequadamente as necessidades nutricionais, é extremamente prejudicial a absorção do ferro[2].

> Nunca forneça em uma mesma refeição alimentos ricos em ferro, tais como, as carnes vermelhas, vísceras, feijões, etc., associados a alimentos fontes de cálcio (leites e derivados), pois formarão complexos que reduzirão a biodisponibilidade do ferro, contribuindo a médio e longo prazos para o desenvolvimento de anemia ferropriva.

Por outro lado, as panelas de alumínio são amplamente utilizadas por serem mais leves, mais baratas, resistentes a ferrugem e de limpeza mais fácil. Porém, existe a preocupação quanto à segurança. O alumínio é considerado citotóxico e neurotóxico, comprometendo ossos, sistema nervoso e hematopoiético. Já foi descrita uma relação com a ocorrência de doença de Alzheimer e câncer de mama, mas são necessários mais estudos[3]. Além dos utensílios de cozinha, existem outras fontes de contaminação, como embalagens, aditivos alimentares, adjuvantes vacinais, maquinário utilizado na produção de alimentos industrializados, eletrônicos, cosméticos, exposição ocupacional, dentre outros.

Segundo a Organização Mundial de Saúde, ingestões até 2 mg de alumínio por quilograma de peso corporal por semana são seguras[4]. Um estudo brasileiro demonstrou que um cardápio preparado em panelas de alumínio para duas refeições diárias incorporou apenas 2% do limite de ingestão de alumínio, considerando a recomendação de 1 mg/kg de peso corporal por semana para um adulto de 60 kg[5].

Ainda assim, hoje ainda não há evidência de que o uso de panelas de alumínio leve a uma contaminação suficiente para causar efeitos adversos. Quanto à escolha dos equipamentos e utensílios, é importante que alguns critérios sejam avaliados, visando segurança e eficiência para o preparo dos alimentos:

- Boa condutividade térmica;
- Distribuição do calor uniforme;
- Baixa taxa de migração (Al, Cr, Ni);
- Resistência;
- Baixo custo;
- Facilidade de higienização;
- Não interferir no sabor.

Vejam algumas vantagens e desvantagens entre os materiais mais utilizados para cocção (Tabela 2.3.5).

Além das panelas de alumínio, devemos lembrar que várias são as possibilidades de ingerir quantidades de alumínio, o metal está presente nos alimentos, nos antiácidos e em outros medicamentos que contém hidróxido de alumínio e ainda na água potável.

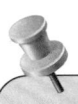

Dica:
Para a limpeza de panelas de alumínio evite o uso de esponja de aço, pois o atrito da esponja com a panela aumenta as chances de íons metálicos migrarem para os alimentos no ato da cocção. Quando o material é polido, há remoção da camada de óxido de alumínio, que dificulta a passagem de íons para o alimento.

Tabela 2.3.5 – Vantagens e desvantagens do uso de panelas de diferentes materiais

Material	Vantagens e desvantagens
Aço inoxidável	Menor taxa de migração Indicado para produção institucional de refeições, maior custo inicial, grande aceitação pela segurança e durabilidade
Vidro	Pesado, baixa durabilidade Menor taxa de migração
Cobre	Excelente condutividade térmica
Alumínio	Baixo custo, facilidade de higienização
Ferro	Excelente retenção e distribuição de calor e possível fonte de ferro
Teflon® e ágata	Desprendimento com abrasão. Exige cuidado redobrado para higienização, que deve ser feita com esponja macia e de modo manual para preservar a integridade do polímero
"Barro" (cerâmica e pedra-sabão)	Devem ser "curtidas" ou "curadas". Excelente distribuição do calor, elevada taxa de migração, difícil manipulação e higienização

Fonte: Autoria própria.

Sobre o consumo de alimentos enlatados devemos saber que a lata recebe uma cobertura interna de verniz, que impede que o alimento entre em contato com o metal. Quando a lata é aberta, a proteção de verniz se rompe e o alimento passa a interagir com o metal se conservado dentro da mesma. Nesse caso, há risco de contaminação e alterações nas características químicas e sensoriais do alimento, tornando-o impróprio para o consumo. Diante disso, a porção que não foi utilizada deve ser transferida para outro recipiente e mantida sob refrigeração.

> Ao abrir um alimento enlatado, o conteúdo do mesmo deve ser transferido para outro recipiente e armazenado no refrigerador.

Vale ressaltar que as latas possuem frisos ou ranhuras que contribuem para que o verniz não se rompa, ainda assim, a recomendação é não utilizar latas amassadas, estufadas ou enferrujadas.

Atenção: os enlatados são considerados alimentos processados. O alimento processado apesar de manter a identidade básica e a maioria dos nutrientes do alimento do qual deriva, alteram de modo desfavorável a composição nutricional dos alimentos. Os ingredientes e os métodos de processamento utilizados na fabricação, como, adição de sal, açúcar ou óleo, em geral em quantidades elevadas, transformam o alimento original em fonte de nutrientes cujo consumo excessivo está associado a doenças cardiovasculares, obesidade e outras doenças crônicas. Por essas razões, a recomendação é que o consumo seja limitado, em pequenas quantidades, como ingredientes de preparações culinárias, ou como parte de refeições baseadas em alimentos *in natura* ou minimamente processados.

Referências bibliográficas

1. Bansal D, Jain R. Cooking in iron pots for iron deficiency anemia: the traditional way forward? Indian J Pediatr. 2018 Jun 15;85(8):605–6.
2. Domene SMA. Técnica Dietética: teoria e aplicações. Rio de Janeiro: Guanabara Koogan; 2011.
3. Stahl T, Falk S, Rohrbeck A, Georgii S, Herzog C, Wiegand A, et al. Migration of aluminum from food contact materials to food-a health risk for consumers? Part I of III: exposure to aluminum, release of aluminum, tolerable weekly intake (TWI), toxicological effects of aluminum, study design, and methods. Environ Sci Eur. 2017 Apr 12;29(1):19.
4. Joint FAO/WHO Expert Committee on Food Additives Meeting (74th: 2011: Rome, Italy), World Health Organization. Evaluation of certain food additives and contaminants: Seventy-fourth report of the Joint FAO/WHO Expert Committee on Food Additives. Geneva: World Health Organization; 2012.
5. Dantas ST, Saron ES, Dantas FBH, Yamashita DM, Kiyataka PHM. Determinação da dissolução de alumínio durante cozimento de alimentos em panelas de alumínio. Ciênc Tecnol Aliment. 2007 Jun;27(2):291-7.

Obesidade e Doenças Crônicas Não Transmissíveis

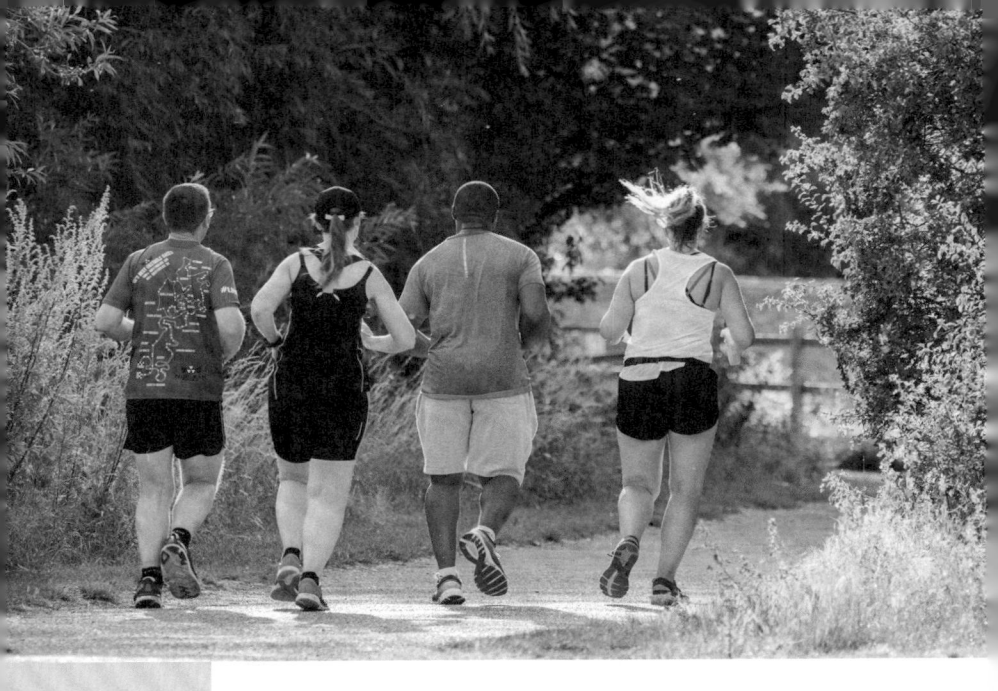

3.1 Obesidade e Dislipidemias

■ Sergio dos Anjos Garnes
■ Viviane Bellucci Pires de Almeida

51 Dieta *low carb* (reduzida em carboidratos) ou cetogênica seria a mais indicada para uma perda de peso saudável?

Os carboidratos da dieta são um grupo diverso de moléculas que variam de açúcares simples a polissacarídeos altamente complexos, como o amido e a fibra alimentar. A importância dos carboidratos na nutrição humana não pode ser subestimada; eles são a principal fonte de energia na maioria das sociedades em todo o mundo[1].

A dieta cetogênica é uma dieta com baixo teor de carboidratos e alto teor de gordura que faz com que o corpo mude de queima de carboidratos para queimar gordura[2]. Essa dieta tem-se tornado cada mais aceita e reconhecida pelo seu efeito na perda de peso e sua manutenção.

> É difícil perder peso, mas, é muito mais difícil, manter essa perda de peso, por causa de adaptações fisiológicas, como o aumento da fome, após o fim da dieta e a diminuição da taxa metabólica. Há indícios de que a dieta cetogênica pode melhorar essa condição.

Uma metanálise de 13 ensaios clínicos randomizados e controlados sugeriu que as pessoas em dietas cetogênicas tendem a perder mais peso e manter-se mais tempo no novo peso, do que as pessoas em dietas com baixo teor de gordura[3].

As pessoas submetidas a essas dietas muitas vezes relatam diminuição da fome. Embora os mecanismos de supressão do apetite não sejam totalmente compreendidos, podem ter a ver com as propriedades saciantes da gordura e proteína, com as mudanças nos hormônios reguladores do apetite, que ocorrem em uma dieta com baixo consumo de carboidrato, e com o papel direto de redução da fome, proporcionada pelo aumento da degradação de proteína e produção consequente dos corpos cetônicos, que se tornam a principal fonte de combustível para o corpo, ou outros fatores[4].

Além disso, a dieta cetogênica não reduz a taxa metabólica, do mesmo modo que outras dietas. Um estudo mostrou que a taxa metabólica se reduziu a mais de 400 kcal/d em uma dieta baixa em gorduras, enquanto não houve nenhum declínio significativo na taxa metabólica em uma dieta baixa em carboidratos[5]. Assim, a qualidade das calorias consumidas, ou seja, que tipo de substrato é queimado, pode afetar o número de calorias queimadas, da mesmo modo que pode modificar o metabolismo[5].

Com o grande aumento da obesidade e o reconhecimento crescente do papel do açúcar e de outros hidratos de carbono na elevação do índice glicêmico, e, consequentemente, na etiologia da síndrome metabólica, alguns investigadores e clínicos estão mudando sua atenção e se aproximando da dieta cetogênica. Os carboidratos compreendem cerca de 55% da dieta típica, variando de 200 a 350 g/d, dependendo da ingestão calórica total de uma pessoa. As dietas cetogênicas clínicas restringem os carboidratos para valores de consumo entre 20 g e 50 g, primeiramente, com a redução de vegetais ricos em amido. Privado dos açúcares dietéticos e amidos na dieta cetogênica típica, o corpo reduz a secreção de insulina e altera seu metabolismo para queimar, principalmente a gordura dentro de uma semana. Nesse estado metabólico chamado cetose nutricional, o fígado converte ácidos graxos em compostos chamados corpos cetônicos, que podem penetrar a barreira hematoencefálica e fornecer combustível para o cérebro, bem como, os outros tecidos do corpo[2].

Vale ressaltar, que o carboidrato é frequentemente visto como uma carga de energia neutra à saúde, usada para compensar o conteúdo energético da dieta no lugar da gordura da dieta. Essa substituição da gordura da dieta é uma resposta às orientações de saúde pública sobre como evitar doenças cardiovasculares. No entanto, o impacto que o carboidrato pode ter na saúde humana é exemplificado pela relação da contribuição das bebidas açucaradas para a ingestão excessiva de energia na dieta, resultando em ganho de peso e obesidade. Esse achado levou às recomendações da OMS para reduzir o consumo de sacarose para menos de 10% do consumo total de energia, contudo, foi prestada pouca atenção aos resultados de saúde associados aos outros tipos de carboidratos na dieta. Desse modo, pesquisadores usaram revisão sistemática e metodologia de metanálise para reunir estudos prospectivos de coorte e randomizados, que relatassem indicadores de qualidade de carboidratos e incidência de doenças não transmissíveis, mortalidade e fatores de risco. A partir desses dados, os autores foram capazes de mostrar uma redução de 15% a 30% na mortalidade por todas as causas e relacionada com doenças cardiovasculares, acidente vascular cerebral, diabetes tipo 2 e câncer colorretal, com o maior consumo de fibras alimentares. A qualidade dos carboidratos foi medida pela ingestão de fibra alimentar, grãos integrais ou leguminosas e índice glicêmico ou carga glicêmica da dieta. É importante reconhecer que esses indicadores de qualidade dos carboidratos não são definidos apenas pela composição química do carboidrato, mas compreendem grupos amplos de moléculas e estruturas alimentares. As fibras alimentares são uma mistura complexa de polímeros de carboidratos que não são digeridos ou absorvidos no intestino delgado; alimentos integrais consistem no núcleo intacto, moído, quebrado ou em flocos do grão. O índice glicêmico é um *ranking* de alimentos com carboidratos, de acordo com o efeito na glicemia pós-prandial, e não uma classificação química definida. Os carboidratos têm estrutura complexa e seu efeito na saúde pode ser por meio de vários mecanismos[1].

Dietas mais antigas propunham baixo consumo de carboidrato, como a dieta original de Atkins, e enfatizavam o consumo de proteínas, mas limitavam o consumo de gordura. Hoje se sabe, porém, que os aminoácidos provindos das proteínas podem ser convertidos em glicose, levando o corpo para fora da condição de cetose. Atualmente, uma dieta cetogênica, bem formulada, limita a proteína a quantidades adequadas para manter a massa corporal magra, mas não restringe a gordura ou as calorias totais[2].

Apesar de ser permitido comer gordura até a saciedade, as pessoas em uma dieta cetogênica, muitas vezes, experimentam perda de peso rápida, cerca de quatro quilos em duas semanas. A dieta tem efeito diurético, e alguns desses quilos iniciais são o peso da água. Mas, como os níveis de insulina diminuem e o corpo muda para o modo de queima de gordura, essa condição de baixa insulina leva logo à queima de depósitos de gordura, levando a novas reduções de peso. Além disso, o fato de muitas pessoas sentirem menos fome em uma dieta cetogênica, faz com que elas passem a reduzir de maneira natural sua ingestão calórica total, o que ajuda em sua perda de peso[2].

O quanto se pode perder de peso depende de muitos fatores, incluindo a quantidade de calorias que as pessoas reduzem espontaneamente, bem como, a sua gordura total inicial e massa magra, idade, sexo, etnia, e nível de atividade. Um recente ensaio randomizado de oito semanas, incluindo homens e mulheres obesos, de 60 a 75 anos de idade, mostrou que aqueles que comeram uma dieta cetogênica perderam 9,7% de sua gordura corporal, enquanto aqueles em uma dieta de baixo teor de gordura perderam apenas 2,1%. Os que consumiram a dieta cetogênica perderam três vezes mais tecido adiposo visceral, do que os que consumiram a dieta baixa em gorduras[2].

Além da perda de peso, há também, crescente interesse na dieta cetogênica para o manejo do diabetes. A sensibilidade à insulina melhora com a dieta, juntamente com o controle glicêmico, embora os mecanismos não sejam totalmente claros. Há relatos clínicos de que as pessoas não só perdem peso, mas reduzem a sua exigência de medicamentos. Além disso, os pacientes apresentam melhorias em sua hemoglobina [HbA1c]. Há também relatos clínicos de que estas mudanças acontecem em um prazo relativamente curto, de seis meses, talvez a um ano. Uma questão em aberto, é se essa dieta pode ser usada em longo prazo. Há relatos de melhorias que permanecem após dez semanas no nível de HbA1c, reduções de medicação para o diabetes e diminuição da massa corporal[2].

Além de ajudar as pessoas a reduzir o seu peso e obter o controle de sua glicose no sangue, dietas cetogênicas também podem ajudar a ter um coração saudável, graças a melhorias nos triglicérides, lipoproteína de alta densidade (HDL) níveis de colesterol, circunferência abdominal, e pressão sanguínea. Os níveis de colesterol da lipoproteína de baixa densidade (LDL) aumentam para alguns na dieta. Alguns pesquisadores recomendam o consumo de gorduras não saturadas, em vez de gorduras saturadas, para ajudar a prevenir os aumentos nos níveis de LDL-colesterol, mas não há consenso sobre a composição de gordura ideal da dieta. Uma advertência importante é que parece haver uma mudança de partículas de LDL pequenas e densas, mais prejudiciais, para partículas grandes e não densas, menos prejudiciais, na dieta. Alguns pesquisadores afirmam que para as pessoas com diabetes tipo 2, os riscos de controle glicêmico pobre pela ingestão excessiva de carboidratos superam muito os riscos de gorduras saturadas, e que a maioria das pessoas com diabetes tipo 2 deve se concentrar em limitar os carboidratos simples, com uma prioridade maior do que limitar a gordura saturada[2].

Os efeitos adversos mais comuns da dieta incluem tonturas, fadiga, dificuldade de exercício, sono pobre e constipação, que tendem a passar em poucos dias a algumas semanas. Obter proteína de alimentos inteiros, em vez de produtos de proteína purificada, ajuda a garantir a ingestão adequada de sódio, potássio e magnésio na dieta, o que pode ajudar a combater alguns desses efeitos. De qualquer modo, por razões de segurança e eficácia, essa não é uma dieta do faça-você-mesmo. Pessoas que tomam insulina ou medicamentos hipoglicemiantes orais para o diabetes podem experimentar hipoglicemia grave na dieta cetogênica e, portanto, devem consultar um médico experiente para ajustar, com segurança, os medicamentos antes de iniciá-la. Os medicamentos para controle da pressão sanguínea podem, igualmente, precisar de serem ajustados. A participação, continuada, em um programa organizado de monitoramento é muito mais provável de levar a bons resultados, em longo prazo[2].

> Deve-se ser muito cauteloso e evitar fazer a dieta cetogênica sem o acompanhamento de um profissional de saúde, especialmente para pessoas que têm diabetes.

Além dos ajustes na medicação, a maioria desses pacientes necessita de treinamento significativo para seguir a dieta. Além disso, embora algumas pessoas, especialmente, aqueles com resistência à insulina, necessitem de reduzir drasticamente carboidratos para perder peso e melhorar os níveis de glicose, outros podem obter bons resultados com uma dieta mediterrânea[2].

Por fim, a utilização de uma dieta cetogênica para perder peso deve ser monitorada com cuidado e sempre com ajuda profissional. Para muitas pessoas, pode não ser necessário chegar à condição de cetose, e bastaria uma redução no consumo de carboidratos, e evitar seu consumo sobretudo à noite[2].

Um programa de emagrecimento requer habilidade de manter as mudanças comportamentais da dieta e da atividade física. O planejamento alimentar deve ser mais flexível, com o objetivo de reeducar e reavaliar os hábitos e comportamentos do indivíduo diante da comida, as preferências alimentares, o aspecto financeiro, o estilo de vida e a necessidade energética para a manutenção da saúde. As dietas balanceadas caracterizadas por serem compostas de 20% a 30% de gorduras, 55% a 60% de carboidratos e 15% a 20% de proteínas visam a escolha de maior variedade de alimentos, adequação nutricional, maior aderência e resultam em perda de peso, muitas vezes, pequena, porém sustentadas[6].

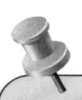

O Guia Alimentar para a População Brasileira sugere que os alimentos *in natura* sejam priorizados, os processados sejam usados em quantidade pequena, como ingredientes usados na preparação ou acompanhamento dos alimentos *in natura* e os ultra processados sejam evitados. Além disso, recomenda o uso moderado de óleos, açúcar e sal, somente para temperar e preparar os alimentos[7].

Referências bibliográficas

1. Chambers ES, Byrne CS, Frost G. Carbohydrate and human health: is it all about quality? Lancet 2019; 393:384-386.
2. Abbasi J.Interest in the ketogenic diet grows for weight loss and type 2 diabetes. JAMA. 2018;319(3):215-217.
3. Bueno NB, de Melo IS, de Oliveira SL, et al. Very-low-carbohydrate ketogenic diet *v.* low-fat diet for long-term weight loss: a meta-analysis of randomised controlled trials. Brit J Nutr, 2013;110(7):1178-87.
4. Gibson AA, Seimon RV, Lee CM, et al. Do ketogenic diets really suppress appetite? A systematic review and meta-analysis. Obes Rev. 2015; 16(1): 64-76
5. Ebbeling CB, Swain JF, Feldman HA, et al. Effects of dietary composition on energy expenditure during weight-loss maintenance. *JAMA*. 2012; 307:2627–2634
6. Associação Brasileira para o Estudo da Obesidade e da Síndrome Metabólica Diretrizes brasileiras de obesidade 2016 / ABESO – Associação Brasileira para o Estudo da Obesidade e da Síndrome Metabólica. 4.ed. São Paulo, SP; 2016.
7. Brasil. Ministério da Saúde (MS). Secretaria de atenção à Saúde. Coordenação-Geral da política de Alimentação e Nutrição. Guia Alimentar para a População Brasileira (versão para consulta pública) Brasília: MS; 2014.

52 Acrescentar limão ou vinagre em preparações ou consumir frutas ácidas após as refeições ajuda a reduzir gordura/calorias?

É reconhecido que dietas ricas em frutas e hortaliças contribuem para o controle do peso e regulação dos parâmetros metabólicos. Tais alimentos, ricos em água e fibras, reduzem a densidade energética da dieta, promovem a saciedade e diminuem a ingestão de calorias. Além disso, as frutas são alimentos ricos em nutrientes, fornecem vitaminas, minerais e compostos bioativos e apresentam baixa densidade energética. No contexto de terapias para a redução do peso, modificações no estilo de vida, incluindo mudança no tipo de dieta com redução do consumo de alimentos industrializados e processados, combinada com a atividade física têm sido recomendadas como estratégias fundamentais para perda e manutenção do peso[1].

Segundo recomendações da Organização das Nações Unidas, sobre Alimentos e Agricultura (*FAO*) e da OMS[2], o consumo mínimo de frutas e vegetais deve ser de 400 g/dia ou o equivalente a cinco porções. No Brasil, O Guia Alimentar para a População Brasileira ressalta a importância de uma alimentação baseada em alimentos *in natura*/frescos (como frutas e legumes), e minimamente processados (arroz, feijão, farinha de mandioca). E recomenda a diminuição dos alimentos processados (peixes enlatados, legumes em conserva), e que os alimentos ultraprocessados (como macarrão instantâneo, refrigerantes, salgadinhos, embutidos, bolachas e biscoitos) sejam evitados[3].

O consumo de frutas e hortaliças em níveis adequados é considerado fator protetor para doenças crônicas não transmissíveis como, doenças cardiovasculares, hipertensão, diabetes e alguns tipos de câncer. Entretanto, apesar das recomendações internacionais e nacionais de consumo e das inúmeras possibilidades de preparações culinárias com esses alimentos, evidências sugerem que este consumo está substancialmente baixo no Brasil e em diversos países[4].

Nos últimos anos, a atividade antioxidante das frutas cítricas e seus papéis na prevenção e tratamento de várias doenças crônicas e degenerativas humanas têm atraído cada vez mais atenção. No entanto, não existem evidências científicas de que o uso de limão ou vinagre ou que o consumo de frutas cítricas, após as refeições, tenha relação com a redução de gordura corporal[4].

Sabe-se que a marinada, técnica culinária que consiste em deixar por um período de tempo, os alimentos imersos em uma mistura de temperos (sal, ervas e especiarias), legumes (cenoura, cebola e alho) e líquidos ácidos (vinagres ou limão) era utilizada para conservar os alimentos e atualmente, tem como finalidades agregar/realçar sabor e promover melhora quanto a maciez, por exemplo, das carnes, mas não a de reduzir a quantidade de gordura dos alimentos[5].

Referências bibliográficas

1. Ribeiro C, Dourado G, Cesar T. Orange juice allied to a reduced-calorie diet results in weight loss and ameliorates obesity-related biomarkers: A randomized controlled trial. Nutrition 2017;38:13-9.
2. World Health Organization (WHO). Diet, nutrition and the prevention of chronic diseases: report of a joint WHO/FAO expert consultation. Geneva: WHO; 2003.
3. Brasil. Ministério da Saúde (MS). Secretaria de atenção à Saúde. Coordenação-Geral da política de Alimentação e Nutrição. Guia Alimentar para a População Brasileira (versão para consulta pública) Brasília: MS; 2014.
4. Zou Z, Xi W, Hu Y, et al. Antioxidant activity of citrus fruits. Food Chem 2016; 196: 885-96.
5. Domene SMA. Técnica Dietética: teoria e aplicações. Rio de Janeiro: Guanabara Koogan; 2011.

53 — **O ovo de vilão passou a ser herói. Para um paciente obeso e com o colesterol elevado, qual é o consumo recomendado? Existem diferenças entre os ovos de galinha caipira e de granja?**

■ Colesterol

Em 1968, a *American Heart Association* recomendou que não fosse consumido mais do que 300 mg/dia de colesterol dietético, com um limite de três ovos por semana. Em 2000, a mesma associação, ainda recomendava restringir o colesterol dietético, mas, em 2014, as diretrizes foram revisadas, sinalizando que o ovo poderia ser apreciado e fazer parte de uma dieta equilibrada. Hoje sabe-se que, apesar da gema do ovo ser rica em colesterol, os níveis séricos de colesterol são mais influenciados por outros tipos de gordura e pelo consumo de produtos industrializados que ingerimos[1].

Estudos recentes têm debatido a associação de ingestão de colesterol e o risco de doenças cardiovasculares (DCV). Duas declarações aparentemente contraditórias estão presentes nas Diretrizes Dietéticas para Americanos, 2015-2020: "O colesterol não é um nutriente que preocupa"; e "Os indivíduos devem comer o mínimo de colesterol dietético possível". Esse debate se intensificou, ainda mais, por causa da publicação de um estudo norte-americano, que reuniu dados de seis coortes prospectivas e demonstrou que, entre os americanos adultos, o maior consumo de colesterol ou ovos na dieta foi significativamente associado ao maior risco de DCV e mortalidade por todas as causas de maneira dose-resposta, e que, esses resultados devem ser considerados no desenvolvimento de diretrizes e atualizações alimentares[2].

Por outro lado, uma metanálise, publicada em 2015, com estudos prospectivos de coorte, realizados em vários países, havia já mostrado que é difícil tirar conclusões significativas sobre a associação, entre consumo de colesterol na dieta e DCV, sobretudo por causa de dados esparsos, heterogeneidade nos estudos e falta de rigor metodológico nos artigos revisados, já que o colesterol, a gordura saturada e a proteína animal coexistem, frequentemente, nos alimentos[3]. A diferença nos resultados deve-se provavelmente ao fato de que o risco aumentado de DCV não pode ser atribuído a apenas um ingrediente da dieta, como

Tabela 3.1.1 – Recomendações sobre o consumo de ovo e colesterol em pacientes com diagnóstico de doença cardiovascular

Fonte	Recomendações
Associação Americana do Coração	Não há limite superior para colesterol no ovo ou na dieta
Fundação Australiana do Coração	Até seis ovos por semana podem ser incluídos como parte de uma dieta variada e saudável
Associação Britânica do Coração	Os ovos fazem parte de uma dieta equilibrada
Associação Dinamarquesa do Coração	Os ovos são uma boa fonte de proteínas e vitaminas, e podem ser incluídos como parte de uma dieta variada e amiga do coração, mas lembre-se de que, a gema tem alta quantidade de gordura e colesterol
Sociedade Europeia de Cardiologia	Quando as diretrizes são seguidas para reduzir a ingestão de gordura saturada, isso geralmente também leva a uma redução na ingestão de colesterol na dieta. Portanto, algumas diretrizes (incluindo essa) sobre dieta saudável, não fornecem diretrizes específicas sobre a ingestão de colesterol na dieta; outros recomendam uma ingestão limitada de 300 mg/dia
Associação Alemã do Coração	Não exceda 250-300 mg de colesterol diariamente e não mais que dois ovos por semana
Fundação do Coração da Nova Zelândia	Até seis ovos por semana podem ser incluídos como parte de uma dieta amigável para o coração
Associação Sueca do Coração	Não há limite superior para colesterol no ovo ou na dieta

Fonte: Geiker, et al. 2018.

o colesterol e menos ainda, ao consumo de ovo, mas, a todo um estilo de vida não saudável.

Um ovo grande ($\approx$50 g), além de conter, aproximadamente, 186 mg de colesterol, é uma boa fonte de proteínas e vitaminas e pode exercer proteção contra doenças crônicas, quando incluído em uma dieta variada. Os ovos contêm propriedades anti-inflamatórias, que participam da defesa imunitária e que agem como agentes antioxidantes[1].

Estudo clínico comparou dois cafés da manhã distintos, em pacientes diabéticos, em relação ao aumento do colesterol, um ovo por dia ou uma xícara de aveia com leite, por dia, por cinco semanas. Os autores mostraram que não houve diferenças nos parâmetros relacionados ao colesterol ou ao metabolismo da glicose entre as duas intervenções dietéticas. No entanto, após o consumo de ovos, houve redução de enzimas hepáticas e marcadores inflamatórios nesses pacientes. Apesar de mais estudos serem necessários, esse em particular, demonstra que, para essa população específica, a ingestão de ovos não aumentou o risco de doença cardiovascular, mas foi bastante protetora contra a inflamação[4].

Outro estudo de coorte recente que investigou associação entre ingestão de ovos e colesterol, com risco de acidente vascular cerebral e pressão arterial em homens de meia idade e idosos do leste da Finlândia, observou que nem a ingestão de ovo e nem colesterol foram associados ao maior risco de acidente vascular cerebral[5].

Diferenças entre os ovos de galinha caipira e de granja

Diferentes modos de produção de ovos são vistos hoje, e basicamente, os mais conhecidos são o de granja tradicional e o caipira orgânico. Os modelos são diferentes no modo de criação das aves. Na granja, as aves são confinadas em grandes galpões, nos quais a concentração de aves é elevada, a iluminação é feita 24 horas por dia, hormônios endógenos são adicionados à ração para estimular maior produção de ovos, antibióticos são adicionados à ração para promover o maior crescimento das aves e aditivos químicos são introduzidos para endurecer as cascas dos ovos e dar coloração às gemas. Por causa desse manejo, as aves tornam-se extremamente estressadas, o que pode gerar até autofagia[6].

No modelo caipira orgânico, o manejo do animal, diferentemente do convencional, visa a prevenção de doenças e fortalecimento animal. As aves podem ser mantidas em modelos de semiconfinamento, ou mesmo confinamento, porém, sempre visando o bem-estar do animal, provendo o espaço necessário e adequado para que as aves se movimentem, além de terem contato com a luz natural e locais com sombra, proporcionando um comportamento natural da espécie. A alimentação é variada, com a pastagem e grãos de origem orgânica, não sendo permitido uso de alimentos de fontes transgênicas, antibióticos e hormônios. A prevenção de doenças é feita pelo tratamento homeopático e fitoterápico[6].

A composição centesimal e mineral também é diferente, pois, o manejo influencia, tanto o teor de proteína, quanto o teor de colesterol das gemas, porém, não altera os teores de vitamina A e as características sensoriais[6]. Um estudo mostrou que a diferença, em relação à proteína, foi de 9,0%, para o ovo de granja e 10,4%, para o ovo caipira orgânico; enquanto a quantidade de colesterol ($mg.g^{-1}$ de gema) no de granja foi 16,2 e 13,2 no caipira orgânico[6].

Referências bibliográficas

1. Geiker NRW, Larsen ML, Dyerberg J, Stender S, Astrup A. Egg consumption, cardio-vascular diseases and type 2 diabetes. Eur J Clin Nutr. 2018; 72(1):44-56.
2. Zhong VW, Van Horn L, Cornelis MC, et al. Associations of Dietary Cholesterol or Egg Consumption With Incident Cardiovascular Disease and Mortality. JAMA. 2019;321:1081.
3. Berger S, Raman G, Vishwanathan R, Jacques PF, Johnson EJ. Dietary cholesterol and cardiovascular disease. Am J Clin Nutr. 2015;102(2):276-294.
4. Ballesteros MN, Valenzuela F, Robles AE, et al. One egg per day improves inflammation when compared to an oatmeal-based breakfast without increasing other cardio-metabolic risk factors in diabetic patients. Nutrients. 2015;7:3449-63.
5. Abdollahi AM, Virtanen HEK, Voutilainen S, et al. Egg consumption, cholesterol intake, and risk of incident stroke in men: the Kuopio Ischaemic Heart Disease Risk Factor Study, The American Journal of Clinical Nutrition. 2019;110(1):169-76.
6. Mizumoto EM, Canniatti-Brazaca SG, Machado FMVF. Chemical and sensorial evaluation of eggs obtained by different production systems. Food Sci Technol. 2008;28:60-65.

54 Para pessoas com dislipidemia recomenda-se o consumo de margarinas com fitoesteróis? As cápsulas de ômega-3 são tão efetivas quanto o consumo de peixes para adequar o perfil lipídico?

Fitoesteróis

Os fitoesteróis são compostos bioativos, encontrados naturalmente em alimentos de origem vegetal e apresentam estrutura química semelhante ao do colesterol, que é encontrado apenas em alimentos de origem animal. Os fitoesteróis são capazes de apresentar efeitos terapêuticos na redução do lipoproteína de baixa densidade (LDL-Colesterol) e podem ser encontrados em óleos vegetais, especialmente de milho (909 mg/100 mL), girassol (411 mg/100 mL), soja (320 mg/100 mL) e oliva (300 mg/100 mL), sementes, nozes, grãos, legumes, frutas como maracujá (44 mg/100 g), laranja (24 mg/100 g), e couve-flor (40 mg/100 g)[1,2].

As recomendações de ingestão diária de fitoesteróis são de aproximadamente 2 g/dia, com o objetivo de reduzir o LDL-C, em cerca de 10%, em associação com modificações no estilo de vida[1]. Os fitoesteróis mais comuns em uma dieta ocidental típica, são os esteróis e os estanóis. Uma dieta habitual apresenta 300 mg de esteróis e 30 mg de estanóis, enquanto dietas vegetarianas/veganas podem alcançar um teor mais elevado, de até 600 mg/dia. Por isso, algumas sociedades médicas recomendam o consumo de alimentos, industrialmente enriquecidos com fitoesteróis, como leite, iogurte e margarina, ou o uso de suplementos.

O mecanismo principal, pelo qual os fitoesteróis diminuem os níveis de LDL-C, é pela diminuição de 30% a 50%, na absorção intestinal, de colesterol por competição pela solubilização nas micelas mistas na luz intestinal, reduzindo a quantidade de colesterol disponível para absorção. Atualmente, o conhecimento sobre a relação entre consumo de fitoesteróis e diminuição do risco de DCV é incompleto. Evidências disponíveis não confirmam, se os fitoesteróis conferem proteção cardiovascular, nem há, tão pouco, estudos que investiguem, se suplementação com fitoesteróis tem efeitos deletérios em longo prazo.

Colesterol e gorduras saturadas

As diretrizes atuais nos EUA e no Reino Unido são semelhantes[3]. Ambas têm áreas de consenso comum, com os quais poucos discordam – como, comer menos calorias, aumentar consumo de vegetais, comer menos alimentos processados e reduzir o consumo de bebidas açucaradas, mas há pouco consenso quando se trata da ingestão de gorduras saturadas presentes, principalmente, em carnes, leite e seus derivados.

Alguns resultados de pesquisas antigas que mostravam que o colesterol provindo dos alimentos aumentava o risco de doenças cardiovasculares (DCV) foram refutados por estudos mais amplos e melhor desenhados recentemente[3]. Esses estudos haviam mostrado que o aumento do número de pequenas partículas, contendo colesterol presentes no sangue, estariam associadas ao DCV, uma vez que, a quantidade dessas partículas aumenta à medida em que o consumo de gordura saturada é maior.

Por outro lado, nenhum estudo demonstrou com sucesso, que a mudança para uma dieta com pouca gordura total ou saturada, reduz as doenças cardiovasculares ou mortalidade[3]. Não existem, também, evidências de que a substituição de carnes ou leites e derivados *in natura*, por carboidratos ricos em amido, cremes *low-fat* (novo nome para margarinas), ou outros produtos ultraprocessados derivados de leite, diminuam o risco de DCV. Estudos observacionais, em países mais pobres, mostraram, ao contrário, que maior consumo de gorduras saturadas (laticínios), associa-se a menor mortalidade. Além disso, grandes estudos sobre a dieta mediterrânea que é tipicamente rica em gorduras saturadas provindas de nozes e sementes, azeite de oliva, e queijos, mostraram que o consumo delas tem efeito protetor e de redução das DCV. Há ainda, vários estudos observacionais que mostraram que o consumo de manteiga não leva ao aumento das DCV.

É totalmente artificial e longe da realidade, olhar os alimentos apenas como um conjunto de macronutrientes ou calorias, e ignorar que, os alimentos contêm inúmeras substâncias ainda desconhecidas por nós. E não só, é preciso lembrar que essa grande quantidade de substâncias, interage entre si de inúmeras maneiras, assim como, interage com a grande quantidade de microrganismos presentes no nosso trato gastrointestinal. Por isso, qualquer estudo que focalize apenas um componente da dieta como, colesterol, fitoesteróis, ou gordura saturada, sem considerar o conjunto da dieta, como fazem os estudos com a dieta mediterrânea, pode encontrar resultados que não correspondem ao real, nem são adequados para entender como funciona o nosso organismo.

Hoje, sabe-se com certeza, que as margarinas produzidas nos laboratórios das indústrias e ricas em gorduras-trans (gorduras inventadas artificialmente) são nocivas à saúde. Importante dizer, também, que não há estudos sobre os efeitos do consumo em longo prazo dos novos cremes que substituíram as antigas margarinas. Esses, também são produtos ultraprocessados, que contém aditivos e outras gorduras artificiais. Uma alternativa, muito mais saudável, é o consumo de vegetais ricos em gorduras.

O Guia Alimentar Brasileiro recomenda que a manteiga seja utilizada em pequenas quantidades para temperar e cozinhar alimentos e criar preparações culinárias, já a margarina, considerada um alimento ultraprocessado, seja evitada, por ser constituída por formulações de ingredientes, em sua maioria, de uso exclusivamente industrial[4].

Além disso, a preocupação de se ter uma mensagem simples aplicável a todos, como "reduzir todas as gorduras saturadas", ignora a complexidade e a qualidade dos diferentes alimentos, os padrões alimentares e escolhas alimentares individuais, e negligencia totalmente a variação individual. Dizer às pessoas para ingerir produtos com baixo teor de gordura saturada e diminuir o consumo de laticínios pode forçar as pessoas a consumir itens de baixo custo, altamente palatáveis e ultraprocessados, com vários aditivos e novas gorduras (interesterificadas), sobre as quais conhecemos muito pouco[4].

Gorduras insaturadas

Ensaios clínicos, frequentemente, demonstram os efeitos benéficos dos ácidos graxos polinsaturados omega-3 (PUFA-ω3) em pacientes com DCV[5]. Os mecanismos envolvidos nesse benefício estão relacionados, principalmente, ao seu papel anti-inflamatório e ao efeito na redução plasmática dos triglicerídeos. Além disso, há relatos de que o consumo desses compostos pode levar à redução da frequência cardíaca de repouso, da pressão arterial, da arritmia e a melhora da capacidade funcional do miocárdio[5].

São consideradas boas fontes de ácidos graxos polinsaturados, os peixes gordos e seus óleos, os óleos vegetais (óleo de nozes, chia, canola e linhaça) e os óleos de algas marinhas. Os ácidos graxos polinsaturados omega-3, com efeitos anti-inflamatórios e que reduzem os triglicerídeos no sangue, são o eicosapentaenóico (EPA) e o docoxaexaenóideco (DHA), cujas principais fontes são os pescados, como salmão, cavala e arenque, algas e crustáceos. Vale ressaltar que, a quantidade de ômega-3 nos alimentos marinhos, varia de acordo com a espécie do pescado, parte a ser consumida, local de captura, época do ano, temperatura da água e processo de industrialização[5].

Para a diminuição do risco cardiovascular, ao menos duas refeições a base de peixe, por semana, devem ser realizadas, principalmente, por indivíduos de alto risco, como os que já apresentaram infarto do miocárdio. Esse é um complemento importante para o tratamento de DCV. Para indivíduos que não consomem peixe rico em ômega-3, cápsulas de óleo de peixe, como fonte de EPA e DHA, podem ser recomendadas, dado seu longo histórico de segurança e a relação risco/benefício; no entanto, os níveis de LDL-C devem ser monitorados, especialmente em pacientes hipertrigliceridêmicos. Uma abordagem baseada em alimentos *in natura* é uma opção muito melhor para fornecer, não apenas os PUFAs ômega-3 derivados do mar, EPA e DHA, mas também, outros nutrientes benéficos para o nosso organismo[5].

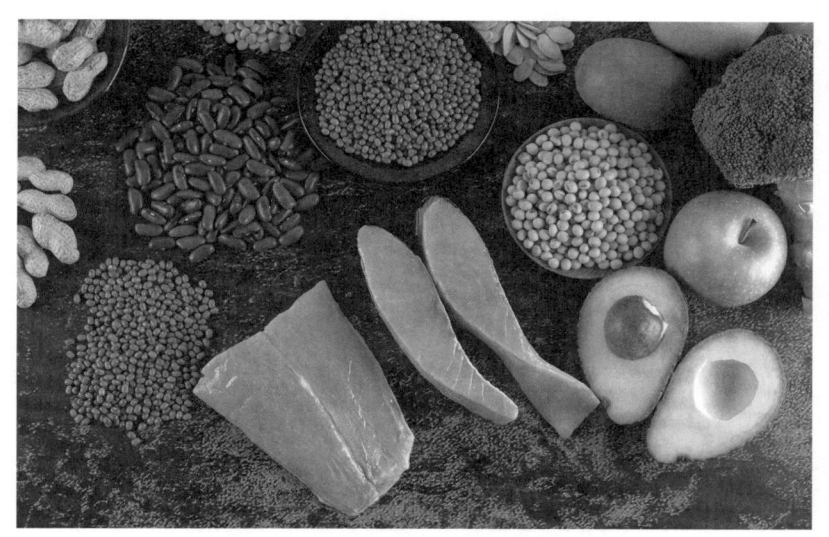

Figura 3.1.1 – Alimentos ricos em ácidos graxos polinsaturados.
Fonte: jcomp por Freepik.

Referências bibliográficas
1. Cabral CE, Klein MRST. Fitoesteróis no Tratamento da Hipercolesterolemia e Prevenção de Doenças Cardiovasculares. Arq Bras Cardiol. 2017; 109(5):475-482.
2. Trautwein EA, Vermeer MA, Hiemstra H, et al. LDL-Cholesterol Lowering of Plant Sterols and Stanols-Which Factors Influence Their Efficacy? Nutrients. 2018;10:126.
3. Spector T. Butter or margarine? Food religion challenged. BMJ. 2019;364:170.
4. Brasil. Ministério da Saúde (MS). Secretaria de atenção à Saúde. Coordenação-Geral da política de Alimentação e Nutrição. Guia Alimentar para a População Brasileira (versão para consulta pública) Brasília: MS; 2014.
5. Bowen KJ, Harris WS, Penny Kris-Etherton M. Omega-3 Fatty Acids and Cardiovascular Disease: Are There Benefits? Curr Treat Options Cardio Med. 2016, 18:69.

55	**É verdade que a prática de atividade física uma vez por semana é mais prejudicial à saúde do que ser completamente sedentário?**

O sedentarismo é um dos maiores fatores de risco para mortalidade global. A prática regular de exercícios físicos aeróbios, como correr, caminhar, nadar, pedalar, dançar, mesmo sendo uma única vez na semana, já está associada ao decréscimo da morbimortalidade por doença cardiovascular. Essa prática reduz comprovadamente o risco de evento coronariano fatal e não fatal, tanto em indivíduos aparentemente saudáveis, como com escore de risco coronariano elevado e também em cardiopatas[1].

No contexto da reabilitação cardíaca, o exercício contínuo de moderada intensidade (caminhadas rápidas com velocidade de 5-10 km/h), uma maneira segura e eficaz de treinamento físico, tem sido considerado como prioridade[1].

Na atividade aeróbica (também chamada de resistência ou atividade cardio), os músculos grandes movem-se de maneira rítmica por um período prolongado. A atividade aeróbica faz com que a frequência cardíaca aumente e a respiração se torne mais trabalhosa. A atividade física aeróbica possui três componentes: intensidade, frequência e duração. Se a intensidade absoluta ou relativa é usada para avaliar o nível de esforço, para qualquer pessoa que inicie atividade física, caminhar é a primeira atividade física que deve ser considerada, porque não requer habilidades ou equipamentos especiais e pode ser feita tanto em ambientes fechados como externos[1].

Ao longo do tempo, a atividade física tende a ficar mais fácil à medida que o corpo se adapta. Mudanças pequenas e progressivas na quantidade e intensidade de atividade ajudam o corpo a se adaptar às tensões adicionais, minimizando o risco de lesões. Para realizar atividades físicas, com segurança e reduzir o risco de lesões e outros eventos adversos, as pessoas devem escolher o tipo de atividade física adequada ao seu nível atual de condicionamento físico e metas de saúde[1].

É necessário o uso de proteção, usando equipamento esportivo apropriado, escolhendo ambientes seguros e fazendo escolhas sensatas sobre quando, onde e como estar ativo. Um profissional de saúde ou especialista pode ajudar a adequar a atividade física para atender às necessidades e objetivos dos indivíduos[1].

> As pessoas inativas devem começar devagar, com atividades de baixa intensidade, como caminhadas e aumentar, gradualmente, a sua frequência e duração.

Referência bibliográfica

1. Piercy KL, Troiano RP, Ballard RM, et al. The Physical Activity Guidelines for Americans. JAMA. 2018;320(19):2020-28.

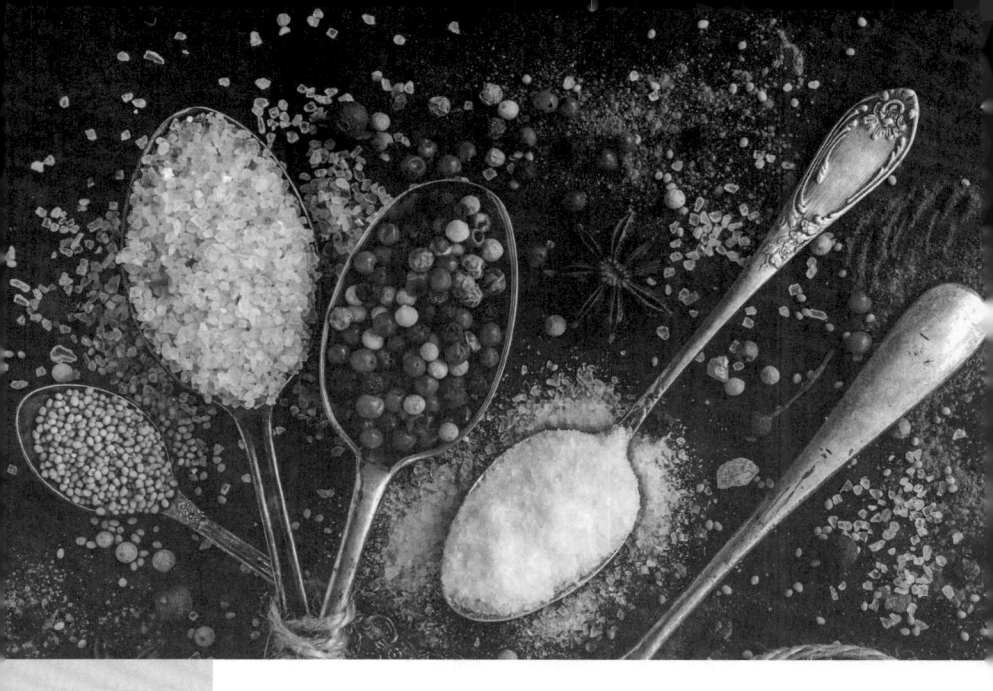

3.2 Hipertensão Arterial

■ Andrea Botoni
■ Viviane Bellucci Pires de Almeida

56 Mudanças de estilo de vida, sem uso de medicamentos, são suficientes para o controle da hipertensão?

Existem duas estratégias complementares, bem estabelecidas, para reduzir a pressão arterial (PA), intervenções no estilo de vida e tratamento medicamentoso. Intervenções no estilo de vida podem, sem dúvida, diminuir a PA e, em alguns casos, o risco cardiovascular, mas a maioria dos pacientes com hipertensão, também precisará de tratamento medicamentoso[1].

O aumento da idade é um fator de risco essencial para o desenvolvimento de hipertensão, no entanto, existem vários fatores importantes para o desenvolvimento dessa doença, como obesidade, aumento da ingestão diária de sódio, ingestão de gordura e bebidas alcoólicas, e falta de atividade física[2].

O sódio está presente naturalmente em uma variedade de diferentes alimentos.

> As recomendações atuais, na maioria dos países, são para reduzir o consumo de sal de 9 g/d a 12 g/d, para os níveis mais baixos de 5 g/d a 6 g/d. Alguns estudos sugerem que a ingestão de sódio seja reduzida para menos de 2,3 g/d (aproximadamente 5 g/d de sal) para a maioria dos adultos, incluindo, adultos com 51 anos ou mais, indivíduos com hipertensão, diabetes *mellitus* e doença renal crônica[3].

Motivar os pacientes para que consigam modificar o estilo de vida é, provavelmente, um dos aspectos mais difíceis do tratamento da hipertensão[1].

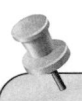

Os estudos mais extensos para o manejo nutricional da hipertensão são os Ensaios Dietéticos para Parar a Hipertensão (DASH). Essa dieta preconiza:
• Consumo de frutas, hortaliças e laticínios com baixo teor de gordura; e ricos em potássio, cálcio, magnésio e fibras;
• A ingestão de cereais integrais, frango, peixe e frutas oleaginosas;
• A redução da ingestão de carne vermelha, doces e bebidas com açúcar, bem como de colesterol, gordura total e saturada[4,5].

Além da mudança de hábito alimentar, é preconizada também, a prática de atividade física para o controle da PA e redução da morbidade e mortalidade cardiovascular. O treinamento aeróbico, que inclui caminhadas, ciclismo, natação, é fundamental para a prevenção e tratamento da HA, mas é recomendado que seja associado ao exercício resistido, geralmente realizado com a utilização de pesos ou em máquinas[6].

> É recomendado para todos os indivíduos com hipertensão a cessação do tabagismo, uma vez que esse hábito interfere negativamente no controle da PA e na adesão ao tratamento[1,2].

Segundo as diretrizes brasileiras, os pacientes hipertensos, mesmo no estágio 1, e/ou portadores de risco cardiovascular estimado alto devem iniciar tratamento medicamentoso imediato associado à terapia não medicamentosa. A terapia não farmacológica, isolada, não demonstra reduções da pressão arterial necessária para atingir valores pressóricos recomendados, mas, admite-se o efetivo positivo no controle da PA e de outros fatores de risco cardiovascular frequentemente presentes[2].

Referências bibliográficas

1. Brandão AA, Nogueira AR. Manual de Hipertensão Arterial. Sociedade de Cardiologia do Estado do Rio de Janeiro. 2018.
2. Malachias MVB, Souza WKSB, Plavnik FL, Rodrigues CIS, Brandão AA, Neves MFT et al. 7ª Diretriz Brasileira de Hipertensão Arterial. Sociedade Brasileira de Cardiologia. 2016; 107(3).
3. Williams B, Mancia G, Spiering W, Agabiti Rosei E, Azizi M, Burnier M, et al. 2018 ESC/ESH Guidelines for the management of arterial hypertension. Eur Heart J. 2018;39(33):3021–104.
4. Sacks FM, Obarzanek E, Windhauser MM, et al. DASH investigators. Rationale and design of the Dietary Approaches to Stop Hypertension trial (DASH). A multicenter controlled-feeding study of dietary patterns to lower blood pressure. Ann Epidemiol 1995;5(2):108-18.
5. Lim GB. Hypertension: low sodium and DASH diet to lower blood pressure. Nat Rev Cardiol 2018; 15:68.
6. Sharman JE, La Gerche A, Coombes JS. Exercise and Cardiovascular Risk in Patients With Hypertension. Am J Hypertens. 2015;28(2):147–58.

57 Substâncias como a betaína ou a melatonina podem auxiliar o controle da pressão arterial?

A ingestão de **proteínas vegetais** (em particular, proteína de soja), parece estar associada a níveis moderados, mas significativamente mais baixos de pressão arterial. Não se sabe ao certo se os efeitos benéficos são das proteínas em si, ou de componentes associados às proteínas vegetais. Em particular, as **isoflavonas** associadas à soja podem ser parcialmente responsáveis. Uma metanálise recente mostrou que, em pacientes hipertensos, a ingestão de isoflavonas de soja está associada a uma diminuição da PA diastólica[1].

Enquanto as **proteínas do leite**, a **caseína** ou a *whey protein* são boas fontes de peptídeos redutores da PA, seu papel direto no controle da PA ainda não está claro. As proteínas do leite podem ser fermentadas por micro-organismos e enzimas proteolíticas (isoladamente ou em combinação), transformando-se em peptídeos bioativos. Existem no mercado peptídeos obtidos do leite que são comercializados, não como compostos puros, mas contidos em certa concentração em alimentos complexos, como iogurtes ou outros produtos fermentados[2].

Um grande número de **flavonoides** dietéticos também exerce efeitos protetores vasculares, sendo antioxidantes, anti-inflamatórios, melhorando o metabolismo do óxido nítrico (ON) e a função endotelial; além disso, seu consumo está associado a um risco reduzido de doença cardiovascular. Os flavonoides do cacau são os mais estudados no cenário clínico, uma vez que podem aumentar a biodisponibilidade do ON, proteger o endotélio vascular e diminuir os fatores de risco para doenças cardiovasculares. Estudos demonstraram que, quando a função endotelial está comprometida, por causa da hiperglicemia, o consumo de **chocolate amargo** pode aumentar a vasodilatação mediada pelo fluxo sanguíneo, tanto em indivíduos saudáveis como hipertensos, com e sem intolerância à glicose[3].

O consumo regular de **chá-verde** ou **preto,** durante 4 a 24 semanas (2 a 6 xícaras por dia), está associado a uma redução significativa da PA.

Um nutriente muito estudado é o **ácido graxo poli-insaturado ômega-3**, encontrado em maiores concentrações nos peixes e suplementos de óleo de peixe, mas também, na linhaça e castanhas. Ele é capaz de controlar a PA, via aumento de ON, pela mudança no equilíbrio de fatores endógenos, com ação cardiovascular, como as prostaglandinas e uma maior produção de prostanoides vasodilatadores; diminuição na resistência à insulina; regulação do tônus vascular pela estimulação do sistema nervoso parassimpático e supressão do sistema hormonal de controle renal renina-angiotensina-aldosterona[3].

A **melatonina** parece melhorar o controle da PA, tanto por mecanismos de controle no sistema nervoso central, como nos órgãos periféricos, protegendo os vasos da oxidação e melhorando o metabolismo do óxido nítrico (NO) e, consequentemente, a função endotelial[4].

A literatura científica não mostra evidências sobre a utilização de **betaína** no controle da pressão arterial.

Referências bibliográficas

1. Liu XX, Li SH, Chen JZ, et al. Effect of soy isoflavones on blood pressure: a meta-analysis of randomized controlled trials. Nutr Metab Cardiovasc Dis. 2012; 22:463-70.
2. Korhonen H. Milk-derived bioactive peptides: from science to applications. Journal of Functional Foods. 2009;1:177-87.
3. Sirtori CR, Arnoldi A, Cicero AF. Nutraceuticals for blood pressure control. Annals of Medicine. 2015;47(6):447–56.
4. Rodella LF, Favero G, Foglio E, et al. Vascular endothelial cells and dysfunctions: role of melatonin. Front Biosci (Elite Ed). 2013; 5:119-29.

58 Existe um sal mais indicado para os pacientes com hipertensão?

É crescente o interesse em sais *gourmet*, não só porque a indústria alimentícia criou um mercado para eles e os tornou moda, mas também, porque as pessoas tendem a acreditar que esses tipos de sal são mais saudáveis[1].

> As composições químicas distintas dos sais contribuem para algumas diferenças de sabor. O conteúdo mineral dos sais difere, dependendo do local de coleta, e pode ser possível substituir alguns sais por outros para ajudar a diminuir o teor de sódio na dieta[1].

O sal marítimo tradicional, por exemplo, da região de Castro Marim (sul de Portugal) recolhido manualmente, ainda, seguindo técnicas antigas que sobreviveram ao longo dos séculos, combinando esforço humano, marés, sol e vento não está sujeito a nenhum tratamento. É apenas moído e comercializado quando completamente seco pelo sol e pelo vento. É naturalmente branco e brilhante, sua composição não é apenas NaCl, mas também, um vasto grupo de outros minerais, que são benéficos para a saúde, como Mg, Ca, K, Fe, Zn ou Mn e é menos salgado ao paladar. O sal industrial vem basicamente da cristalização de sais dissolvidos na água do mar, fazendo uso de secadores industriais. O processo comum envolve a concentração de água do mar, a cristalização do cloreto de sódio. É durante a lavagem do sal que o produto torna-se, quase somente, NaCl, perdendo os demais minerais, naturalmente presentes na água do mar. Depois de lavado, o sal é centrifugado e segue o processo de moagem. No entanto, a fim de permanecer seco e solto, para a indústria, há adição de agentes antiaglomerantes[1].

Existem outros tipos de sal, como o sal rosa dos Himalaias, sal de rocha, que é extraído em áreas próximas às montanhas do Himalaia, muitas vezes no Paquistão. Sua coloração rosa vem da presença de vários minerais, como, Mg, K e Ca. Estudos demonstram que, apesar de muitas pessoas afirmarem que este sal é mais saudável, do ponto de vista nutricional, esse sal é muito semelhante ao sal comum[1]. Não existe na literatura nenhum estudo mostrando o impacto da utilização de diferentes tipos de sal no controle da hipertensão.

Embora alguns tipos de sal apresentem um teor menor de sódio, como o sal *light*, que é obtido a partir da mistura de 50% de cloreto de sódio e 50% de cloreto de potássio e do Himalaia, que é rico em minerais, é importante que a quantidade diária de sódio não ultrapasse 2 g (ou 5 g de sal)[2].

Segundo a Pesquisa de Orçamentos Familiares (POF), 2008-2009, o consumo médio diário de sal do brasileiro é de 11,4 g, ou seja, mais que o dobro da recomendação[3]. Vale ressaltar, que o mineral não está presente somente no sal de cozinha, a indústria utiliza o sódio nos alimentos prontos para consumo, como lasanhas congeladas, salgadinhos, embutidos e até mesmo, em preparações doces, como, biscoitos recheados e refrigerantes. Esses alimentos são altamente palatáveis e a adição de sódio aumenta o tempo de prateleira desses produtos[4].

O Guia Alimentar para a População Brasileira recomenda restringir o consumo de alimentos que sofrem fortes modificações pelas indústrias e, por isso, são considerados processados e ultraprocessados, uma vez que apresentam aditivos químicos e alto teor de sódio[4].

Outra alternativa para a redução do consumo de sódio nas preparações e que pode conferir sabor aos alimentos é a utilização de sal de ervas e temperos naturais, como, cebolinha, alho, salsinha, orégano, manjericão, pimenta, alecrim, dentre outros.

Quadro 3.2.1 – Como preparar sal de ervas (uma parte de sal para três partes de ervas)

• 1 copo americano de alecrim, 1 copo americano de manjericão, 1 copo americano de orégano, 1 copo americano de sal comum
• 1 xícara de chá de orégano, 1 xícara de chá de alecrim, 1 xícara de chá de sálvia e 1 xícara de chá de sal grosso
Bata os ingredientes no liquidificador e armazene em recipiente fechado na geladeira. Pode ser utilizado para temperar carnes, caldos e hortaliças. As ervas utilizadas podem ser alteradas de acordo com a preferência.

Referências bibliográficas
1. Carapeto C, Brum S, Rocha MJ. Open Access Short Communication Which Table Salt to Choose? J Nutr Food Sci. 2018;8:3.
2. Brasil. Ministério da Saúde. Desmistificando dúvidas sobre alimentação e nutrição: material de apoio para profissionais de saúde / Ministério da Saúde, Universidade Federal de Minas Gerais. – Brasília: Ministério da Saúde, 2016.
3. IBGE. Instituto Brasileiro de Geografia e Estatística. Pesquisa de Orçamentos Familiares 2008-2009. Avaliação nutricional da disponibilidade domiciliar de alimentos no Brasil. Rio de Janeiro: IBGE; 2010.
4. Brasil. Ministério da Saúde. Secretaria de Atenção à Saúde. Departamento de Atenção Básica. Guia Alimentar para a População Brasileira. Brasília; 2014.

59 Pacientes com hipertensão que praticam atividades físicas necessitam de reposição hidroeletrolítica?

Existem evidências que o exercício físico é uma terapia fundamental para a prevenção, tratamento e controle da hipertensão. Em pessoas com hipertensão, exercícios aeróbicos, como caminhada, corrida, ciclismo, natação e de resistência, que incluem fortalecimento muscular promovem a saúde geral e diminuem o risco para doenças cardiovasculares, incluindo efeitos redutores da pressão arterial.

Os efeitos comparativos para a saúde do treinamento aeróbico, *versus* resistência, não foram totalmente elucidados em pessoas com hipertensão, mas, onde a redução da pressão arterial é um dos principais objetivos do exercício, a atividade aeróbica parece ser o método mais indicado. As evidências sugerem que pacientes hipertensos devem ser aconselhados a participar de, pelo menos, 30 minutos de exercícios aeróbicos dinâmicos, de intensidade moderada (caminhada, corrida, ciclismo ou natação), de cinco a sete dias por semana[1].

É difícil de determinar a quantidade adequada de exercício físico para que os benefícios máximos sejam alcançados, embora apenas uma pequena quantidade semanal de exercícios moderados, mas consistentes, seguramente traz benefícios significativos à saúde[1].

Quadro 3.2.2 – Recomendações em relação à atividade física e exercício físico

Para todos os hipertensos – recomendação populacional – prática de atividade física
Fazer, no mínimo, 30 min/dia de atividade física moderada, de maneira contínua (1 × 30 min) ou acumulada (2 × 15 min ou 3 × 10 min) em 5 a 7 dias da semana.
Para maiores benefícios – recomendação individual – exercício físico
Treinamento aeróbico complementado por exercício de resistência
Treinamento aeróbico
Modalidades diversas: andar, correr, dançar, nadar, entre outras
Pelo menos 3 vezes/semana. Ideal 5 vezes/semana
Pelo menos 30 min. Ideal entre 40 e 50 min
Intensidade moderada definida por:
1) Maior intensidade conseguindo conversar (sem ficar ofegante)
2) Sentir-se entre ligeiramente cansado e cansado

Continua...

Quadro 3.2.2 – Recomendações em relação à atividade física e exercício físico – *continuação*

Treinamento resistido
2 a 3 vezes/semana
8 a 10 exercícios para os principais grupos musculares, dando prioridade para execução unilateral, quando possível
1 a 3 séries
10 a 15 repetições até a fadiga moderada (redução da velocidade de movimento e tendência a apneia)
Pausas longas passivas – 90 a 120 s

Fonte: Adaptado Manual de Hipertensão Arterial. Sociedade de Cardiologia do Estado do Rio de Janeiro. 2018[2].

Os estudos sobre hidratação têm proposto estratégias com o intuito de minimizar os efeitos negativos provocados pelas perdas hídricas sobre as respostas fisiológicas ao exercício. Algumas das recomendações do *American College of Sports Medicine* (ACSM)[3] sobre a composição e quantidade dos líquidos que devem ser ingeridos antes, durante e após um exercício físico são:

- Hidratação adequada, pelo menos quatro horas antes do evento, por meio da ingestão lenta de líquidos, na quantidade de 5 a 7 mL/kg de peso corporal, para haver tempo suficiente para excreção da água ingerida em excesso. Se a urina permanecer escura, ou altamente concentrada, deverá consumir um volume extra de mais 3 a 5 mL/kg peso corporal, cerca de duas horas antes da prova.
- Aconselha-se antes do exercício, a ingestão de bebidas com 20-50 mmol/L de sódio, ou o consumo de refeições com alimentos ricos em sal e de líquidos, simultaneamente, pois assim, aumenta-se a palatabilidade e estimula a sede, reduzindo a produção de urina e facilitando a retenção de líquidos.
- O objetivo da hidratação é evitar a desidratação excessiva, que ocasiona perda de peso superior a 2% do peso corporal, por déficit de água, assim como, alterações no balanço de eletrólitos, para que não haja comprometimento do rendimento desportivo. O ACSM não dá indicação do volume de líquido a ingerir durante o exercício físico, por causa da grande variabilidade nas taxas de transpiração, concentração de eletrólitos no suor, duração do exercício e oportunidades para beber. Considera que, durante o exercício, os atletas devem começar a beber logo e em intervalos regulares, sobretudo, se é previsível ficarem excessivamente desidratados. Salienta ainda, que os

indivíduos devem evitar beber mais líquidos, do que a quantidade que necessitam para repor as suas perdas no suor.

- É recomendada, a adição de carboidratos, para eventos com duração igual ou superior a uma hora. O aporte adequado de glicídios, para manter o rendimento físico, é de meio litro a um litro de uma bebida desportiva, que contenha 6% a 8% (30 a 80 g/hora) de glicídios.
- Os melhores valores de glicídios são alcançados com a mistura de açúcares (glicose, sacarose, frutose e maltodextrinas), mas, a necessidade destes compostos (glicídios e eletrólitos) dependerá da duração e intensidade do exercício e das condições de temperatura.
- Aconselha-se a adição de sódio (20-30 mmol/L) e potássio (2-5 mmol/L), na solução de hidratação, se o exercício durar mais do que uma hora. O sódio ajuda a estimular a sede, enquanto o potássio é importante para alcançar a reidratação, visto que leva à retenção de água no espaço intracelular.
- Na recuperação após o exercício físico, importa repor qualquer déficit de líquidos e eletrólitos, tanto mais precoce, quanto mais próxima ocorrer a nova sessão de exercício físico.

Contudo, não se sabe, se essas recomendações de hidratação e uso de bebidas eletrolíticas carboidratadas seriam aplicáveis para os hipertensos, muito menos para aqueles hipertensos que realizam exercícios físicos em ambientes quentes e especialmente úmidos. Por isso, pessoas com hipertensão devem ser acompanhadas com cuidado pelos profissionais de saúde.

Referências bibliográficas
1. Williams B, Mancia G, Spiering W, Agabiti Rosei E, Azizi M, Burnier M, et al. 2018 ESC/ESH Guidelines for the management of arterial hypertension. Eur Heart J. 2018;39(33):3021-104.
2. Brandão AA, Nogueira AR. Manual de Hipertensão Arterial. Sociedade de Cardiologia do Estado do Rio de Janeiro. 2018.
3. Sawka MN, Burke LM, Eichner ER, Maughan RJ, Montain, SJ, Stachenfeld NS. American College of Sports Medicine. Position Stand: Exercise and fluid replacement. Med Sci Sports Exerc 2007;39:377-90.

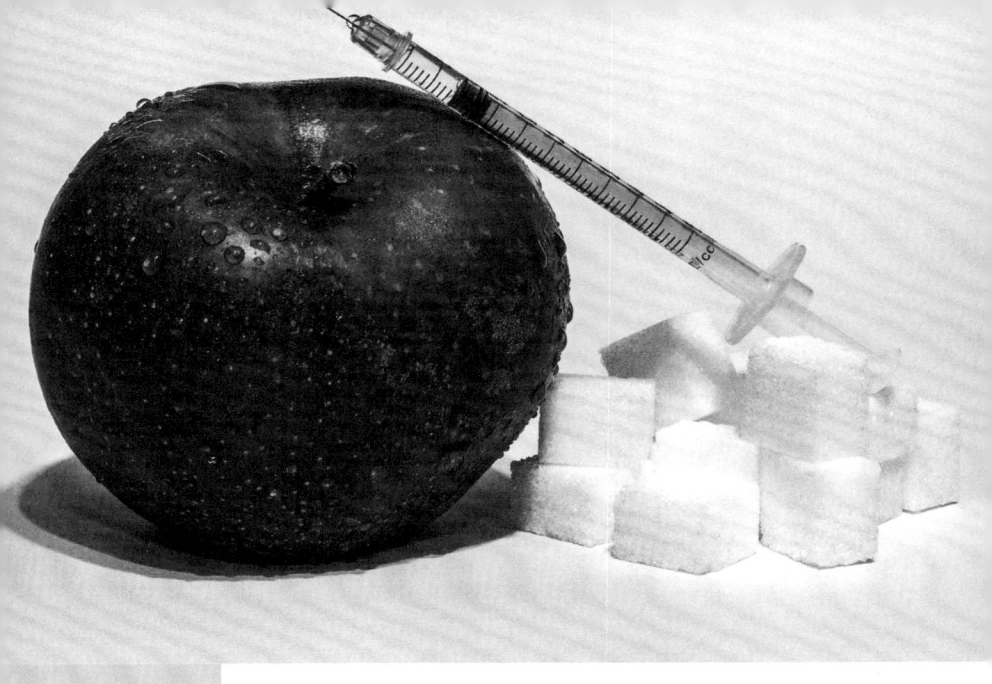

3.3 Diabetes *Mellitus* Tipo II

■ Adriana Botoni
■ Amanda Beatriz Almeida Severo

60	Uma dieta equilibrada é suficiente para controlar a glicemia de um paciente com diabetes?

O cuidado nutricional assume papel de extrema importância no tratamento do diabetes *mellitus* tipo 2 (DM2), favorecendo a manutenção adequada da glicemia (quantidade de açúcar no sangue), evitando assim, as complicações em decorrência da doença instalada. Um estilo de vida que envolva prática de atividade física e controle de peso, associado à alimentação equilibrada, reduz a necessidade de uso de medicamentos para tratamento do diabetes[1].

A terapia nutricional no DM2 tem como alvo, a manutenção de níveis adequados de glicemia e lipídios, assim como, o controle de peso e de pressão arterial. Para tal, recomenda-se uma alimentação variada, composta por todos os grupos alimentares, semelhante à recomendada para a população em geral, dando preferência aos alimentos *in natura* e evitando o consumo de processados e ultraprocessados, sendo necessário atentar-se, especialmente, para o consumo de fibras[1-3]. A ingestão de fibras em indivíduos com DM2 tem como função o retardo do esvaziamento gástrico, contribuindo de maneira positiva para o controle glicêmico. Seu consumo deve ser de 30 g a 50 g ao dia, um pouco mais elevado do que o sugerido para a população em geral. A recomendação pode ser atingida introduzindo na dieta, no mínimo três porções de cereais integrais (arroz integral, centeio, aveia, quinoa, dentre outros), além de frutas, verduras, legumes e leguminosas (feijão, lentilha, grão-de-bico, ervilha)[1,3]. Para que as fibras desempenhem papel benéfico, sem causar constipação ou desconforto gastrointestinal, é importante garantir a ingestão de água (de seis a oito copos por dia), aumentando essa quantia em dias muito quentes ou durante a prática de atividade física[1].

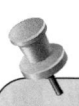

Devem ser realizadas de cinco a seis refeições diárias, sendo três delas, refeições maiores (café da manhã, almoço e jantar) e as outras duas a três pequenos lanches, tendo como objetivo, a oferta fracionada de nutrientes, especialmente de carboidratos, evitando assim, variações glicêmicas repentinas[1].

Os carboidratos são macronutrientes que podem ter elevado índice glicêmico (aumentam rapidamente a glicemia) ou baixo índice glicêmico (aumentam mais lentamente a glicemia) e por serem açúcares, são a fonte mais efetiva de energia para o corpo. Ainda que a literatura sobre índice glicêmico (IG) seja controversa, foram observadas alterações positivas no controle do DM2 com dietas de baixo IG. O índice glicêmico dos alimentos varia de acordo com sua composição. Quando possuem muitos carboidratos, do tipo monossacarídeos e dissacarídeos, presentes no mel, em xaropes, em bebidas açucaradas, em doces e em pães e massas com farinha não integral, seu IG é maior, devendo assim, ser evitados[1,4]. Os monossacarídeos são encontrados, também, nas frutas, mas vale ressaltar, que diferentemente das bebidas açucaradas, as frutas contêm fibras, que como tratamos anteriormente, favorecem o controle glicêmico por meio do retardo do esvaziamento gástrico. Sendo assim, seu consumo deve ser frequente, de duas a quatro porções por dia[1], e nunca na forma de sucos, pois esses perdem as fibras quando processados ou peneirados. Todas as frutas podem ser consumidas, sendo importante atentar para a quantidade e variedade. Algumas frutas (uva, melancia, banana, melão, caqui), possuem maior índice glicêmico, e, portanto, seu consumo deve ser intercalado com o de outras frutas para evitar elevação constante da glicemia.

Os cuidados nutricionais no diabetes *mellitus* tipo 2 envolvem uma dieta variada, que deve conter alimentos como o arroz e grãos integrais, o feijão e as carnes de todos os tipos, sendo rica em legumes, verduras e frutas, optando-se por preparo cru ou cozido em vapor, assado ou grelhado[5].

A orientação dietoterápica para DM2 deve ser resultado de um processo de educação nutricional compartilhado entre indivíduo, profissionais de saúde e familiares, colocando o indivíduo no centro do cuidado e considerando suas condições socioeconômicas, seus hábitos alimentares, culturais e de vida, assim como, sua disposição e prontidão para mudar, favorecendo desse modo, a adaptação às recomendações realizadas[1-3].

Informações sobre o tratamento do diabetes *mellitus* tipo 1 e tipo 2 podem ser encontradas em guias nacionais e internacionais, em manuais da Organização Mundial da Saúde[5] e em diretrizes para a prevenção e tratamento da doença, como, por exemplo, nas Diretrizes da Sociedade Brasileira de Diabetes[1].

Referências bibliográficas

1. Sociedade Brasileira de Diabetes. Diretrizes da Sociedade Brasileira de Diabetes 2017-2018. [livro online]. São Paulo: Clannad; 2017. [acesso em 22 de fevereiro de 2019]. Disponível em https://www.diabetes.org.br/profissionais/images/2017/diretrizes/diretrizes-sbd-2017-2018.pdf.
2. American Diabetes Association. 4. Lifestyle management. Diabetes Care, 2017 [22 de fevereiro de 2019]; 40(Suppl 1):S33-43. Disponível em http://care.diabetesjournals.org/content/40/Supplement_1/S33.
3. Brasil. Ministério da Saúde. Guia alimentar para a população brasileira. 2ª ed. Brasília: Ministério da Saúde; 2014. [acesso em 22 de fevereiro de 2019]. Disponível em http://bvsms.saude.gov.br/bvs/publicacoes/guia_alimentar_populacao_brasileira_2ed.pdf.
4. American Diabetes Association. Position statement: 4. Foundations of Care: Education, Nutrition, Physical Activity, Smoking Cessation, Psychosocial Care, and Immunization. Diabetes Care, 2015 [22 de fevereiro de 2019]; 38(Suppl 1):S20-30. Disponível em http://care.diabetesjournals.org/content/38/Supplement_1/S20.short.
5. World Health Organization. Information note about intake of sugars recommended in the WHO guideline for adults and children. Geneva; 2015. [acesso em 22 de fevereiro de 2019]. Disponível em https://apps.who.int/iris/bitstream/handle/10665/149782/9789241549028_eng.pdf;jsessionid= 1115BBE210FEC0D4FF005B3710268F24?sequence=1.

61 Alimentos *diet, light* e adoçantes podem ser consumidos livremente pelas pessoas com diabetes?

A princípio é importante diferenciarmos os produtos *diet dos produtos light*. Em geral, esses são alimentos processados ou ultraprocessados, ricos em açúcares, gorduras, sal e aditivos e, portanto, seu consumo deve ser moderado para qualquer pessoa[1].

Os produtos que recebem o nome de *light* são caracterizados por uma redução, de pelo menos, 25% de seu valor calórico total, em relação às suas versões originais. Também podem ser considerados *light*, os produtos com redução de no mínimo 25% de algum ingrediente específico, como açúcar, sódio ou gorduras[2]. Esse tipo de alimento dificilmente vai atender às necessidades alimentares de um indivíduo com diabetes *mellitus* (DM). Ainda que, em quantidade reduzida, em sua composição ainda estarão presentes açúcares, que são contraindicados para pessoas com DM[3].

Os alimentos *diet* são aqueles produzidos a partir da retirada de algum ingrediente (açúcar, sal, gordura), sendo indicados para consumo por pessoas que tem restrições para a ingestão de algum desses componentes[2]. No caso do DM, os alimentos *diet*, que tem o açúcar retirado de sua composição podem ser consumidos, mas ainda assim, com moderação. Para remover completamente um ingrediente da composição de um alimento é necessário compensar sua saída com a adição de algum outro, buscando assim, garantir a manutenção das características do produto em sua versão original, o que pode resultar em aumento da quantidade de gordura ou de sal, por exemplo, por causa da retirada do açúcar. Sendo assim, muitas vezes os alimentos em versão *diet*, são até mais calóricos do que suas versões originais, e, por isso, seu consumo deve ser moderado[4].

Os edulcorantes, conhecidos como adoçantes, são substâncias, sintéticas ou não, que podem ser usadas, com moderação, para substituir o açúcar. Não sendo indispensáveis no tratamento do diabetes, devem ser utilizados com a menor frequência possível, já que são produtos industrializados e sem valor nutricional. De acordo com a Sociedade Brasileira de Diabetes, o ideal é que seja feito um rodízio do uso das versões sintéticas, a fim de evitar acúmulo no organismo[4].

As agências de segurança definem os tipos e as quantidades de edulcorante que podem ser consumidas de forma segura. No Brasil, a Agência Nacional de Vigilância Sanitária (ANVISA), aprova o uso de sorbitol, manitol, isomaltitol, maltitol, sacarina, ciclamato, aspartame, estevia, acessulfame-K, sucralose, neotame, taumatina, lactitol, xilitol e eritritol. A quantidade a ser ingerida deve sempre seguir as recomendações do rótulo.

É evidente que os edulcorantes, assim como, os alimentos *diet* sem açúcar, têm importante papel na vida dos indivíduos com diabetes *mellitus*, por possibilitarem a flexibilização das estratégias alimentares, além de favorecerem o convívio social, porém, seu consumo deve ser moderado, restringindo-se a situações pontuais, a fim de evitar o consumo de ultraprocessados, de alimentos ricos em gorduras ou de substâncias sintéticas, sem valor nutritivo[3,4].

Deve-se priorizar o consumo de alimentos *in natura* e incentivar a mudança de hábitos alimentares, com uma estratégia que favoreça a redução gradual do sabor doce da dieta, de forma que, com o tempo, o indivíduo seja capaz de apreciar cada vez mais os alimentos com seu sabor natural, evitando assim a adição de açúcares ou de edulcorantes[4].

Referências bibliográficas

1. World Health Organization. Information note about intake of sugars recommended in the WHO guideline for adults and children. Geneva; 2015. [acesso em 22 de fevereiro de 2019]. Disponível em https://apps.who.int/iris/bitstream/handle/10665/149782/9789241549028_eng.pdf;jsessionid=1115BBE210FEC0D4FF005B3710268F24?sequence=1.

2. Conselho Federal de Nutrição. [homepage na internet]. Entenda o que são produtos *light* e *diet*. [acesso em 22 de fevereiro de 2019]. Disponível em http://www.cfn.org.br/index.php/entenda-o-que-sao-produtos-light-e-diet/

3. Brasil. Ministério da Saúde. Guia alimentar para a população brasileira. 2ª ed. Brasília: Ministério da Saúde; 2014. [acesso em 22 de fevereiro de 2019]. Disponível em http://bvsms.saude.gov.br/bvs/publicacoes/guia_alimentar_populacao_brasileira_2ed.pdf.

4. Sociedade Brasileira de Diabetes. Diretrizes da Sociedade Brasileira de Diabetes 2017-2018. [livro online]. São Paulo: Clannad; 2017. [acesso em 22 de fevereiro de 2019]. Disponível em https://www.diabetes.org.br/profissionais/images/2017/diretrizes/diretrizes-sbd-2017-2018.pdf.

62 A batata yacon é boa para reduzir a glicemia? E o chá de canela? Há necessidade de suplementação vitamínica ou alimentar para o paciente diabético?

Batata yacon

A batata yacon (*Smallanthus sonchifolius*) é uma raiz tuberosa, tradicional da região dos Andes, que tem sido consumida com frequência no Brasil, recebendo muita atenção por suas propriedades funcionais provenientes dos compostos bioativos em sua composição[1].

Alguns dos compostos bioativos presentes na yacon são a inulina e os fruto-oligossacarídeos (FOS)[1], fibras do tipo solúvel, que aumentam o tempo de esvaziamento gástrico, prolongando a sensação de saciedade e regularizando o trânsito intestinal. O retardo do esvaziamento gástrico favorece o controle glicêmico, já que, quanto mais lentamente um alimento é digerido, mais lentamente seus nutrientes são liberados. Dessa maneira, os carboidratos (açúcares) da yacon serão disponibilizados para o organismo de forma gradual, evitando-se assim, aumentos repentinos de glicemia[2,3]. Por isso, essa raiz recebe a fama de promover a redução da glicemia, quando na verdade, ela favorece seu controle, desde que, consumida em quantidades moderadas e em substituição a outros tipos de carboidratos da dieta, como o arroz, macarrão, grãos integrais ou outros tubérculos (batata, mandioca, cará).

Produtos nutracêuticos

Os compostos bioativos são substâncias naturalmente presentes nos alimentos e que desempenham papel importante na saúde, apesar de não serem essenciais para o funcionamento do organismo. Quando isolados e concentrados – em cápsulas, líquidos, extratos – recebem o nome de nutracêuticos. O resveratrol, presente nas uvas escuras, ou o ômega-3, presente nos peixes, são exemplos de substâncias nutracêuticas e sua ação na prevenção e tratamento do DM tem sido estudada, porém, com a falta de evidências científicas suficientes, seu consumo na forma de suplementos fica contraindicado, de maneira que, os benefícios desses compostos podem ser obtidos por meio do consumo de seus alimentos base, nos casos acima, uva escura e peixe[3].

Chá de canela

Alguns estudos, envolvendo a suplementação de canela, observaram redução nos níveis de glicose plasmática em jejum, porém, em outros não foi observada redução da hemoglobina glicada (quanto maior a quantidade de glicose no sangue, maiores os valores de hemoglobina glicada). A canela parece ter efeito positivo no controle glicêmico, porém, ainda não é possível observar a magnitude desse efeito e nem definir doses adequadas, dificultando assim, a realização de uma recomendação formal para sua suplementação no diabetes *mellitus*[3].

As recomendações alimentares para indivíduos com DM dizem respeito ao aumento do consumo de fibras alimentares (de 30 g a 50 g ao dia), por meio da ingestão de frutas, verduras, legumes, leguminosas e grãos integrais, associado à redução do consumo de açúcares na forma de processados e ultraprocessados em geral (doces, biscoitos), além de pães e massas provenientes de grãos em sua forma processada e não integral, por não conterem quantidade adequada de fibras, prejudicando assim o controle glicêmico[3].

A suplementação alimentar ou vitamínica só deve ocorrer em caso de deficiências nutricionais instaladas e sob prescrição da equipe de saúde responsável pelo paciente.

Alguns estudos encontraram resultados positivos, no que diz respeito ao uso de suplementos alimentares, como FOS e inulina – presentes na yacon – canela, cromo e outros, no tratamento do DM, porém, de acordo com a Sociedade Brasileira de Diabetes[3], as evidências científicas disponíveis até o momento não possibilitam a elaboração de recomendações para o uso de suplementos alimentares na prevenção e tratamento do diabetes *mellitus.*

Referências bibliográficas

1. Caetano BFR, De Moura NA, Almeida APS, Dias MC, Sivieri K, Barbisan LF. Yacon (*Smallanthus sonchifolius*) as a Food Supplement: Health-Promoting Benefits of Fru ctooligosaccharides. Nutrients. 2016;8(7):436.
2. Royal Australian College of General Practitioners. General practice management of type 2 diabetes: 2016-18. [livro online]. East Melbourne, Vic: RACGP; 2016. [acesso em 22 de fevereiro de 2019]. Disponível em https://static.diabetesaustralia.com.au/s/ fileassets/diabetes-australia/5d3298b2-abf3-487e-9d5e-0558566fc242.pdf
3. Sociedade Brasileira de Diabetes. Diretrizes da Sociedade Brasileira de Diabetes 2017-2018. [livro online]. São Paulo: Clannad; 2017. [acesso em 22 de fevereiro de 2019]. Disponível em https://www.diabetes.org.br/profissionais/images/2017/diretrizes/diretrizes-sbd-2017-2018.pdf.

63 Na prática de atividade física o paciente com diabetes deve fazer uso de carboidratos de utilização rápida (maltodextrina)?

A prática de atividade física constitui parte importante do tratamento do indivíduo com diabetes, de modo que se torna essencial o planejamento adequado do tipo de atividade a ser realizada, intensidade e, especialmente, das estratégias alimentares que serão adotadas para prevenção de situações agudas, como a hiperglicemia e a hipoglicemia[1].

A reposição de água pode ser realizada observando, pela cor, se a urina está concentrada. Outra opção é verificar o peso pré e pós-atividade física e para cada 0,5 kg perdido, repor entre 450 e 600 mL de água por hora[2].

Durante o exercício físico ocorre aumento da captação de glicose pelos músculos, a atividade também aumenta a sensibilidade do músculo à insulina, ambos os mecanismos tem ação hipoglicemiante, ou seja, de redução da glicose circulante no sangue, sendo assim, torna-se necessário o ajuste, tanto do plano alimentar, quanto das doses de medicamentos, com a finalidade de evitar quadros de hipoglicemia[1]. O efeito hipoglicemiante pode durar por até 72 horas. O exercício físico de alta intensidade é uma exceção à essa regra, por ter efeito hiperglicemiante (aumento da glicose circulante no sangue), por causa da liberação de catecolaminas[3]. O ideal é que, antes, durante (a cada 30 minutos) e após a atividade física seja realizado o monitoramento glicêmico[1].

Antes do exercício é recomendada a ingestão de 0,7 g a 1,1 g de carboidrato/kg de peso por hora, essa quantia pode ser dividida entre antes da atividade e durante a atividade. Em atividades com duração superior a uma hora, a ingestão de carboidratos se faz essencial, com quantidade variando de acordo com o tempo de duração do exercício. É importante considerar oferta de 10 g a 15 g de carboidratos ou ajuste das doses de insulina em caso de glicemia baixa antes da prática de exercício físico[2].

Após a atividade física é necessário consumir carboidratos e proteínas, de maneira combinada, em proporção 4:1 (por exemplo, 1 g de carboidrato/kg de peso para 0,25 g de proteína/kg de peso), após até 30 minutos do término da atividade[2]. Boas opções podem ser vitaminas de fruta com leite, iogurtes com frutas, sanduíches com queijos brancos ou refeições completas, com grãos, carnes, legumes e verduras.

Durante o exercício físico não planejado, pode ser necessário o consumo de carboidrato a cada hora extra de atividade, dando preferência aos de ação rápida, presentes em sucos, água de coco e picolés de fruta não *diet*[3]. Ainda que sejam amplamente utilizados, não existem estudos conclusivos suficientes que sugiram o uso de suplementos, como gel de carboidrato, maltodextrina, aminoácidos de cadeia ramificada, *whey protein* ou bebidas isotônicas por atletas saudáveis ou com diabetes.

Diante da grande variedade de alimentos disponíveis no mercado, torna-se importante o papel da nutrição na prática de atividade física do indivíduo com diabetes, que tem como objetivo, garantir o bom controle glicêmico e a boa *performance*[1] antes, durante e após a atividade, desenvolvendo juntamente com o paciente uma estratégia alimentar que corresponda às suas preferências, à sua rotina, aos seus hábitos alimentares e às suas necessidades fisiológicas, evitando tanto a hiper, quanto a hipoglicemia.

Referências bibliográficas

1. Sociedade Brasileira de Diabetes. Diretrizes da Sociedade Brasileira de Diabetes 2017-2018. [livro online]. São Paulo: Clannad; 2017. [acesso em 22 de fevereiro de 2019]. Disponível em https://www.diabetes.org.br/profissionais/images/2017/diretrizes/diretrizes-sbd-2017-2018.pdf.
2. Armstrong LE, Maresh CM, Castellani JW, Bergeron MF, Kene– fick RW, LaGasse KE et al. Urinary indices of hydration status. Int J Sport Nut. 1994;4(3):265-79.
3. Smart CE, Annan F, Bruno LP, Higgins LA, Acerini CL; Inter– national Society for Pediatric and Adolescent Diabetes. ISPAD Clinical Practice Consensus Guidelines 2014: nutritional management in children and adolescents with diabetes. Pediatr Diabetes. 2014;15(Suppl 20):136-54.

4

Alimentação em Condições Especiais

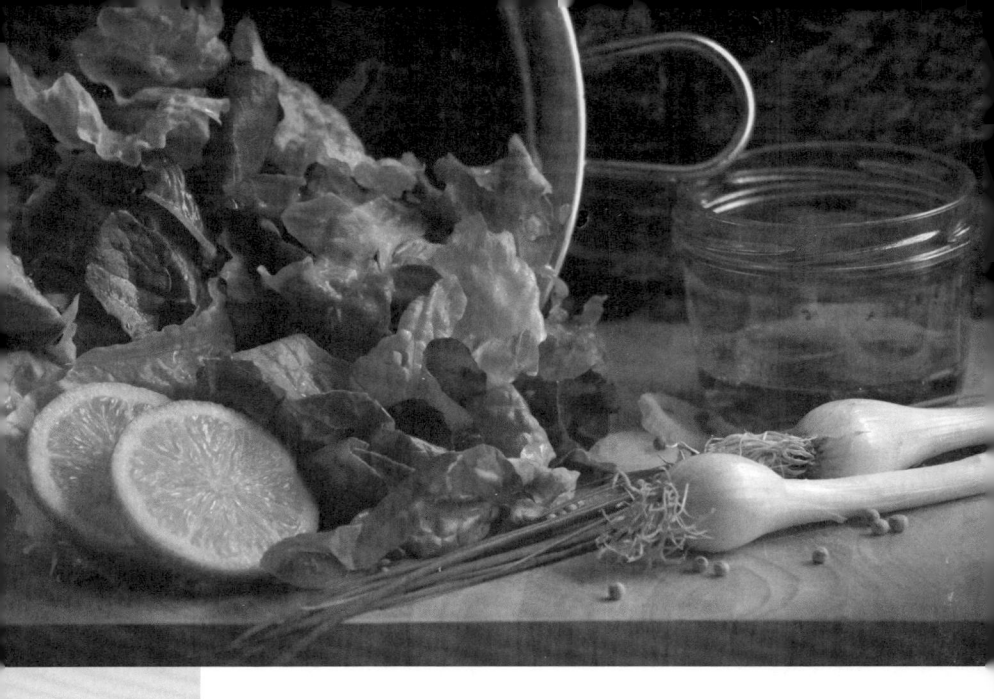

4.1 Vegetarianismo

■ Andrea Botoni
■ Renata Cristina Pires

64 Devemos suplementar B12 em pacientes com dietas vegetaria-nas? Veganos necessitam de maior suplementação?

Há diferentes tipos de vegetarianismo, por isso, alguns nutrientes precisarão de mais atenção e possíveis suplementações dependendo do tipo de dieta. Uma dieta vegetariana é definida por excluir o consumo de todos os tipos de carnes, aves, peixes e seus derivados, que pode, ou não, utilizar laticínios ou ovos. Essa dieta pode ser classificada da seguinte maneira[1,2] (Quadro 4.1.1).

Dietas vegetarianas devem ser equilibradas e planejadas para que não haja carências nutricionais. A vitamina B12 merece uma maior atenção, pois sua escassez tem implicações, como, alterações hema-tológicas e neurológicas[3]. Os vegetais não sintetizam essa vitamina, pois essa é sintetizada por bactérias, fungos e algas. Os animais obtêm

Quadro 4.1.1 – Tipos de vegetarianismo

Ovolactovegetariana: é uma dieta vegetariana, sem consumo de carnes, mas com consumo de ovos, leite e laticínios.
Ovovegetariana: é uma dieta vegetariana, sem consumo de carnes, leite e laticínios, mas com consumo de ovos.
Lactovegetariana: é uma dieta vegetariana, sem consumo de carne e ovos, mas com consumo de leite e laticínios.
Vegetariana estrita: é uma dieta vegetariana, sem consumo de carnes, leite e laticínios e ovos.
Vegana: é uma dieta igual a vegetariana estrita, porém o vegano não utiliza componentes de origem animal como couro, lã, seda e produtos testados em animais.

Fonte: Adaptado de Sociedade Brasileira de Pediatria (SBP), 2018.

a vitamina B12 pela ingestão alimentar ou produção da microbiota intestinal. As principais fontes de vitamina B12, para o ser humano, são de origem animal: carnes, ovos, leite, queijos.

> Alimentos fermentados por bactérias e fungos e algas marinhas não podem ser considerados fontes confiáveis de vitamina B12[2,4].

A biodisponibilidade de vitamina B12 nas dietas **ovolactovegetarianas** e **lactovegetarianas** varia de acordo com a quantidade e o tipo alimento de origem animal consumido (ovos, leite e laticínios), assim como, o consumo de alimentos enriquecidos com B12. Um erro comum é pensar que apenas a presença de produtos lácteos e ovos na dieta de ovo-lacto-vegetariano (OLV) possa garantir uma ingestão adequada de vitamina B12. Na realidade, o consumo de tais alimentos, apesar de conter quantidades significativas dessa vitamina, não é suficiente para satisfazer os requisitos de ingestão dietética de referência (DRI) para adultos, que é de 2,4 µg/dia[5]. A concentração de vitamina B12 por 100 g de leite de vaca, produtos lácteos e ovos de galinha varia de 0,5 a 0,4 µg, 4,2 a 3,6 µg e 2,5 a 1,1 µg, respectivamente. Levando em consideração a perda durante a cocção e a taxa de absorção específica, essas quantidades não são suficientes para garantir a ingestão diária em uma dieta equilibrada[6].

Um relatório emitido pelo Painel de Produtos Dietéticos, Nutrição e Alergias da Autoridade Europeia para a Segurança dos Alimentos (EFSA) estabeleceu uma ingestão adequada de 4 µg/dia para adultos, com um consumo médio, em países europeus, entre 4,2 e 8,6 µg/dia[5]. Estudos utilizando suplementos mostraram a sua eficiência na restauração da concentração sanguínea de vitamina B12. Atualmente, a posição oficial das associações e agências governamentais é categórica e inequívoca: no caso de uma dieta vegetariana, a suplementação dessa vitamina é necessária[6].

Para manter os níveis normais de vitamina B12 em vegetarianos, a suplementação deve seguir as recomendações apresentadas na Tabela 4.1.1.

Tabela 4.1.1 – Recomendações de suplementação[1] de vitamina B12

Idade	Ingestão Adequada – EFSA (μg/dia)	Multi-dose	Dose única (μg/dia)
6-12 meses	1,5	1 μg × 2	5
1-3 anos	1,5	1 μg × 2	5
4-6 anos	1,5	2 μg × 2	25
7-10 anos	2,5	2 μg × 2	25
11-14 anos	3,5	2 μg × 3	50
15-64 anos	4,0	2 μg × 3	50
> 65 anos	4,0	2 μg × 3	50
Gestantes	4,5	2 μg × 3	50
Lactantes	5,0	2 μg × 3	50

Fonte: Agnoli C, et al.[1].

O monitoramento ideal do nível de vitamina B12 envolve dosagem sérica total de vitamina B12 e a dosagem sérica de homocisteína sérica, ácido metilmalônico e holo-transcobalamina II, cujo o metabolismo é alterado na deficiência da vitamina B12, portanto, sendo bons indicadores[4]. Os níveis considerados normais são[4]:

- Homocisteína sérica < 10 μmol/L;
- Ácido-metilmalônico < 271 nmol/L;
- Holo-transcobalamina > 45 pmol/L;
- Vitamina B12 sérica > 360 pmol/L.

Referências bibliografias

1. Agnoli C, Baroni L, Bertini I, Ciappellano S, Fabbri A, Papa M, et al. Position paper on vegetarian diets from the working group of the Italian Society of Human Nutrition. Nutr Metab Cardiovasc Dis. 2017;27(12):1037–52. Available from: http://www.ncbi.nlm.nih.gov/pubmed/29174030.
2. Silva SCG, Pinho JP, Borges C, Santos CT, Santos A, Graça P. Linhas de Orientação para uma Alimentação Vegetariana Saudável. Programa Nacional para a Promoção da Alimentação Saudável. Lisboa; 2015. Available from: https://www.alimentacaosaudavel.dgs.pt/activeapp/wp-content/files_mf/1444910720LinhasdeOrientaçãoparaumaAlimentaçãoVegetarianaSaudável.pdf.

3. Sociedade Brasileira de Pediatria – Departamento de Nutrologia. Manual de Alimentação: orientações para alimentação do lactente ao adolescente, na escola, na gestante, na prevenção de doenças e segurança alimentar / Sociedade Brasileira de Pediatria. Departamento Científico de Nutrologia. – 4ª. ed. - São Paulo: SBP, 2018. 172 p.

4. Shipton MJ, Thachil J. Vitamin B12 deficiency – A 21st century perspective. Clin Med (Northfield Il). 2015;15(2):145–50. Available from: http://www.ncbi.nlm.nih.gov/pubmed/25824066

5. Baroni L, Goggi S, Battaglino R, Berveglieri M, Fasan I, Filippin D, et al. Vegan Nutrition for Mothers and Children: Practical Tools for Healthcare Providers. Nutrients. 2018;11(1):5. Available from: http://www.mdpi.com/2072-6643/11/1/5.

6. Agostoni C, Berni Canani R, Fairweather-Tait S, Heinonen M, Korhonen H, members P, et al. Scientific Opinion on Dietary Reference Values for cobalamin (vitamin B12). EFSA J. 2015;13(7):64. Available from: https://efsa.onlinelibrary.wiley.com/doi/pdf/10.2903/j.efsa.2015.4150.

7. Rizzo G, Laganà AS, Rapisarda AMC, La Ferrera GMG, Buscema M, Rossetti P, et al. Vitamin B12 among Vegetarians: Status, Assessment and Supplementation. Nutrients. 2016;8(12). Available from: http://www.ncbi.nlm.nih.gov/pubmed/27916823.

65 Crianças e adolescentes de famílias vegetarianas devem consumir proteínas de origem animal para garantir o seu crescimento?

A infância é um período importante para o crescimento, desenvolvimento neuropsicomotor e formação de hábitos de vida saudáveis, com consequências a curto e longo prazo. Por isso, as escolhas alimentares inadequadas, independentemente do tipo de dieta, poderão colocar as crianças e adolescentes em déficit nutricional.

Em uma dieta equilibrada, a distribuição da ingestão de proteínas, em relação ao valor calórico total, deve ficar entre 5% e 30%, dependendo da faixa etária[1]. Na Tabela 4.1.2, encontram-se as recomendações de proteína para cada faixa etária.

Tabela 4.1.2 – Recomendação de proteína e distribuição em relação ao valor calórico total

Idade (anos)	Ingestão diária recomendada (g/dia)	Ingestão diária recomendada (g/kg/dia)	Distribuição em relação ao valor calórico total
1 a 3 anos	13	1,05	5-20%
4 a 8 anos	19	0,95	10-30%
9 a 13 anos	34	0,95	10-30%
14 a 18 anos	52	0,85	10-30%
14 a 18 anos	46	0,85	10-30%

Fonte: Pinho et al.[1].

As necessidades proteicas de crianças vegetarianas são normalmente atingidas quando a alimentação fornece uma quantidade adequada de energia e inclui alimentos variados[1].

Alguns autores sugerem que as necessidades proteicas de crianças veganas podem ser ligeiramente superiores à de crianças não vegetarianas, por causa das diferenças na digestibilidade das proteínas e composição de aminoácido presentes em alimentos de origem vegetal. Sendo assim, as necessidades podem aumentar em torno de 20% a 30% para crianças de 2 a 6 meses e 15% a 20% para crianças acima de 6 anos[1-3]. Na Tabela 4.1.3 encontram-se as recomendações de proteína, levando em conta esse aumento, para cada faixa etária.

Tabela 4.1.3 – Recomendação de proteína para crianças e adolescente com dieta vegana levando em consideração a composição de aminoácidos e a digestibilidade proteica de alimentos de origem vegetal

Idade (anos)	Ingestão diária recomendada (g/kg/dia)
2 a 3 anos	1,3 a 1,4
4 a 6 anos	1,1 a 1,2
7 a 9 anos	1,1
10 a 13 anos	1,0
14 a 18 anos	1,0

Fonte: Pinho et al.[1].

As principais fontes proteicas para as dietas vegetarianas são: leguminosas e seus derivados (feijões, lentilha, grão-de-bico, ervilha, soja, tofu), cereais integrais, pseudocereais (quinoa e trigo sarraceno), sementes oleaginosas; e laticínios e ovos, no caso de ovolactovegetarianos[1]. Na Tabela 4.1.4, está apresentado a quantidade de proteínas de alguns alimentos de origem vegetal.

Para melhorar digestibilidade das proteínas de origem vegetal e diminuir os fatores antinutricionias (inibidores de enzimas digestivas, taninos, fitatos, glucosinolatos, dentre outros) é recomendado deixar as leguminosas imersas em água limpa por, pelo menos, 12 horas antes do cozimento[3].

Alguns estudos têm mostrados que crianças e adolescentes vegetarianos correm menos risco de desenvolverem sobrepeso e obesidade, em relação às crianças não vegetarianas. A dieta vegetariana na infância e adolescência inclui maior consumo de frutas e vegetais, menos doces e salgadinhos, e menor consumo de gordura total e saturada[2,5].

Tabela 4.1.4 – Quantidade de proteínas em 100 g de alimento de origem vegetal

Alimento	Quantidade de proteína (g) em 100 g de alimento	Alimento	Quantidade de proteína (g) em 100 g de alimento
Lentilha crua	23,20	Amêndoa	18,60
Amendoim	22,50	Castanha de Caju	18,50
Feijão preto cru	21,30	Aveia em flocos	13,90
Grão de bico cru	21,20	Arroz cru	7,30
Gergelim	21,20	Milho	6,60
Feijão carioca cru	20,00	Tofu	6,60

Fonte: Taco[4].

Sendo assim, crianças e adolescentes que, com sua família, consomem dietas vegetarianas vão precisar adequar seu consumo de proteínas vegetal para garantir seu crescimento saudável. É importante ressaltar que, independentemente do tipo de dieta, o crescimento das crianças deve ser monitorado pelas curvas de crescimento, já mostradas em outras perguntas do livro, para que eventuais alterações de estado nutricional possam ser corrigidas e a alimentação adequada.

Referências bibliográficas

1. Pinho JP, Silva SCG, Borges C, Santos CT, Santos A, Guerra A, et al. Alimentação Vegetariana em Idade Escolar [Internet]. Programa Nacional para a Promoção da Alimentação Saudável. Lisboa; 2016. Available from: https://www.sns.gov.pt/wp--content/uploads/2016/04/AlimentacaoVegetarianaIdadeEscolar.pdf.
2. Melina RD VM, Craig MPH WR, Levin RD CSSD SM. From the Academy Position Paper Position of the Academy of Nutrition and Dietetics: Vegetarian Diets Position Statement. 2016; Available from: http://dx.doi.org/10.1016/j.jand.2016.09.025.
3. Agnoli C, Baroni L, Bertini I, Ciappellano S, Fabbri A, Papa M, et al. Position paper on vegetarian diets from the working group of the Italian Society of Human Nutrition. Nutr Metab Cardiovasc Dis. 2017;27(12):1037-52. Available from: http://www.ncbi.nlm.nih.gov/pubmed/29174030.
4. Universidade Estadual te Campinas – Unicamp. Tabela Brasileira de Composição de Alimentos – Taco. 4. ed. rev. e ampl. Campinas: Unicamp/NEPA, 2011. 161 p.
5. Schürmann S, Kersting M, Alexy U. Vegetarian diets in children: a systematic review. Eur J Nutr. 2017;56(5):1797–817. Available from: http://link.springer.com/10.1007/s00394-017-1416-0.

66 É possível ser um idoso vegano e manter uma boa saúde óssea?

As dietas vegetarianas estão associadas a fatores que promovem a saúde dos ossos, incluindo a alta ingestão de vegetais e frutas, com uma oferta abundante de magnésio, vitamina K, vitamina C e potássio, e uma baixa carga ácida[1]. A baixa carga ácida da dieta favorece a menor reabsorção óssea e maior densidade mineral óssea, portanto, menor risco de osteoporose[2].

Alguns estudos sobre metabolismo ósseos mostram que os vegetarianos têm níveis de densidade mineral óssea semelhantes ou ligeiramente reduzidos em comparação aos onívoros, e que, veganos apresentam níveis ligeiramente mais baixos[1]. Embora as diferenças sejam relativamente modestas, elas parecem não ter significado clínico, desde que a ingestão de cálcio, vitamina D, vitamina B12 e proteínas estejam de acordo com o recomendado para idade[1]. A recomendação da ingestão diárias de cálcio, vitamina D, vitamina B12 e proteínas está na Tabela 4.1.5.

Tabela 4.1.5 – Recomendação da ingestão diária de cálcio, vitamina D, vitamina B12 e proteína para adultos maiores de 51 anos

	Cálcio (mg)	Vitamina D (μg)	Vitamina B12 (μg)	Proteína (g/kg/dia)
51 a 70 anos	1.200	15	2,4	0,8
> 70 anos	1.200	20	2,4	0,8

Fonte: Padovani et al.[3].

A recomendação de cálcio, para adultos acima de 50 anos, é de 1.200 mg/dia e pode ser atendida quando incluindo na dieta, alimentos enriquecidos com cálcio, como leite, vegetais (de soja, castanha, amêndoas, arroz, aveia) e tofu. Outras fontes de cálcio são: leguminosas, sementes (amêndoa, linhaça, gergelim, castanha-do-pará), tahine, vegetais verdes-escuros (brócolis, couve, rúcula, agrião)[1,4]. Na Tabela 4.1.6, está apresentada a quantidade de proteínas de alguns alimentos de origem vegetal.

Para melhorar a absorção de cálcio das leguminosas é recomendado a imersão das leguminosas, pelo menos, 12 horas antes do cozimento[6]. Alimentos como, folha de beterraba e espinafre são ricos em cálcio, mas, o seu conteúdo está menos biodisponível, por causa do teor de oxalatos[4].

Tabela 4.1.6 – Quantidade de cálcio em 100 g de alimento de origem vegetal

Alimento	Quantidade de cálcio (mg) em 100 g de alimento	Alimento	Quantidade de cálcio (mg) em 100 g de alimento
Gergelim	825	Couve manteiga	177
Coentro desidratado	784	Agrião	133
Amêndoa	237	Feijão carioca cru	123
Linhaça	211	Rúcula	117
Manjericão	211	Brócolis	86
Salsa	179	Tofu	81

Fonte: Taco[5].

Outro fator importante na manutenção do cálcio corporal é a moderação do consumo de sal, pois, parte do cálcio é eliminado com o sódio[4]. A recomendação de sal, para um adulto saudável, é de 5 g por dia. A utilização de temperos naturais (frescos ou secos), como alho, cebola, salsa, coentro, orégano, manjericão, dentre outros, favorece a diminuição do sal. (Ver receita de Sal de Ervas – na pergunta *"Existe um sal mais indicado para os pacientes com hipertensão?"*).

Os idosos sintetizam vitamina D com menos eficiência, e, portanto, devem ser suplementadas, especialmente se a exposição ao sol for limitada. A recomendação de suplementação diária de vitamina D é de 1.000 a 2.000 UI[1].

Com um aumento da incidência com a idade, a insuficiência de vitamina B12 é um achado relativamente comum e pode interferir no metabolismo ósseo.

O déficit de vitamina B12 leva ao aumento da homocisteína, que pode estar associado com a redução da densidade mineral óssea, alteração da microarquitetura e aumento da fragilidade óssea[7]. Sendo assim, a manutenção da ingestão adequada da vitamina B12, conforme já discutido na pergunta *"Devemos suplementar B12 em pacientes com dietas vegetarianas?"* **é necessário para a boa saúde óssea do idoso vegano.**

Sendo assim, é possível um idoso vegano ter uma boa saúde óssea, desde que, a ingestão de cálcio, vitamina D, vitamina B12 e proteínas estejam de acordo com o recomendado para idade.

Referências bibliográficas

1. Melina RD VM, Craig MPH WR, Levin RD CSSD SM. From the Academy Position Paper Position of the Academy of Nutrition and Dietetics: Vegetarian Diets Position Statement. 2016; Available from: http://dx.doi.org/10.1016/j.jand.2016.09.025
2. Burckhardt P. The role of low acid load in vegetarian diet on bone health: a narrative review. Swiss Med Wkly. 2016;146:w14277.
3. Padovani RM, Amaya-Farfán J, Colugnati FAB, Domene SMA. Dietary reference intakes: aplicabilidade das tabelas em estudos nutricionais. Rev. Nutr., Campinas. 2006; 19(6):741-760.
4. Silva SCG, Pinho JP, Borges C, Santos CT, Santos A, Graça P. Linhas de Orientação para uma Alimentação Vegetariana Saudável. Programa Nacional para a Promoção da Alimentação Saudável. Lisboa; 2015. Available from: https://www.alimentaco-saudavel.dgs.pt/activeapp/wp-content/files_mf/1444910720LinhasdeOrientaçãoparaumaAlimentaçãoVegetarianaSaudável.pdf.
5. Universidade Estadual De Campinas – Unicamp. Tabela Brasileira de Composição de Alimentos – TACO. 4. ed. rev. e ampl. Campinas: Unicamp/NEPA, 2011. 161 p.
6. Agnoli C, Baroni L, Bertini I, Ciappellano S, Fabbri A, Papa M, et al. Position paper on vegetarian diets from the working group of the Italian Society of Human Nutrition. Nutr Metab Cardiovasc Dis. 2017;27(12):1037-52. Available from: http://www.ncbi.nlm.nih.gov/pubmed/29174030.
7. Fratoni V, Brandi M. B Vitamins, Homocysteine and Bone Health. Nutrients. 2015;7(4):2176–92. Available from: http://www.ncbi.nlm.nih.gov/pubmed/25830943.

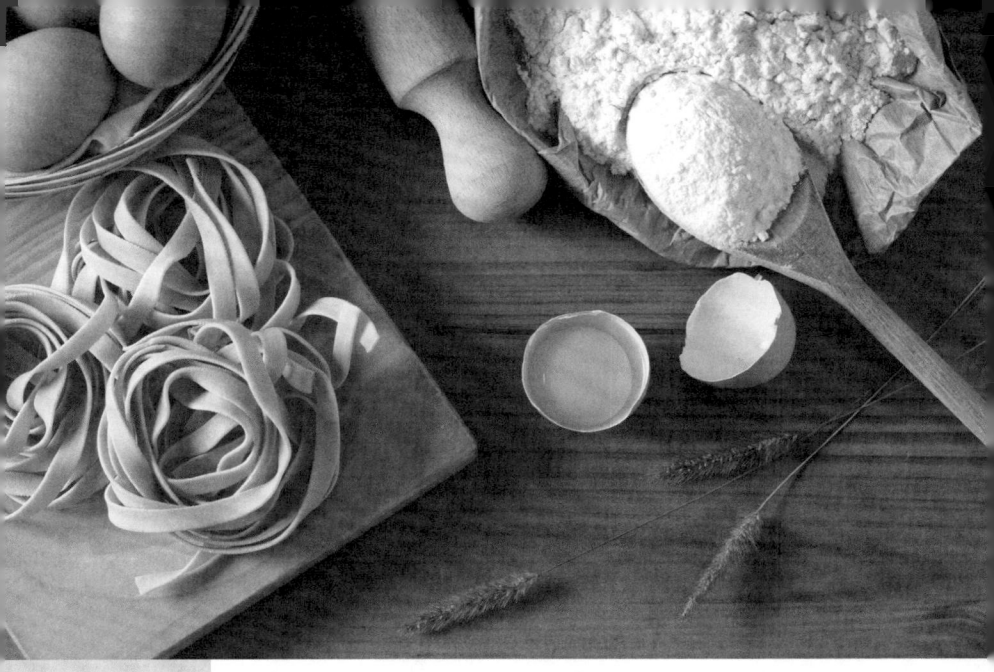

4.2 Desordens Relacionadas ao Glúten

■ Adriana Botonni
■ Camila Saraiva

67 Foi orientado a uma adolescente com dores de cabeça frequentes, fadiga e distensão abdominal, a retirada de pães, biscoitos, macarrão (glúten) da dieta, mas ela apresentou perda de peso excessiva, em curto intervalo de tempo. Como fazer o diagnóstico de alergias e intolerâncias ao glúten?

Como fazer substituições acessíveis para que não ocorra prejuízo nutricional?

O glúten é a fração de proteína encontrada no trigo, centeio, cevada e aveia (nesta última, por contaminação no cultivo). O glúten não está envolvido apenas na doença celíaca, existem outras desordens por ele causadas (Quadro 4.2.1).

Quadro 4.2.1 – Desordens relacionadas ao glúten

Autoimune	Alérgica	Não alérgica/não autoimune
Doença celíaca Ataxia ao glúten Dermatite herpetiforme	Alergia ao trigo	Sensibilidade ao glúten não celíaca

Fonte: Sapone et al., 2012.

De acordo com a Sociedade Brasileira de Pediatria (SBP), a doença celíaca pode se apresentar de várias maneiras (Quadro 4.2.2), o que dificulta o seu diagnóstico correto. Subdiagnosticar pode levar às complicações da doença e superdiagnosticar pode levar à retirada precoce do glúten, condenando indevidamente a criança a uma dieta restrita.

Quadro 4.2.2 – Formas de apresentação da doença celíaca

Forma clássica	Diarreia ou constipação crônica, falta de apetite, vômitos, emagrecimento, comprometimento do estado nutricional, irritabilidade, déficit do crescimento, dor e distensão abdominal, atrofia da musculatura glútea e anemia por falta de ferro.
Forma não clássica	Ausência de sintomas digestivos ou, quando presentes, ocupam segundo plano. Os pacientes podem mostrar manifestações isoladas, como baixa estatura e anemia por deficiência de ferro, que não respondem à suplementação de ferro oral, artrite, constipação intestinal, osteoporose e esterilidade.
Forma assintomática	Não há nenhum sintoma, pode permanecer sem diagnóstico por prolongado período de tempo, levando a complicações, como: anemia resistente ao tratamento, dermatite herpetiforme, primeira menstruação tardia e menopausa precoce, infertilidade, abortos de repetição, depressão, sintomas neurológicos progressivos, osteoporose, doenças malignas co trato gastrointestinal.

Fonte:: Sapone et al., 2012.

Para confirmar o diagnóstico, parte-se da suspeita clínica, seguida pelo teste sorológico positivo (anticorpo antitransglutaminase – quanto maior seu nível sérico, maior a chance de o paciente ser um doente celíaco) e biópsia intestinal evidenciando atrofia das microvilosidades intestinais. Uma vez confirmada a positividade do teste, a biópsia da mucosa intestinal deverá ser realizada. Somente após a confirmação dos achados histopatológicos deste último, o glúten deverá ser retirado completamente da dieta, a fim de se evitar a mínima exposição e ativação da resposta imune. A retirada do glúten deve, idealmente, ser seguida por nutricionista, orientando os responsáveis e a criança sobre a introdução de alimentos seguros e as melhores escolhas a serem feitas.

A sensibilidade ao glúten não celíaca é diagnosticada em indivíduos que não têm doença celíaca ou alergia ao trigo, mas que têm sintomas intestinais, sintomas extraintestinais ou ambos relacionados à ingestão de grãos contendo glúten, com melhora sintomática com a sua retirada, e diferente da doença celíaca, não provocam danos no intestino delgado e não é acompanhada dos anticorpos específicos, relacionados como a doença celíaca. A variabilidade clínica e a falta de biomarcadores validados para a sensibilidade do glúten não celíaco dificultam o estabelecimento da prevalência. Os médicos não conseguem distinguir entre a doença celíaca e a sensibilidade do glúten não celíaco pelos sintomas, pois são semelhantes em ambas as patologias. Assim, a triagem para doença celíaca deve ocorrer antes de ser instituída uma dieta sem glúten, pois, uma vez que o paciente inicie uma dieta livre de glúten, o teste para doença celíaca não é mais preciso. Apesar de ambas as condições serem tratadas com uma dieta isenta de glúten, a distinção entre doença celíaca e sensibilidade ao glúten não celíaca é importante para a terapia em longo prazo. Pacientes com doença celíaca devem ser acompanhados de perto para a adesão alimentar, deficiências nutricionais e o desenvolvimento de possíveis comorbidades.

Quando o paciente precisa fazer a retirada do glúten, muitas vezes, acredita que não terá muitas opções alimentares, nesse momento é importante oferecer substituições dos alimentos e promover uma boa alimentação, por meio do conhecimento de novos sabores e combinações. Deve-se priorizar uma alimentação à base de alimentos naturais e pouco processados pela indústria alimentícia.

A Associação dos Celíacos do Brasil (ACELBRA), orienta sobre quais alimentos são permitidos ou proibidos para os pacientes celíacos, facilitando a decisão sobre melhores escolhas alimentares (Quadro 4.2.3).

Quadro 4.2.3 – Alimentos permitidos e proibidos em uma alimentação sem glúten

Grupos	Permitidos	Proibidos
Frutas, legumes e verduras	Todas	Nenhuma
Leguminosas	Feijões, broto de feijão, ervilha, lentilha, grão de bico, soja	Nenhuma
Cereais, tubérculos, farinhas e féculas	Arroz, farinha de arroz, creme de arroz Milho e seus derivados (fubá, farinha, amido de milho, canjica, pipoca) Batata, cará, inhame, araruta Mandioca (farinha, tapioca, polvilho doce, polvilho azedo) Trigo sarraceno Macarrão de arroz, milho, mandioca	Trigo (farinha, semolina, gérmen e farelo) Aveia (olhar rótulo – existe no mercado aveia produzida sem a contaminação no cultivo com outros cereais) Centeio Cevada Malte
Leite e derivados	Leite de vaca Leite condensado*, creme de leite* Queijos, iogurtes, requeijão**	Achocolatados que contenham malte
Carnes	Boi, ave, peixe, frutos do mar, porco, vísceras (fígado, coração, etc.)	Embutidos* (linguiça, salsicha, hambúrguer, *nuggets*)**
Gorduras e óleos	Azeite, manteiga, óleos vegetais Banha de porco Margarina**	Nenhuma
Temperos	Ervas frescas e secas (orégano, manjericão, salsa, cebolinha, etc.) Sal, pimentas Vinagre	Temperos artificiais* (tabletes e pós-artificiais)**
Bebidas	Sucos naturais e industrializados* Refrigerantes* Chás Vinhos*, saquê* e aguardente* Café com selo ABIC	Cerveja Bebidas maltadas como Ovomaltine®

*Apenas como caráter informativo, não deve-se estimular o consumo desses produtos em uma alimentação de qualidade.
**Para produtos industrializados, deve-se sempre observar o rótulo.
Fonte: Fenacelbra, 2010.

Leitura dos rótulos

Pesquisa feita pelo Ministério da Saúde apontou que 70% das pessoas têm o hábito de consultar os rótulos de alimentos no momento da compra, no entanto, mais da metade delas não entende as informações ali contidas. Porém, a partir do momento que o paciente é diagnosticado com alguma desordem relacionada ao glúten, ler rótulos de alimentos deverá fazer parte de sua nova rotina.

Em 2015, a Anvisa publicou resolução que dispõe sobre os requisitos para rotulagem obrigatória dos principais alimentos que causam alergias alimentares (RDC n°26), dessa maneira todas empresas que produzem alimentos devem informar no rótulo, a presença dos principais alimentos que causam alergias alimentares: 1. trigo, centeio, cevada, aveia; 2. crustáceos; 3. ovos; 4. peixes; 5. amendoim; 6. soja. 7. leites de todas as espécies de animais mamíferos; 8. amêndoa; 9. avelãs; 10. castanha-de-caju; 11. castanha-do-Brasil/castanha-do-Pará; 12. macadâmias; 13. Nozes; 14. pecãs; 15. pistaches; 16. pinoli; 17. castanhas; 18. látex natural.

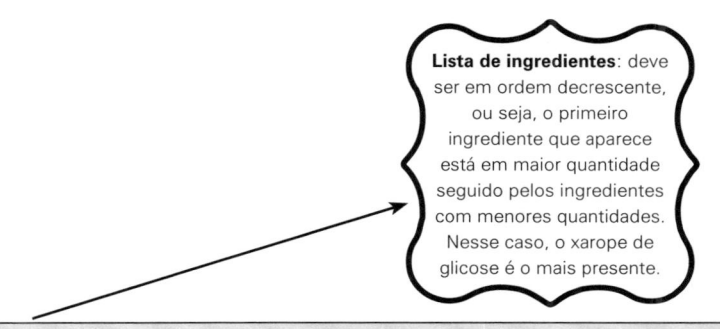

Lista de ingredientes: deve ser em ordem decrescente, ou seja, o primeiro ingrediente que aparece está em maior quantidade seguido pelos ingredientes com menores quantidades. Nesse caso, o xarope de glicose é o mais presente.

Ingredientes: xarope de glicose, cereais (34%) (aveia e flocos de cereais (farinhas de arroz de milho, açúcar, maltodestrina, extrato de malte e sal)), frutas (14%) (castanha-do-pará, uva passa e maçã desidratada), açúcar mascavo, açúcar invertido, gordura de palma, polidextrose, canela em pó, sal, óleo de milho, antioxidantes lecitina de soja INS322 e mistura de tocoferóis INS306. Contém glúten. Pode conter traços de amêndoas, nozes, castanha-de--caju, avelã, amendoim e leite.

Figura 4.2.1 – Leitura da lista de ingredientes de rótulos de produtos.

Não basta apenas retirar o glúten da alimentação, é importante saber a composição nutricional do produto, pois há um grande mercado, atualmente, em que se vende muitos produtos sem glúten, porém com uma composição nutricional muito ruim. Portanto, além de verificar a lista de ingredientes, é fundamental observar a Informação nutricional, normalmente indicada em uma tabela, onde é possível saber as calorias do produto, a quantidade de carboidratos, proteínas, gorduras, fibras, sal e outros nutrientes opcionais, como açúcar, vitaminas e minerais.

Os rótulos apresentam uma coluna com o %VD (que significa % do valor diário em relação a uma dieta de 2.000 kcal), de todos os itens listados no rótulo (Figura 4.2.2). Os valores aqui referem-se à porção de alimento que está sendo considerada. Por isso, é muito importante verificar qual a porção de produto que o rótulo descreve: gramas, mL ou medidas caseiras (fatias, unidades, pote, xícaras, copos, colheres de sopa). Se na parte do açúcar tiver 20%, significa que 1 porção daquele produto já fornece 20% do açúcar total que deve ser ingerido por dia.

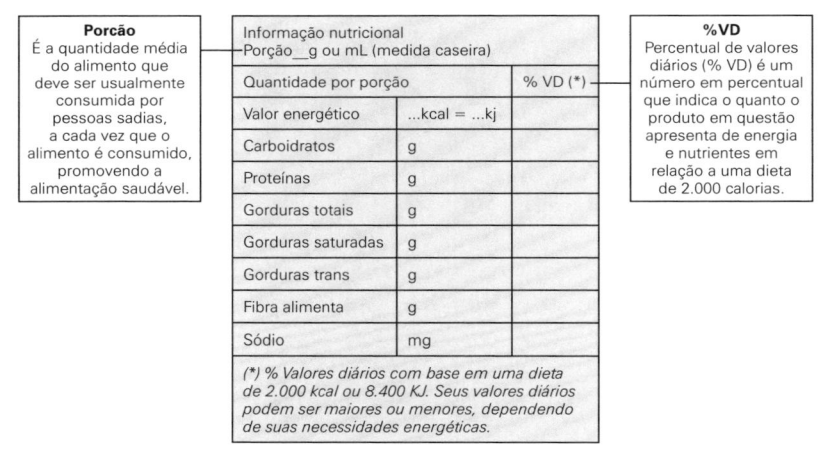

Figura 4.2.2 – Leitura da informação nutricional de rótulos de produtos.

A principal fonte conhecida de sódio é o sal de cozinha, encontrado nos produtos ultraprocessados, como salgadinhos, molhos prontos, embutidos, etc. O consumo em excesso pode causar um aumento da pressão arterial, por isso é importante avaliar o %VD de sódio que consta nas embalagens e evitar os alimentos que possuem um alto valor.

Além do cuidado com os rótulos, é de suma importância, atenção à contaminação cruzada por glúten, que ocorre quando há a transferência de glúten para um alimento naturalmente sem glúten. <u>O traço de glúten adoece o celíaco e o sensível ao glúten</u>. Não basta apenas deixar de comer o glúten "visível", o cuidado deve-se estender à outras ações do dia a dia que pode causar essa contaminação, sobretudo se for o único na família com essa restrição.

Cuidados com a contaminação cruzada por glúten

- Higienizar bem bancadas, mesas e superfícies, de modo a eliminar qualquer migalha de glúten;
- Separar no armário os alimentos que contém glúten dos que não contém;
- Cuidado com o preparo de farinhas com glúten, pois o pó de farinha pode ser inalado, bem como se fixar nos produtos sem glúten e os contaminar – por isso não é indicado o consumo de alimentos em padarias, mesmo que esses sejam sem glúten;
- Atenção aos utensílios que tocaram alimentos com glúten – ter separados e identificados seus próprios produtos que geralmente são compartilhados, como: manteiga, requeijão, geleias;
- Não utilizar mesmo óleo que foram fritos alimentos com glúten;
- Não cozinhar massa sem glúten na mesma água que foi cozida uma massa tradicional com glúten;
- Evitar o uso de utensílios de madeira, pois mesmo após higienização pode reter partículas de glúten;
- Não é recomendado o uso compartilhado de torradeira, mixer e liquidificador – se possível, tais equipamentos serem utilizados exclusivamente para preparações sem glúten.

Panqueca de banana

Ingredientes

1 banana
1 ovo
1 colher (sopa) aveia
1/2 colher (café) canela em pó
1 colher (café) rasa fermento em pó

Instruções

Bata todos os ingredientes no mixer, que deixará a massa mais fofinha;
Em uma frigideira, aqueça um pouco de manteiga ou de óleo;
Acrescente a massa e cozinhe dos dois lados.

Figuras 4.2.3 – Dicas de receitas sem glúten – *continua...*

Continuação

Bolo de arroz com coco

Ingredientes	Instruções
1 xicara (chá) arroz cru I unidade de iogurte integral 3 ovos I xícara (chá) óleo 100 g coco ralado 50 g queijo ralado 1 1/2 xicara (chá) açúcar 1 colher (sopa) fermento em pó	Deixar o arroz cru de molho em água por 4 horas; Bater no liquidificador todos os ingredientes, exceto o fermento, por aproximadamente 8 minutos; Acrescente o fermento em pó e bata rapidamente; Untar forma com manteiga e farinha de arroz; Levar ao forno preaquecido a 180 °C por aproximadamente 40 minutos.

Salada de bifum

Ingredientes	Instruções
100 g bifum (macarrão de arroz oriental) 1 cenoura grande ralada 1 pepino japonês grande ralado 1 cebola média ralada 100 g queijo branco em cubinhos 1 limão 3 colheres de iogurte integral Sal a gosto	Ferver 1 litro de água, desligue o fogo e mergulhe o bifum; Após 3-5 minutos de hidratação, escorrer a massa e passar por água fria para parar o cozimento; Reserve o bifum; Misture todos os outros ingredientes e agregue delicadamente a massa cozida.

Cuscuz de milho

Ingredientes	Instruções
3 colheres (sopa) flocão de milho 4 colheres (sopa) água 1 pitada de sal Manteiga	Hidratar o floco de milho e o sal com a água; Se tiver tempo, deixar hidratando por alguns minutos; Colocar a massa na cuscuzeira e acrescentar manteiga (caso goste); Levar ao fogo baixo por aproximadamente 15 minutos.

Figuras 4.2.3 – Dicas de receitas sem glúten.

Referências bibliográficas

1. Doença celíaca – intolerância a glúten. http://www.sbp.com.br/especiais/pediatria-para-familias/noticias/nid/doenca-celiaca/
2. Leonard MM, Sapone A, Catassi C, Fasano A.– Celiac Disease and Nonceliac Gluten Sensitivity: A Review. JAMA. 2017 Aug 15;318(7):647-656. doi: 10.1001/jama.2017.9730.
3. Espectro das desordens relacionadas ao glúten: um consenso sobre nova nomenclatura e classificação – consultado em fev 2019, disponível em: http://www.biomedcentral.com/1741-7015/10/13.
4. Projeto Diretrizes – Doença Celíaca – consultado em fev 2019, disponível em: http://portalarquivos.saude.gov.br/images/pdf/2016/fevereiro/05/Doen--a-Cel--aca---PCDT-Formatado---port1449-2015.pdf
5. Guia orientador para celíacos – disponível em: http://www.fenacelbra.com.br/arquivos/guia/guia_orientador_para_celiacos.pdf
6. Materiais para Celíacos – Download Gratuito – disponível em: http://www.riosemgluten.com/semgluten_baixar_gratuito.htm
7. Receitas sem glúten: https://boaforma.abril.com.br/culinaria-saudavel/receitas-sem-gluten-praticas-saudaveis-e-gostosas/
https://anamariabraga.globo.com/acorda-menina/comida-e-bebida/27-receitas-sem-gluten-para-fazer-no-lanche-da-tarde
https://www.tudoreceitas.com/receitas-sem-gluten

Como ler rótulos

- Filme: Como ler rótulo SBAN – https://www.youtube.com/watch?v=LiNqYZzBFrk
- Cartilha ANVISA – Manual de orientação aos consumidores Educação para o Consumo Saudável
- http://portal.anvisa.gov.br/documents/33916/396679/manual_consumidor.pdf/e31144d3-0207-4a37-9b3b-e4638d48934b
- Ministério da Saúde – MS Agência Nacional de Vigilância Sanitária – ANVISA
- Resolução da Diretoria Colegiada – RDC Nº 26, de 2 de julho de 2015.

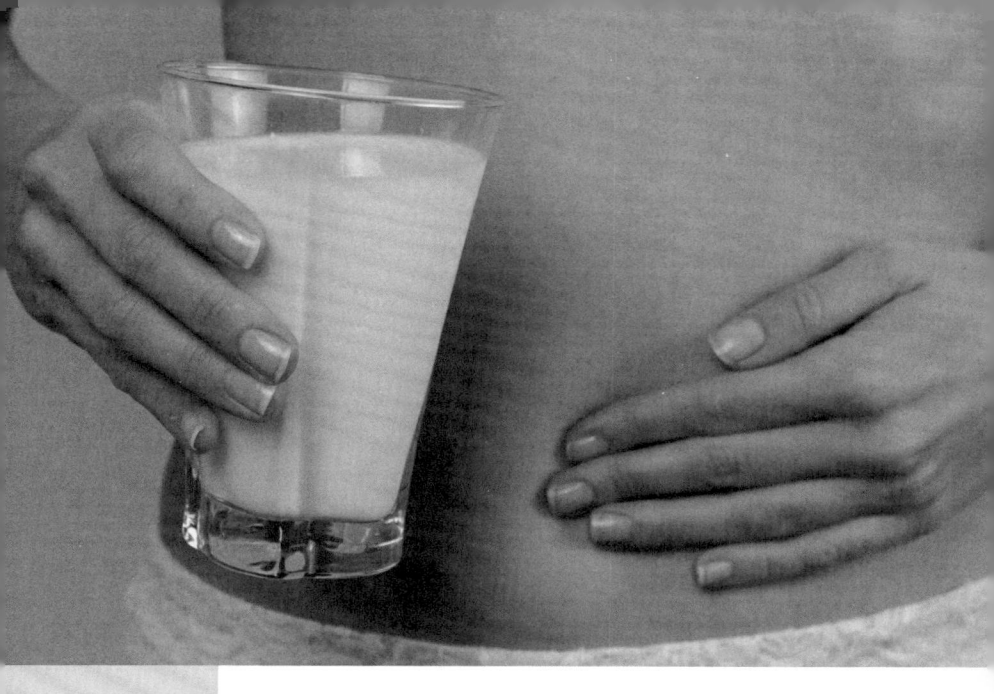

4.3 Intolerância à Lactose

■ Viviane Bellucci Pires de Almeida
■ Sergio dos Anjos Garnes

68 Como diagnosticar e tratar intolerância à lactose?

Os laticínios fornecem mais cálcio, proteína, magnésio, potássio, zinco e fósforo por caloria, do que qualquer outro alimento típico encontrado na dieta adulta, além disso, a disponibilidade e o custo relativamente baixo dos laticínios tornam seu consumo mais conveniente[1].

Após a ingestão de leite e seus derivados, para quem apresenta intolerância à lactose, ocorre um conjunto de sinais e sintomas, como diarreia, dor e distensão abdominal, flatulência, náusea, vômito, borborigmo e constipação. Há variação quanto à intensidade da intolerância, e a resposta perante uma ingestão alimentar rica em lactose ocorre em virtude da individualidade de cada ser humano. A maioria das pessoas com intolerância à lactose pode tolerar até 12 a 15 gramas de lactose por dia, ou seja, aproximadamente um copo de leite de 250 mL (12,5 g de lactose)[1].

A exclusão de leite e produtos lácteos da dieta, geralmente ocorre por autopercepção e experiência de mal-estar, e na maioria das vezes uma possível intolerância à lactose não é confirmada por diagnóstico clínico. Pessoas com intolerância à lactose devem ser incentivadas a restringir, em vez de evitar a lactose, com o objetivo de incluir alguns laticínios na dieta e se beneficiar dos nutrientes associados. A indústria de alimentos também pode fazer sua parte, melhorando os rótulos dos produtos, indicando o conteúdo de lactose e evitando alegações enganosas[1].

Os tratamentos para intolerância à lactose são bastante específicos, mas são necessárias terapias adicionais, se a redução da lactose por si só, não for adequada[1].

Tabela 4.3.1 – Recomendações para o tratamento da intolerância à lactose diagnosticada[1]

1. Introdução gradual de leite de vaca	Comece com 30-60 mL por dia e aumente gradualmente até um máximo de 250 mL por dia. Consumir com as refeições, em vez de com o estômago vazio, para retardar a liberação de lactose no intestino delgado. Leite com mais gordura pode ser melhor tolerado por causa do menor tempo de trânsito. O consumo diário é essencial para criar tolerância
2. Inclusão de queijos	Geralmente bem tolerado por causa do seu baixo teor de lactose (0,1-0,9 g de lactose, em 30 g de queijo)
3. Inclusão de produtos lácteos com redução de lactose	São nutricionalmente idênticos aos produtos lácteos comuns
4. Uso de comprimidos	Podem ser tomados antes de consumir alimentos lácteos ou com a refeição láctea
5. Inclusão de outras fontes alimentares de cálcio, como vegetais de folhas verde-escuras, feijões secos e legumes	Isso pode ajudar a aumentar a ingestão desse mineral. Os vegetais de folhas verdes têm o benefício adicional de contribuir com vitamina K, que desempenha papel importante na regulação do cálcio e na formação óssea. A biodisponibilidade do cálcio desses alimentos é menor que a dos laticínios.
6. Consumo de produtos fermentados como iogurte	São produzidos por fermentação bacteriana da lactose do leite em ácido lático. Os iogurtes também são fonte de probióticos e prebióticos, e ambos exercem efeitos benéficos na microflora gastrointestinal.

Fonte: Szilagyi & Ishayek, 2018.

Vale ressaltar, que os substitutos lácteos de origem vegetal, como arroz, aveia, coco, amêndoa e outras nozes, quando consumidos como bebidas principais, podem ter implicações negativas para a saúde, especialmente para crianças pequenas (1 a 8 anos). Um estudo canadense relatou que o consumo dessas bebidas estava associado a menor crescimento em estatura na infância. Por isso, somente o leite de vaca e a bebida de soja enriquecida são considerados nutritivos e atendem as necessidades nutricionais para essa faixa etária.

Proteína, cálcio e vitamina D são essenciais para o crescimento e devem estar adequados na dieta. Mas, muitos dos produtos industrializados, enriquecidos com esses nutrientes, são adoçados com açúcar, mel, agave ou outros adoçantes e, apesar de densos em energia, possuem baixo valor nutricional[2].

Referências bibliográficas
1. Szilagyi A, Ishayek N. Lactose Intolerance, Dairy Avoidance, and Treatment Options. Nutrients. 2018;10(12):1994.
2. Morency ME, Birken CS, Lebovic G, et al. TARGet Kids! Collaboration. Association between noncow milk beverage consumption and childhood height. Am. J. Clin. Nutr. 2017;106:597-602.

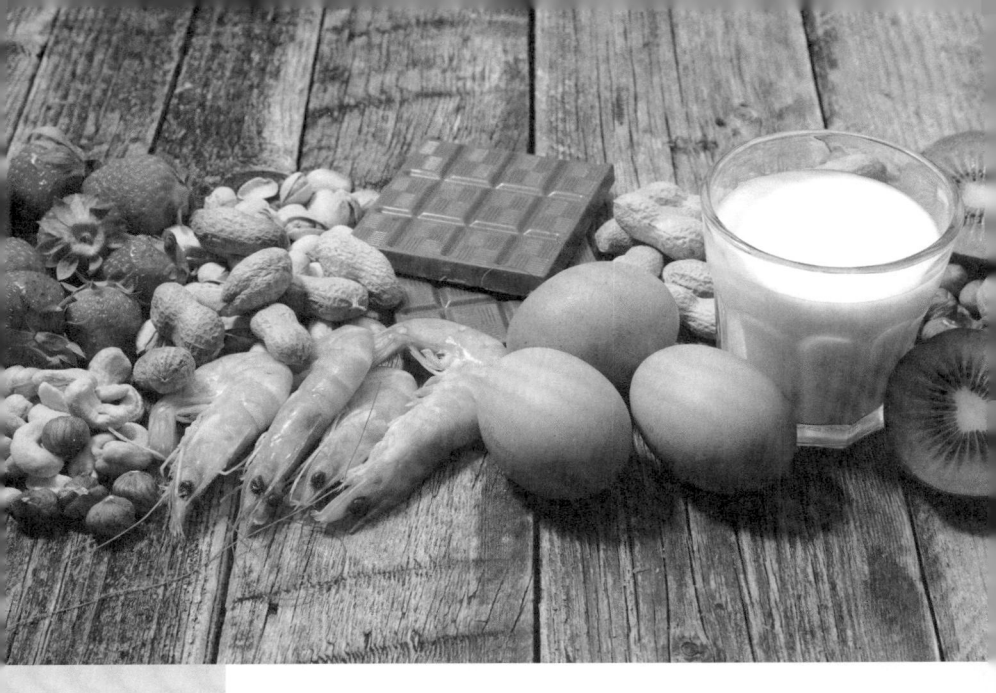

4.4 Alergias Alimentares

■ Ana Carolina Viegas
■ Carlos Ramos

69 A mãe de um lactente de 7 meses tem alergia a camarão. Devemos evitar a oferta desse fruto do mar na introdução da alimentação da criança?

A chance de uma criança desenvolver alergia alimentar é maior se houver histórico familiar da doença. Comparado com crianças sem esse histórico, sua chance de desenvolver alergia alimentar aumenta entre 40% e 80%, respectivamente, caso ela possua um ou dois familiares diretos portadores de alergia alimentar[1].

Além do camarão, os alimentos de maior risco para alergias são o amendoim, o leite de vaca, ovos de galinha, mariscos e frutos do mar, nozes, trigo, peixe e soja. Juntos, esses alérgenos são responsáveis por mais de 90% dos casos de alergias alimentares nos Estados Unidos[2].

São considerados lactentes de alto risco para alergias alimentares aqueles que possuem história familiar ou pessoal de atopia (tendência hereditária a desenvolver manifestações alérgicas). Para os lactentes de alto risco, consensos internacionais sobre alergias americanos e europeus recomendam a introdução alimentar tal qual as demais crianças – entre os 4 e os 6 meses de idade[3,4].

Havia entendimento anterior de que, a introdução de alimentos de maior risco, deveria ser adiada para lactentes de alto risco para alergias alimentares. A introdução do leite de vaca deveria ser postergada até a idade de 1 ano; ovos até os 2 anos; amendoim, nozes, peixes e frutos do mar até a idade de 3 anos. Essa recomendação era fundamentada em estudos iniciais, que sugeriam que adiamento da introdução desses alimentos poderia prevenir o surgimento de doenças alérgicas[5].

Entretanto, em 2008, um consenso definiu que não havia evidência suficiente para não recomendar a introdução desses alimentos após os 4 aos 6 meses de idade[6,7]. Já a introdução tardia de alguns alimentos, como, por exemplo, o amendoim, pode aumentar o risco de alergia[8,9]. Inclusive tem sido demonstrado que a introdução de alimentos entre 4 e 6 meses de idade pode diminuir o risco de alergia a alguns alimentos, como o ovo e o amendoim[10,11].

Referências bibliográficas

1. Koplin JJ, Allen KJ, Gurrin LC, Peters RL, Lowe AJ, Tang mLK, et al. The impact of family history of allergy on risk of food allergy: a population-based study of infants. Int J Environ Res Public Health. 2013 Oct 25;10(11):5364–77.

2. Dunlop JH, Keet CA. Epidemiology of food allergy. Immunol Allergy Clin North Am. 2018;38(1):13–25.

3. Greer FR, Sicherer SH, Burks AW, American Academy of Pediatrics Committee on Nutrition, American Academy of Pediatrics Section on Allergy and Immunology. Effects of early nutritional interventions on the development of atopic disease in infants and children: the role of maternal dietary restriction, breastfeeding, timing of introduction of complementary foods, and hydrolyzed formulas. Pediatrics. 2008 Jan;121(1):183–91.

4. Grimshaw KEC, Allen K, Edwards CA, Beyer K, Boulay A, van der Aa LB, et al. Infant feeding and allergy prevention: a review of current knowledge and recommendations. A EuroPrevall state of the art paper. Allergy. 2009 Oct;64(10):1407–16.

5. American Academy of Pediatrics. Committee on Nutrition. Hypoallergenic infant formulas. Pediatrics. 2000 Aug;106(2 Pt 1):346–9.

6. Agostoni C, Decsi T, Fewtrell M, Goulet O, Kolacek S, Koletzko B, et al. Complementary feeding: a commentary by the ESPGHAN Committee on Nutrition. J Pediatr Gastroenterol Nutr. 2008 Jan;46(1):99–110.

7. Sicherer SH, Burks AW. Maternal and infant diets for prevention of allergic diseases: understanding menu changes in 2008. J Allergy Clin Immunol. 2008 Jul;122(1):29–33.

8. Du Toit G, Sayre PH, Roberts G, Sever mL, Lawson K, Bahnson HT, et al. Effect of Avoidance on Peanut Allergy after Early Peanut Consumption. N Engl J Med. 2016 Apr 14;374(15):1435-43.

9. Du Toit G, Roberts G, Sayre PH, Bahnson HT, Radulovic S, Santos AF, et al. Randomized trial of peanut consumption in infants at risk for peanut allergy. N Engl J Med. 2015 Feb 26;372(9):803-13.

10. Sicherer SH, Allen K, Lack G, Taylor SL, Donovan SM, Oria M. Critical issues in food allergy: A national academies consensus report. Pediatrics. 2017;140(2).

11. Ierodiakonou D, Garcia-Larsen V, Logan A, Groome A, Cunha S, Chivinge J, et al. Timing of Allergenic Food Introduction to the Infant Diet and Risk of Allergic or Autoimmune Disease: A Systematic Review and Meta-analysis. JAMA. 2016 Sep 20;316(11):1181-92.

70   Em uma criança com otites de repetição, deve-se indicar a dieta de exclusão da proteína do leite de vaca ou de lactose?

Embora muitas vezes confundidas, a intolerância à lactose e a alergia à proteína do leite de vaca (APLV) são doenças distintas.

A intolerância à lactose é uma síndrome caracterizada por diarreia, dor abdominal, flatulência e distensão abdominal, após a ingestão de lactose, um açúcar encontrado no leite e derivados. É causada pela má absorção da lactose, que pode ser consequência de uma habilidade reduzida de digerir esse açúcar por redução da atividade da enzima lactase. Ou seja, trata-se de uma intolerância não imune[1].

Por outro lado, a alergia à proteína do leite de vaca constitui uma ampla variedade de apresentações clínicas, em decorrência de respostas imunológicas contra essa proteína, que pode ser mediada ou não pela imunoglobulina E (IgE). Dentre o espectro de manifestações clínicas mediadas por IGE, estão urticária, angioedema, dor abdominal, náuseas e vômitos, rinoconjuntivite, asma e anafilaxia. Existe também, formas que são um misto de IgE e não IgE mediadas, como a dermatite atópica e as gastroenteropatias eosinofílicas. Já entre as manifestações não mediadas por IgE estão refluxo gastroesofágico, enteropatia perdedora de proteína, enterocolites, constipação intestinal e síndrome de Heyner[2].

Um trabalho da década de 1980, reportou que crianças com otites recorrentes exibiam níveis mais altos de IgE leite-específica, aos 12 meses de idade e de IgM total, aos 3 anos de idade[3]. Após isso, alguns estudos foram feitos observando a frequência de infecções de vias aéreas de repetição em portadores de APLV. Porém, poucos focaram especificamente nas otites médias recorrentes. Estudo realizado com 25 crianças, com alergias alimentares, incluindo o leite, mostrou que a retirada do alérgeno eliminou as otites de repetição em 22 delas.

Submetidas a um teste de provocação, a reintrodução do alérgeno resultou em recorrência[4]. Contudo, uma revisão recente, que levantou os tratamentos recomendados para otites médias de repetição, não cita a retirada de leite de vaca como estratégia de tratamento[5].

Portanto, a dieta de exclusão de proteína do leite de vaca não deve ser encorajada nas otites de repetição. Do mesmo modo, ainda não existem estudos que relacionam a intolerância à lactose às otites de repetição.

Referências bibliográficas

1. Suchy FJ, Brannon PM, Carpenter TO, Fernandez JR, Gilsanz V, Gould JB, et al. National Institutes of Health Consensus Development Conference: lactose intolerance and health. Ann Intern Med. 2010 Jun 15;152(12):792-6.

2. Järvinen KM, Chatchatee P. Mammalian milk allergy: clinical suspicion, cross-reactivities and diagnosis. Curr Opin Allergy Clin Immunol. 2009 Jun;9(3):251-8.

3. Saarinen UM, Savilahti E, Arjomaa P. Increased IgM-type betalactoglobulin antibodies in children with recurrent otitis media. Allergy. 1983 Nov;38(8):571-6.

4. Arroyave CM. Recurrent otitis media with effusion and food allergy in pediatric patients. Rev Alerg Mex. 2001 Oct;48(5):141-4.

5. Schilder AGM, Marom T, Bhutta MF, Casselbrant ML, Coates H, Gisselsson-Solén M, et al. Panel 7: otitis media: treatment and complications. Otolaryngol Head Neck Surg. 2017;156(4-suppl):S88-105.

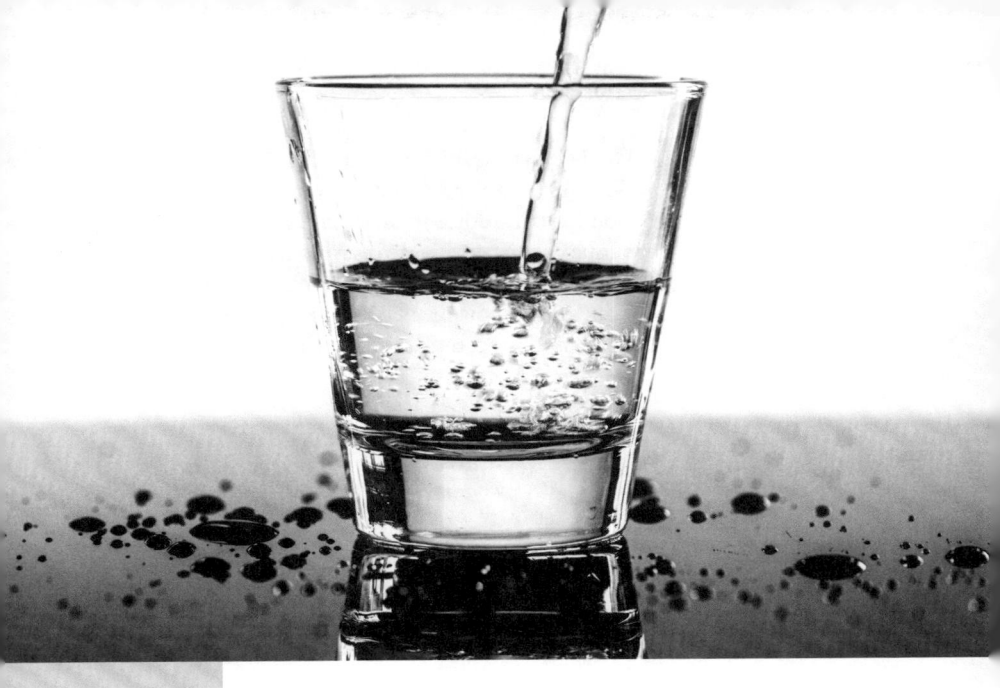

4.5 Diarreia Aguda

■ Maria Paula de Albuquerque
■ Adolfo Pereira de Mendonça

71 A água de arroz pode funcionar como hidratação em casos de diarreia aguda? Como deve ser o preparo?

A definição de diarreia aguda é a presença de três ou mais episódios de fezes líquidas, ou semilíquidas, em um período de 24 horas, durante, no máximo, 14 dias[1,2].

De acordo com a Sociedade Brasileira de Pediatria[1], o tratamento para diarreia aguda deve ser escolhido segundo a presença ou não de desidratação, e os esquemas terapêuticos são didaticamente divididos em planos A, B e C (Tabela 4.5.1), de acordo com os achados clínicos do exame físico. As medidas adotadas no plano A são de âmbito domiciliar e o principal objetivo é manter a criança hidratada. Para isso, orienta-se ingerir quantidade maior de líquidos e manter a alimentação habitual, com a finalidade de prevenir a desnutrição. O paciente deve tomar líquidos caseiros (soro caseiro, água de arroz, sucos, sopas e chás) e água, após cada evacuação diarreica. Deve-se evitar o uso de refrigerantes, sucos industrializados e adoçar chás e sucos naturais. É de suma importância que os pais e/ou responsáveis estejam orientados para sinais de piora clínica como: piora da diarreia, vômitos, recusa alimentar, sede intensa, sangue nas fezes e redução da diurese. Esses sinais indicam desidratação e necessidade de tratamento em equipamento de saúde (planos B e C) (Tabela 4.5.1).

Tabela 4.5.1 – Avaliação do estado de hidratação do paciente

Etapas	A	B	C
Observe			
Estado geral	Bem, alerta	Irritado, intranquilo	Comatoso, hipotônico*
Olhos	Normais	Fundos	Muito fundos e secos
Lagrimas	Presentes	Ausentes	Ausentes
Sede	Bebe normal, sem sede	Sedento, bebe rápido e avidamente	Bebe mal ou não é capaz de beber*
Explore			
Sinal da prega	Desaparece rapidamente	Desaparece lentamente	Desaparece muito lentamente (mais de 2 segundos)
Pulso	Cheio	Rápido, fraco	Muito fraco ou ausente*
Decida			
	Sem sinais de desidratação	Se apresentar dois ou mais sinais: com desidratação	Se apresentar dois ou mais sinais, incluindo pelo menos um dos destacados com asterisco (*): desidratação grave
Trate			
	Use o plano A	Use o plano B (pese o paciente)	Use o plano C (pese o paciente)

Fonte: Ministério da Saúde, 2009.

Um dos líquidos caseiros, que desde a década de 1980, é apontado como um recurso interessante para hidratação na vigência de diarreia, é a água de arroz. Esse líquido caseiro, de fácil preparo, apresenta uma redução do número de evacuações superior ao de outras soluções de hidratação[3]. Os ingredientes para realizar o preparo da água de arroz, são quatro xícaras de água e meia xícara de arroz. O modo de preparo é bem simples, a água deve ser adicionada a uma panela e levada ao fogo para ser fervida. Depois, o arroz deve ser colocado na água e em fogo baixo permanecer por 20 minutos. Deve ser mexido às vezes, e por fim, com a ajuda de um escorredor, o arroz é separado da água. A água de arroz deve ser oferecida a cada evacuação. Crianças menores de 1 ano devem receber de 50 a 100 mL após cada evacuação líquida e crianças de 1 a 10 anos devem receber de 100 a 200 mL a cada evacuação líquida[1,2].

E por fim, no plano A, menores de 5 anos devem receber zinco na forma de sulfato, durante 10 a 14 dias. Tal suplementação deve ser iniciada a partir do momento da caracterização da diarreia. A dose para maiores de 6 meses é de 20 mg por dia, e 10 mg para os primeiros 6 meses de vida[1,2].

Referências bibliográficas
1. Sociedade Brasileira de Pediatria. Diarreia aguda: diagnóstico e tratamento, n.1, março. 2017. Disponível em: http://www.sbp.com.br/fileadmin/user_upload/2017/03/Guia-Pratico-Diarreia-Aguda.pdf. Acesso em: 25 fev. 2019.
2. Ministério da Saúde do Brasil. Manejo do paciente com diarreia. http://bvsms.saude.gov.br/bvs/cartazes/ manejo_paciente_diarreia_cartaz.pdf
3. Wong HB. Rice water in treatment of infantile gastroenteritis. Lancet. 1981 Jul 11;2 (8237):102-3.

72 Ovos devem ser excluídos da alimentação da criança com diarreia aguda? Qual o armazenamento ideal do ovo?

Uma das mais graves complicações da diarreia aguda é a subnutrição. A doença diarreica, por si só, com a vigência de maior catabolismo, pela presença de febre, que pode acompanhar o quadro clínico, redução do apetite e aumento das perdas proteicas pelas fezes, aumenta consideravelmente o risco de subnutrição. Por sua vez, o estado nutricional prévio é preditivo para a gravidade da diarreia, que se expressa pelo aumento do tempo de duração, ou do número de complicações como, desidratação e hospitalização ou morte. Em geral, o peso corporal, tende a ser um preditor mais forte para a gravidade da doença, que a estatura[1].

Portanto, a manutenção da alimentação, com oferta energética apropriada é um dos pilares mais importantes no tratamento da diarreia aguda[2].

Existe consenso de que o aleitamento materno deve ser mantido e incentivado durante o episódio diarreico.

O jejum pode ser necessário durante a reidratação (etapa de expansão ou reparação), mas a alimentação deve ser reiniciada logo que essa etapa for concluída (em geral, no máximo, 4 a 6 horas). No entanto, ainda, um terço das crianças permanecem em jejum com dietas de volume e aporte energético reduzidos, nos países em desenvolvimento na vigência de diarreia[2].

O momento da retomada alimentar deve ser encarado como uma oportunidade de corrigir erros alimentares e a dieta habitual deve ser utilizada.

Para lactentes maiores de 6 meses, a alimentação complementar deve ser fonte de macro e micronutrientes. Nesse sentido o ovo é um excelente alimento. Uma unidade (100 gramas) contém em média 9,5 gramas de lipídios e oferece 140 kcal. Das 12,5 gramas de proteína por unidade, boa parte é ofertada como albumina, proteína de alto valor biológico, com excelente biodisponibilidade e de fácil digestão. Além dos macronutrientes, o ovo é rico em vitaminas, principalmente do complexo B, como a cobalamina (B12), B2, B6 e o ácido fólico.

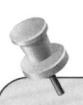

Ao comprar ovos, verifique se a embalagem discrimina data de validade, selo de inspeção oficial e dados do produtor, como nome e CNPJ;
Nunca compre ovos com a casca suja, quebrada ou trincada;
Guarde-os, preferencialmente, na geladeira ou em local limpo, seco, fresco e arejado;
Para o armazenamento, retire da embalagem original e guarde em recipiente limpo;
Os ovos devem ser armazenados nas prateleiras no interior da geladeira – e não na porta-, evitando contato com qualquer alimento que possa contaminar sua casca, como carnes e outros produtos crus;
Lave os ovos somente no momento de utilizá-los;
Lave com água e sabão as superfícies de trabalho, utensílios e mãos antes de manusear o alimento cru e cozido;
Para o consumo, os ovos devem ser bem fritos ou cozidos;
O ovo é um alimento perecível e, após o preparo, deve ser conservado em embalagem fechada e sob refrigeração.
Fonte: http://www.ovosbrasil.com.br/site/seguranca-alimentar/

Portanto, a retirada do ovo da dieta de crianças, maiores de 6 meses, em quadros diarreicos está contraindicada, pois reduz a oferta de macro e micronutrientes, salvo em quadros diarreicos associados à alergias alimentares desencadeadas pelo ovo[3].

Porém, deve-se atentar ao seu modo de preparo, pois, ele pode ser um dos alimentos transmissores da *Salmonella spp*. Quadros de salmonelose geralmente cursam com diarreia, vômitos e febre, e podem ser fatais, principalmente em lactentes e idosos. A salmonela é uma bactéria que vive nos intestinos das aves, e a contaminação, em geral, ocorre na postura do ovo, por rachaduras na casca, e chegam a infectar cerca de 1% dos ovos de galinhas. Para evitar a contaminação, são necessários alguns cuidados na compra, conservação, preparação e consumo desse alimento, como os citados no quadro a seguir[4].

Temperaturas elevadas matam as bactérias, por isso, os ovos devem ser consumidos sempre cozidos. Para o cozimento correto do ovo e eliminação das bactérias vivas, deve atingir temperatura mínima de 74 °C, o que corresponde em média 7 minutos (clara e gema firmes). Após o cozimento, a preparação deve ser consumida imediatamente ou ser guardada em geladeira, por até 24 horas. Caso seja necessário utilizá-lo em alguma preparação que não atinja essa temperatura, a recomendação é que se utilize ovos pasteurizados.

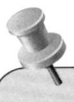

Dica:
O ovo é um alimento perecível e para verificar se os ovos estão frescos, faça um teste simples, coloque o ovo em uma vasilha com água, se o ovo flutuar, é velho, se for fresco, afundará. Isso deve-se ao fato de que, quanto mais velho for, maior é a câmara de ar interna do ovo.

Referências bibliográficas
1. Black RE, Brown KH, Becker S. Malnutrition is a determining factor in diarrhoea duration, but not incidence, among young children in a longitudinal study in rural Bangladesh. Am J Clin Nutr. 1984;39:87-94.
2. Sociedade Brasileira de Pediatria. Diarreia aguda: diagnóstico e tratamento. Departamento científico de gastroenterologia. 2017. http://www.sbp.com.br/fileadmin/user_upload/2017/03/Guia-Pratico-Diarreia-Aguda.pdf
3. National Nutrient Database for Standard Reference. Full Report (All Nutrients) Egg, whole, raw. The National Agricultural Library 2018.
4. http://www.ovosbrasil.com.br/site/seguranca-alimentar/

73	Deve ser retirada a lactose da dieta de uma criança com diarreia? Como reduzir os prejuízos da flora intestinal na vigência de diarreia?

Intolerância à lactose

A lactose é o principal açúcar presente no leite, trata-se de um dissacarídeo, que é absorvido no intestino delgado, por meio da ação da lactase, enzima responsável pela quebra desse açúcar quebrada em dois açúcares menores (galactose e glicose).

Qualquer agressão à mucosa do intestino delgado pode acarretar em redução da produção da lactase. Isso se deve a duas características dessa enzima: primeiro, em comparação a outras enzimas responsáveis pela absorção de açúcares, a lactase apresenta menor concentração; segundo, a síntese da lactase depende de uma arquitetura vilositária menos comprometida, ou seja, a célula colunar produzirá lactase quando estiver próxima ao ápice da vilosidade. Em situações de hipotrofia vilositária existe déficit de produção dessa enzima. Portanto, o grau de lesão da mucosa intestinal incide diretamente na redução da absorção da lactose e na intensidade dos sinais e sintomas que acompanham o quadro de má absorção (Quadro 4.5.1). A coexistência de desnutrição e o déficit proteico, que ocorre nesse processo, aumenta a chance de que ocorra má absorção da lactose por redução, ainda mais intensa das microvilosidades intestinais[1].

A deficiência dessa enzima no organismo denomina-se intolerância à lactose. No intolerante à lactose, o açúcar não absorvido ou digerido "puxa", por efeito osmótico, líquidos para dentro da luz intestinal e faz com que uma grande quantidade de água permaneça nas fezes, causando diarreia osmótica. Outro aspecto importante, da fisiopatologia dessa doença, é que a presença da lactose que chega até o cólon (intestino grosso), serve com substrato e favorece a multiplicação de bactérias presentes na luz intestinal, com alteração da flora intestinal ou microbiota (disbiose).

Diarreia aguda

Na vigência da diarreia aguda, quadro geralmente de origem infecciosa que não ultrapassa 14 dias de duração e de característica autolimitada, não há indicação rotineira de retirada da lactose da dieta da criança, e restrições alimentares devem ser evitadas no intuito de reduzir o risco de desnutrição. Também não se recomenda, rotineiramente, o uso de fórmula infantil sem lactose, para lactentes tratados ambulatorialmente e que não estejam mais em aleitamento materno na diarreia aguda. Porém, para crianças que evoluem com quadros graves de desidratação, em decorrência da diarreia e necessitam de hospitalização, ou para aquelas com diarreia persistente (duração superior a 14 dias) tratadas no hospital ou ambulatorialmente, a retirada temporária da lactose da dieta se mostra vantajosa[2] (Quadro 4.5.1).

Quadro 4.5.1 – Sinais e sintomas do quadro de intolerância à lactose

Sinais e sintomas da intolerância à lactose:
Diarreia; Distensão abdominal (inchaço abdominal); Dor abdominal em cólicas; Flatulência (gases); Náuseas e vômitos; Dermatite perineal (assadura); Câimbras; Constipação intestinal.

Fonte: Adaptado Tratado de Pediatria, SBP. 2013.

Probióticos são microrganismos vivos que, quando consumidos em quantidades adequadas, interagem com a microbiota intestinal e efeitos benéficos à saúde são relatados como: favorecer o equilíbrio da microbiota intestinal, reduzir riscos de doenças intestinais, modular a microbiota intestinal e reestruturar após o uso de antibióticos, promover resistência gastrointestinal e urogenital à colonização por microrganismos patogênicos, estimular o sistema imunológico, melhorar sintomas de constipação intestinal, dentre outros[3].

Porém, não existe consenso sobre o uso de probióticos no tratamento e na prevenção da diarreia aguda. Apesar da inexistência de consenso do seu uso, os probióticos com maior evidência de efeitos benéficos no tratamento coadjuvante da diarreia aguda são: *Lactobacillus GG, Saccharomyces boulardii* e *Lactobacillus reuteri* DSM 17938[2].

Seguem as doses utilizadas e preconizadas (Quadro 4.5.2) segundo a SBP[2].

Quadro 4.5.2 – Probióticos mais utilizados em crianças com quadro diarreico

Saccharomyces boulardii – 250-750mg/dia por 5 a 7 dias: • Lactobacillus GG – ≥ 10^{10} UFC/dia por 5 a 7 dias • L reuteri – 10^8 a 4 × 10^8 UFC/dia por 5 a 7 dias • L acidophhilus LB – mínimo de 5 doses de 10^{10} UFC por mais de 48 horas e no máximo 9 doses de 10^{10} UFC por 4 a 5 dias Unidades Formadoras de Colônias (UFC)

Fonte: SBP, 2017.

Referências bibliográficas

1. Soares LF et al. Aspectos nutricionais e metabólicos da intolerância à lactose. Revista Investigação. 2016.15 ,4:103-107.
2. Sociedade Brasileira de Pediatria. Diarreia aguda: diagnóstico e tratamento. 2017. Departamento científico de gastrenterologia. http://www.sbp.com.br/fileadmin/user_upload/2017/03/Guia-Pratico-Diarreia-Aguda.pdf
3. Raizel R et al. Efeitos do consumo de probióticos, prebióticos e simbióticos para o organismo humano. Revista Ciência & Saúde, Porto Alegre. 2011, 4, (2): 66-74.

Índice Remissivo